JN297838

◆成人看護学◆
ヘルスアセスメント

東京医療保健大学医療保健学部
看護学科教授

横 山 美 樹

上智大学総合人間科学部
看護学科教授

石 川 ふみよ

編 集

NOUVELLE HIROKAWA

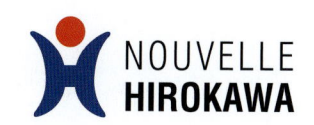

執筆者一覧（50音順）

青木　きよ子	順天堂大学大学院医療看護学研究科特任教授
石川　ふみよ	上智大学総合人間科学部看護学科教授
後藤　志保	がん研有明病院
佐居　由美	聖路加国際大学看護学部准教授
高谷　真由美	順天堂大学大学院医療看護学研究科先任准教授
野崎　真奈美	順天堂大学大学院医療看護学研究科教授
真砂　涼子	元群馬パース大学保健科学部看護学科教授
山本　恵子	九州看護福祉大学大学院看護福祉学研究科教授
横山　美樹	東京医療保健大学医療保健学部看護学科教授

まえがき

　看護におけるヘルスアセスメントの重要性はいうまでもありません．ヘルスアセスメントの一部である，対象の身体に関するアセスメント，すなわち「フィジカルアセスメント」に関しては1990年ごろより日本の看護界において注目され始め，またたく間に増えた看護大学（学士課程）においてもその教育が行われるようになりました．この間出版されたフィジカルアセスメントに関する書籍も複数にのぼります．実際，多様化・高度化する医療の場で，つねに対象の状態に応じた看護，ケアを期待される看護師にとって，専門職としての役割を発揮するための1つのよりどころとなるのが，対象の状態，ニードを的確に判断するというヘルスアセスメント能力，フィジカルアセスメント能力ともいえます．このためには，形態機能学（解剖生理学）で学んだ知識を生かし，目の前にいる患者・クライエントの情報を正しくとらえ，その情報の意味を専門的な知識を用いて判断することが要求されます．

　本書は大きく理論編と実践編で構成されています．理論編ではフィジカルアセスメントの基本的な考え方，具体的な方法を身体の系統別に，写真，図を多く取り入れて学べるようになっています．特に最初にフィジカルアセスメントの基礎となる「形態機能（解剖生理）」の知識について概説し，それをもとに具体的なアセスメントに入れるようになっています．また，主な正常所見と異常所見を対比して説明してあります．フィジカルアセスメントは1つの「技術」ですので，この理論編で情報収集としてのフィジカルアセスメント技術の基本，使い方を押さえてほしいと考えています．

　本書の特徴としては，後半の実践編，事例編の存在があげられます．すでに出版されているヘルスアセスメントに関する書籍は，本書の理論編にあたる部分のみのものが多いと思われますが，初学者にとって難しいのは，実際の臨床場面でいかにフィジカルアセスメントの技術を用いるのかという点だと思います．その疑問に答えるのが実践編です．忙しい臨床の現場で，すべての患者さんに「頭の先から足先まで」の全身のフィジカルアセスメントをするわけではありません．実践編では，実際に臨床でよく見られるさまざまな症状を取りあげ，その症状に応じたヘルスアセスメントの方法，収集すべき情報の内容，主な所見，看護問題について説明してあります．

　さらに事例編では，入院時，外来でのアセスメント，在宅でのアセスメントと，場面に応じたアセスメントの内容も紹介しています．これらの内容から，より実際の場面に即したヘルスアセスメントの内容をイメージして使うことができると考えています．

　本書が，初学者である学生のみならず，臨床，在宅等のさまざまな現場で実際に働いておられる看護職者の皆さまの学びに役立つことを期待します．

2005年2月

編　者

目 次

パートⅠ 理論編 ……………………………………1

Ⅰ ヘルスアセスメントの考え方 ………………（横山美樹）3

1. 看護におけるヘルスアセスメントとは …4

2. ヘルスアセスメントの視点 ………5
   1）身体に関するアセスメント ………5
   2）心理・社会に関するアセスメント ……5
   　（1）心理面のアセスメント　6
   　（2）社会面のアセスメント　7
   3）家族・文化に関するアセスメント ……8
   　（1）家族に関するアセスメント　8
   　（2）文化に関するアセスメント　9

3. 倫理的配慮 ………………………9
   （1）対象であるクライエント・患者に対する配慮—相手を尊重すること　10
   （2）インフォームドコンセント—説明と同意　11
   （3）対象のプライバシーを尊重すること＝守秘義務　11
   （4）アセスメント結果を伝えること　11

Ⅱ アセスメントプロセス ………………………（横山美樹）13

1. アセスメントプロセス ………14
   （1）看護過程とアセスメント　14
   （2）アセスメントの構成要素　14
   （3）第1ステップ：情報収集の段階　14
   （4）第2ステップ：情報の解釈・分析，統合　15

2. アセスメントの枠組み ………15
   （1）ヘンダーソン　16
   （2）ロイ　16
   （3）オレム　19
   （4）ゴードン　19
   （5）NANDA　20

3. クリニカルシンキングとクリティカルシンキング ………………23

Ⅲ 問診・インタビュー,ヘルスヒストリー(健康歴) ……………（野崎真奈美）25

1．ヘルスアセスメントにおけるヘルスヒストリーの意義 …………………26

2．ヘルスヒストリーの構成要素 ……26
   （1）構成要素　26
   （2）ヘルスヒストリー聴取の実際　28

3．問診・インタビューについて ……29
   （1）問診・インタビューに必要なコミュニケーション技術　29
   （2）問診・インタビュープロセス　29

Ⅳ フィジカルアセスメント ………………………………………33

1．フィジカルアセスメントの基本的技術＝フィジカルイグザミネーション技術 …………（横山美樹）34
   1）視診 …………………………34
   2）触診 …………………………34
   3）打診 …………………………35
   4）聴診 …………………………36

2．頭部・顔面・頸部のフィジカルアセスメント …………（横山美樹）38
   1）フィジカルアセスメントに必要な頭部・顔面・頸部の形態機能の基礎知識 ……38
      （1）頭部・顔面　38
      （2）頸部　40
      （3）頭部・頸部リンパ節　40
   2）頭部・顔面・頸部のフィジカルアセスメント …………………………41
      （1）主観的情報　41
      （2）客観的情報　42

3．視聴覚系のフィジカルアセスメント …………（横山美樹）45
   1）フィジカルアセスメントに必要な視聴覚系の形態機能の基礎知識 ………45
      （1）眼（視覚）　45
      （2）耳（聴覚）　46

   2）眼・耳（視聴覚系）のフィジカルアセスメント …………………………47
      （1）主観的情報　47
      （2）客観的情報　47

4．鼻，口・咽頭のフィジカルアセスメント ……………（横山美樹）54
   1）フィジカルアセスメントに必要な鼻，口・咽頭の形態機能の基礎知識 ………54
      （1）鼻　54
      （2）口・咽頭　54
   2）鼻，口・咽頭のフィジカルアセスメント …………………………55
      （1）主観的情報　55
      （2）客観的情報　56

5．胸部・肺のフィジカルアセスメント …………（横山美樹）60
   1）フィジカルアセスメントに必要な胸部・肺の形態機能の基礎知識 …………60
      （1）呼吸のメカニズム　60
      （2）胸部・肺の形態的特徴，骨性胸郭　61
   2）胸部・肺のフィジカルアセスメント ……64
      （1）主観的情報　64
      （2）客観的情報　65

6．心臓・循環系のフィジカルアセスメント……………………（横山美樹）71

1）フィジカルアセスメントに必要な心臓・循環系の形態機能の基礎知識………71
　（1）心臓　71
　（2）血管系　73

2）心臓・循環系のフィジカルアセスメント……74
　（1）主観的情報　74
　（2）客観的情報　74

7．乳房のフィジカルアセスメント……（横山美樹）84

1）フィジカルアセスメントに必要な乳房の形態機能の基礎知識………………84
　（1）乳房の形態機能　84
　（2）リンパ節　84

2）乳房，腋窩部のフィジカルアセスメント……85
　（1）主観的情報　85
　（2）客観的情報　86

8．腹部・消化器系のフィジカルアセスメント……（野崎真奈美）90

1）フィジカルアセスメントに必要な腹部・消化器系の形態機能の基礎知識………90
2）腹部・消化器系のフィジカルアセスメント……92
　（1）主観的情報　92
　（2）客観的情報　93
3）生活上の問題の把握………………98

9．筋・骨格系のフィジカルアセスメント……（佐居由美）99

1）フィジカルアセスメントに必要な筋・骨格系の形態機能の基礎知識………99
　（1）骨格　100
　（2）筋肉　100
　（3）関節　101

2）筋・骨格系のフィジカルアセスメント……101
　（1）主観的情報　101
　（2）客観的情報　101

10．神経系のフィジカルアセスメント……（佐居由美）111

1）フィジカルアセスメントに必要な神経系の形態機能の基礎知識……………111
　（1）脳・神経系　111

2）神経系のフィジカルアセスメント…114
　（1）主観的情報　114
　（2）客観的情報　114

11．直腸・肛門，生殖器系のフィジカルアセスメント………（横山美樹）125

1）フィジカルアセスメントに必要な直腸・肛門，生殖器系の形態機能の基礎知識…125
　（1）直腸・肛門　125
　（2）男性生殖器　125
　（3）女性生殖器　126

2）直腸・肛門のフィジカルアセスメント……127
　（1）主観的情報　127
　（2）客観的情報　127

3）男性生殖器のフィジカルアセスメント……128
　（1）主観的情報　128
　（2）客観的情報　128

4）女性生殖器のフィジカルアセスメント……129
　（1）主観的情報　129
　（2）客観的情報　129

パートⅡ 実践編 …………………………………………131

Ⅴ 呼吸機能障害（患者）のアセスメント ……………（青木きよ子）133

1．呼吸機能障害のフィジカルアセスメント ……134
　1）呼吸機能障害……………………134
　　（1）呼吸のメカニズム　134
　　（2）呼吸不全とは　134
　2）機能障害とそれを引き起こす要因の評価 ……135
　　（1）問診　135
　　（2）フィジカルイグザミネーション　135
　3）機能障害時のアセスメント………138
　　（1）呼吸困難の見られる患者のアセスメント　138
　　（2）咳・痰の見られる患者のアセスメント　141

2．心理・社会面のアセスメント…144

3．家族・文化に関するアセスメント ……145

4．看護問題……………………145

Ⅵ 循環機能障害（患者）のアセスメント ……………（石川ふみよ）147

1．循環機能障害のフィジカルアセスメント ……148
　1）心機能障害および血管の機能障害……148
　　（1）心機能障害　148
　　（2）血管の機能障害と動脈硬化のリスクファクター　148
　2）機能障害とそれを引き起こす要因の評価 ……149
　　（1）問診　149
　　（2）フィジカルイグザミネーション　149
　3）機能障害時のアセスメント………149
　　（1）ショックが疑われる患者のアセスメント　149
　　（2）胸痛を訴える患者のアセスメント　155

2．心理・社会面のアセスメント…159

3．家族・文化に関するアセスメント ……159

4．看護問題……………………160

Ⅶ 栄養・代謝機能障害（患者）のアセスメント ……（石川ふみよ）163

1．栄養・代謝機能障害のフィジカルアセスメント ……164
　1）栄養・代謝機能障害……………164
　2）機能障害とそれを引き起こす要因の評価 ……165
　　（1）問診　165

（2）フィジカルイグザミネーション　*168*
　　（3）検査　*169*
　3）機能障害時のアセスメント‥‥‥‥*170*
　　（1）嚥下困難を示す患者のアセスメント　*170*
　　（2）腹痛を訴える患者のアセスメント　*172*

2．心理・社会面のアセスメント‥‥*176*

3．家族・文化に関するアセスメント‥*177*

4．看護問題‥‥‥‥‥‥‥‥‥‥‥‥*178*

Ⅷ 内部環境調節機能障害（患者）のアセスメント‥（高谷真由美）*181*

1．内部環境調節機能障害のフィジカルアセスメント‥‥‥‥‥‥‥‥‥‥*182*
　1）内部環境調節機能障害‥‥‥‥‥‥*182*
　　（1）体温調節機能の障害　*182*
　　（2）体液の調節機能の障害　*182*
　　（3）内分泌機能の障害　*182*
　2）機能障害とそれを引き起こす要因の評価
　　‥‥*185*
　　（1）問診　*185*
　　（2）フィジカルイグザミネーション　*185*
　3）機能障害時のアセスメント‥‥‥‥*188*
　　（1）熱中症が疑われる患者のアセスメント　*188*
　　（2）甲状腺機能亢進が疑われる患者のアセスメント　*189*

2．心理・社会面のアセスメント‥‥*191*

3．家族・文化に関するアセスメント
　‥‥*192*

4．看護問題‥‥‥‥‥‥‥‥‥‥‥‥*193*

Ⅸ 生体防御機能障害（患者）のアセスメント‥‥‥‥‥（後藤志保）*195*

1．生体防御機能障害のフィジカルアセスメント‥‥‥‥‥‥‥‥‥‥*196*
　1）免疫機能障害‥‥‥‥‥‥‥‥‥‥*196*
　　（1）アレルギーとは　*196*
　　（2）自己免疫異常とは　*196*
　　（3）免疫不全とは　*196*
　2）機能障害とそれを引き起こす要因の評価
　　‥‥*197*
　　（1）問診　*197*
　　（2）フィジカルイグザミネーション　*199*
　　（3）検査　*202*
　3）機能障害時のアセスメント‥‥‥‥*202*
　　（1）発熱の見られる患者のアセスメント　*202*

2．心理・社会面のアセスメント‥‥*203*

3．家族・文化に関するアセスメント
　‥‥*204*

4．看護問題‥‥‥‥‥‥‥‥‥‥‥‥*205*

Ⅹ 感覚機能障害（患者）のアセスメント　　　　　　（石川ふみよ）207

1. 感覚機能障害のフィジカルアセスメント ……208
  1）感覚器系の機能障害 ……………208
  2）機能障害とそれを引き起こす要因の評価 ……209
    （1）問診　209
    （2）フィジカルイグザミネーション　209
  3）機能障害時のアセスメント ………213
    （1）めまい（眩暈）を訴える患者のアセスメント　213

2. 心理・社会面のアセスメント …214

3. 家族・文化に関するアセスメント ……215

4. 看護問題 ……………………215

Ⅺ 認知機能障害・言語障害（患者）のアセスメント ………（石川ふみよ）217

1. 認知機能障害・言語障害のフィジカルアセスメント ……………218
  1）高次脳機能障害および言語障害 ……218
    （1）高次脳機能障害　218
    （2）言語障害　219
  2）機能障害とそれを引き起こす要因の評価 ……219
    （1）問診　219
    （2）フィジカルイグザミネーション　219
  3）機能障害時のアセスメント ………223
    （1）意識障害のある患者のアセスメント　223
    （2）言語的コミュニケーション障害のある患者のアセスメント　226

2. 心理・社会面のアセスメント …229

3. 家族・文化に関するアセスメント ……229

4. 看護問題 ……………………230

Ⅻ 運動機能障害（患者）のアセスメント ……………（石川ふみよ）233

1. 運動機能障害のフィジカルアセスメント ……234
  1）運動機能障害 ………………234
    （1）運動とは　234
    （2）運動機能障害　234
  2）機能障害とそれを引き起こす要因の評価 ……236
    （1）問診　236
    （2）フィジカルイグザミネーション　237
  3）機能障害時のアセスメント ………242
    （1）四肢の疼痛を訴える患者のアセスメント　242

2. 心理・社会面のアセスメント …244

3. 家族・文化に関するアセスメント ……245

4. 看護問題 ……………………246

XIII 排泄機能障害（患者）のアセスメント ……………（山本恵子）247

1．排泄機能障害のフィジカルアセスメント ……248
- 1）排泄機能障害 ……………………248
  - （1）排泄のメカニズム　248
- 2）排泄機能障害とそれを引き起こす要因の評価 ……………251
  - （1）問診　251
  - （2）フィジカルイグザミネーション　251
- 3）機能障害時のアセスメント ………251
  - （1）排尿障害（尿閉・尿失禁）が疑われる患者のアセスメント　251
  - （2）排便機能障害が疑われる患者のアセスメント　258

2．心理・社会面のアセスメント …261

3．家族・文化に関するアセスメント ……262

4．看護問題 ……………………262

XIV 性機能障害（患者）のアセスメント ……………（山本恵子）265

1．性機能障害のフィジカルアセスメント ……266
- 1）性機能障害 ………………………266
  - （1）性に関する障害　266
- 2）性機能障害とそれを引き起こす評価 ……267
  - （1）男性生殖器のフィジカルアセスメント　267
  - （2）女性生殖器のフィジカルアセスメント　267
  - （3）性機能障害を引き起こす要因　270
- 3）機能障害時のアセスメント ………270
  - （1）勃起障害のある患者のアセスメント　270

2．心理・社会面のアセスメント …274

3．家族・文化に関するアセスメント ……274

4．看護問題 ……………………275

パートIII　事例編 …………………………277

1．入院時のアセスメント ……（後藤志保）278
- 1）入院時のアセスメントの特徴 ……278
- 2）入院時のアセスメントの流れ ……279
- 3）事例のアセスメント ………………279
  - （1）事例　279
  - （2）アセスメントの流れ　280
  - （3）アセスメントの実際　282

2．外来でのアセスメント ……（石川ふみよ）285
- 1）外来でのアセスメントの特徴 ……285

2）救急外来でのアセスメントの流れ‥285
　3）事例のアセスメント ‥‥‥‥‥‥287
　　（1）事例　287
　　（2）アセスメントの流れ　288
　　（3）アセスメントの実際　288

3．在宅でのアセスメント
　　　　　‥‥（真砂涼子）291
　1）継続看護を中心としたアセスメントの特徴
　　　　　　　　　　　　　　　　‥‥291
　2）事例のアセスメント ‥‥‥‥‥‥292
　　（1）事例　292
　　（2）アセスメントの視点と実際　292
　　（3）アセスメントの要点　294
　3）在宅でのアセスメントの特徴‥‥‥297
　4）事例のアセスメント ‥‥‥‥‥‥297
　　（1）事例　297
　　（2）アセスメントの要点　298

付録：用語の解説 ……………………………………303
索　引 ……………………………………………………307

パートI

理論編

I

ヘルスアセスメントの考え方

学習目標
1. 成人期にある人のヘルスアセスメントについて，看護における意義，目的，考え方を理解する．

① 看護におけるヘルスアセスメントとは

バージニア・ヘンダーソン（Henderson, Virginia）は，その著書「看護の基本となるもの」の中で，「看護婦の独自の機能は，病人であれ健康人であれ各人が，健康あるいは健康の回復（あるいは平和な死）に資するような行動をするのを援助することである．その人が必要なだけの体力と意志力と知識とをもっていれば，これらの行動は他者の援助を得なくても可能であろう．この援助は，その人ができるだけ早く自立できるようにしむけるやり方で行う」[1]と書いている．看護は，基本的に対象のニード・欲求にあわせて必要なケア，看護援助を提供することであるが，では"対象のニード"とは何であろうか．人間は，1人として同じではなくその状況もさまざまである．その1人ひとり違う人間を対象とする看護では，あくまで対象である個人個人を尊重し，現在の対象の状況を理解することを求められる．

ヘルスアセスメント（health assessment）とは，文字通り「健康状態のアセスメント」である．看護が対象とする人間の中で，特に注目してかかわる現象が「健康」であるため，上記の"対象のニード"といったときには，主に「健康状態に関するニード」が中心となるだろう．その意味では，ヘルスアセスメントとは，まさしく看護の基本であるといえる．アセスメントプロセスは後で詳しく説明するが，**アセスメントとは，情報を収集して，その情報を看護師が専門的知識，経験をもとに解釈・分析し，対象の状況を判断することである．**したがって対象の"健康上のニード"を判別するためには，まずはアセスメントの第一歩である「健康に関する情報」を収集することが必要である．

では，「健康」に関する情報とはどのようなものだろうか．WHO（World Health Organization；世界保健機関）の定義では，「健康とは，単に疾病や病弱でないというだけでなく，身体的にも，精神的にも，社会的にも完全なよい状態である．」とされている．また，この「健康」の定義について，改正には至らなかったが，最近では「スピリチュアル（霊的）」な側面を含めるべきだという議論もあった[2]．このことからも，看護師が対象となる人々の"健康上のニーズ"を判別するためには，広く身体面，心理・精神面，社会面からさまざまな情報を得る必要があり，そのためには，人間の身体的，心理・精神的，社会的なさまざまな側面に対する知識を持つことが必要とされる．それらの基本的な知識をもとに，対象の人の健康状態はどうなのか，問題はないのか，あるいはどのような問題があるのか，看護介入ができるものなのか，といった視点で「アセスメント」を行うことが看護の第一歩となる．

看護は，単に目の前にいる患者・クライエントに看護技術を提供するものでも，コミュニケーションをとるだけのものでもない．看護の目的は，つねに対象の「ニード」の充足ということになる．したがって，その「ニード」を明らかにするというヘルスアセスメントは，看護にとっての基本にほかならない．看護は，ヘルスアセスメントから始まるといっても過言ではないだろうし，専門職としての看護師には，今後ますますヘルスアセスメントについて，その内容・意義をよく理解したうえで，実行することが期待されている．

② ヘルスアセスメントの視点

1 身体に関するアセスメント

　看護師にとっては，ヘルスアセスメントの中でも「身体面のアセスメント」が最初にとりかかりやすいものである．通常，対象となる患者・クライエントは何らかの身体上の症状，問題を抱えて医療機関を受診することが普通だからである．このような患者・クライエントの訴えをよく聴き，専門的知識・技術を使って身体状態をアセスメントすることが，身体に関するアセスメントである．

　健康に関するアセスメント＝ヘルスアセスメントに対して，身体に関するアセスメントは「フィジカルアセスメント」ともいわれている．つまり，フィジカルアセスメントはヘルスアセスメントの一部である．

　人間の身体を見る見方，アセスメントをするときの視点としては大きく2つ考えられる．1つは，解剖生理学のテキストでよく見られる系統別，すなわち呼吸器系，循環器系，消化器系というように，身体の機能別・臓器別に見ていく考え方である．実際の方法としては，頭の先からつま先へというhead to toeの方式があり，これは身体全体を見落としがないよう系統的に見る一方法である．これが医学・看護系では最も一般的な身体の見方であろう．もう1つとしては，菱沼[3]が提唱している「生活行動」の枠組みからとらえようとする考え方である．「息をする」「食べる」「動く」「トイレに行く」というように，人間の生活行動から見た枠組みで身体の形態，機能を見ていくという考え方である．

　看護は，一言でいうと「日常生活援助」であるといわれている．つまり，人間の「生活」を中心に見て，患者・クライエントが自分でできない，セルフケアできない部分の担い手となることである．この考え方でいくと，フィジカルアセスメントの視点は，「生活行動」の枠組みに基づくことが有効であるといえる．しかしながら，この「生活行動」をアセスメントするための看護の枠組みはいまだ確立されていないため，本書の身体面のアセスメントの枠組みは，従来どおりの，身体を機能別で見る方式をとる．

　身体を機能別にアセスメントしていく方式では，人間の身体に関する理解が基本となる．つまり，人間の解剖生理（形態機能）についての知識があって，はじめて対象から得られた情報の意味，それが正常なのか異常なのか，どこが問題であるのか，を判断することができる．したがって，ヘルスアセスメントの中の身体面のアセスメント，フィジカルアセスメントにおいては，人間の身体に関する基本的な知識が最も大切だといえる．

2 心理・社会に関するアセスメント

　医療現場においては，どうしても身体に関するアセスメントに目がいきがちであるが，ヘルスアセスメントにおいては，人間の健康にかかわるトータルな統合的な見方を忘れてはならない．特に最近，うつ病の増加や中高年の自殺の増加等が現代の社会問題として大きくとりあげられているように，社会状態，あるいは心理状態が人間の身体に及ぼす影響は少なくない．したがって心理・社会に関するアセスメントは，ヘルスアセスメントにおいても非常に重要である．

[1] 心理面のアセスメント

人間の心理を説明するときには、さまざまな理論が用いられている。以下に代表的なものを紹介したい。

(1) マズローのニードの階層説

冒頭に「看護は、基本的に対象のニード・欲求にあわせて必要なケア、看護援助を提供することである」と書いたが、この「ニード」を理解するために欠かせない理論に、マズロー (Maslow, Abraham) のニードの階層説がある。マズローの基本概念は、「人間は、人類に普遍で、明らかに不変で、発生的あるいは本能的な起源をもつ無数の基本的欲求によって動機づけられている」[4]というものである。そして、生理的欲求、安楽・安全の欲求、所属・愛情の欲求、自尊の欲求、自己実現の欲求へと進むニードの階層構造を示している。マズローによると、生理的ニードは、他の多くのニードの導入の役割を果たし、ある階層のニードが満たされると、さらに高次のニーズを求めるとされている。看護師が対象の患者・クライエントを理解する際、これらの基本的ニーズについて理解し、その表出を図ることができれば、より効果的な看護ケアにつながるといえよう（図Ⅰ-1）。

成長欲求
- 自己実現の欲求 ………… 真、善、美などの追求

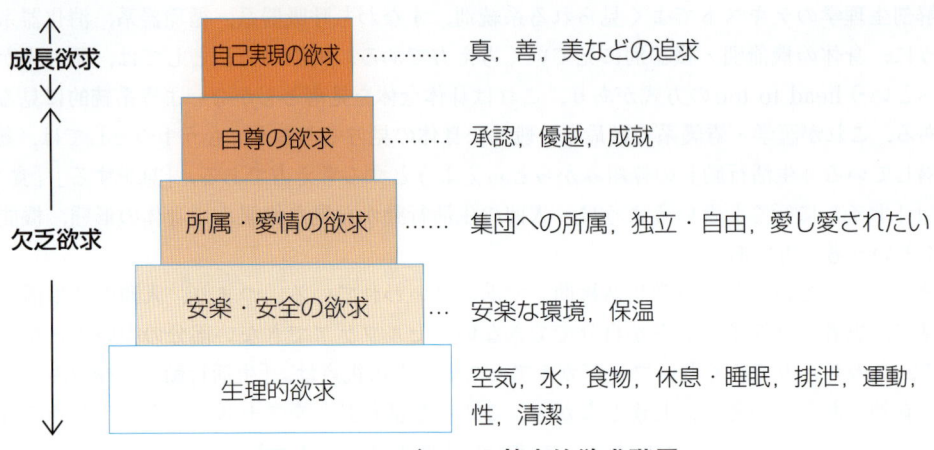

欠乏欲求
- 自尊の欲求 ……… 承認、優越、成就
- 所属・愛情の欲求 …… 集団への所属、独立・自由、愛し愛されたい
- 安楽・安全の欲求 … 安楽な環境、保温
- 生理的欲求 … 空気、水、食物、休息・睡眠、排泄、運動、性、清潔

図Ⅰ-1　マズローの基本的欲求階層

(2) 自己概念

自己概念 (self-concept) とは、自己に対する認知の仕方とその認知内容、つまり、自分自身をどうとらえ、どう見ているか、また他者がそのような自分をどう評価しているかという自分についての一定の認識枠組みである[5]。自己概念の重要な側面に自尊心がある。自尊心 (self-esteem) とは、自分自身の自己価値についての判断である。人は自己理想と比較してどうか、また個人的な目的をどの程度達成できているかを考えることで、自尊心に到達する[6]。自己概念のもう1つの重要な要素にボディイメージがある。後述する看護理論家の1人であるロイ (Roy, Sister Callista) は、自己概念の下位概念として「身体的自己」と「人格的自己」の2つをあげ、身体的自己の構成要素に「身体感覚」と「ボディイメージ」をおいている[7]。ボディイメージとは、自分の身体的な部分をどう見て、どう考えるかということである。看護においては、このような自己概念、自尊感情、ボディイメージが対象の心理的側面に与える影響を理解したうえで働きかけていくことが求められるため、対象の心理面のアセスメントは重要である。

(3) エリクソンの発達モデル

エリクソン（Erikson, Erik）はフロイトの理論を発展させた精神分析家であり，看護で引用されることが多い．エリクソンのモデルでは，人間の発達は明確に区別できる8つの発達段階を通して，文化的，身体的成長と相互に関係している．エリクソンは各々の段階に発達課題があり，それが，達成されないときに，のぞましくない行動の発達という結果を招く，と述べている（表 I-1）[8]．したがって心理面のアセスメントにおいても，このような対象の発達段階を考慮に入れたアセスメントが必要となる場合もある．

表 I-1　エリクソンの発達の段階

発達の段階	年齢レベル
「信頼」対「不信」	乳児
「自主性」対「恥と疑惑」	幼児初期
「主導性」対「罪責感」	幼児（未就学児）
「勤勉」対「劣等感」	学童期
「アイデンティティ」対「その拡散」	思春期
「親密性」対「孤立」	青年期
「生産性」対「停滞」	成人期
「統合性」対「絶望」	老年期

(4) ストレスコーピング

ストレスに対する能動的対処をいい，看護においてはラザルス（Lazarus, R. S.）の理論が広く用いられている．ラザルスは，個人にとって，環境がどの程度ストレスフルであるかを決定する認知的評価に重点をおき，ストレスに対処する際の個人の行動や感情の処理が行われる過程を対処（コーピング）とよんだ．このコーピングの機能は，問題を処理したり変化させてストレスに対処する「問題中心型の対処」と，ストレスに対する感じ方を変える「情動中心型の対処」とに分類されるが，通常両者が組み合わされて用いられることが多い．またストレスの認知に関しては，その人の能力の程度やサポートの有無が関係する[9]．医療場面においては，入院，手術，治療，疾患に罹患したことなど，患者・クライエントにとって，ストレスとなる出来事が多い．したがってこれらのストレスコーピング（stress coping）に関してもアセスメントし，必要時援助を行うことが求められる．

以上のことから心理面のアセスメントの項目には，以下のことを含める．

心理面のアセスメント項目例
① 現在の心配ごとの有無，ストレスコーピング：今の状況をどう認識しているか，
　それに対してどう対処しようとしているか，サポートの有無
② 自己概念：自分自身をどうとらえているか，自分の病気（疾患）をどのようにとらえているか，
　ボディイメージ（現在の自分の容姿，外観をどうとらえているか）
③ 年齢，性別による発達課題と達成状況

[2] 社会面のアセスメント

人間は，決して1人では生きていない存在である．なんらかの形で社会とかかわり，社会生活を営んでいる「社会的存在」である．看護は，対象である人間を「統合的」に見ていく立場から，対象の社会・経済状況をも含めてアセスメントしていくことが必要である．また，社会・経済状

況が前述の心理面に影響することも多く，心理面のアセスメントと社会面のアセスメントは切り離して考えられない．

例えば，入院してきた対象の患者が，非常に社会的責任の大きい立場にある場合（政治家や大企業の責任者など）は，彼の入院による社会への影響は非常に大きく，そのため治療・看護だけではなく，その仕事への影響までを含めてアセスメントし，場合によっては入院中の治療・スケジュール調整等をすることが必要になるだろう．また今後の生活に関しての退院指導でも，非常に忙しいハードワークに携っている人に対するものと，比較的時間に余裕のある家庭の主婦，あるいはすでにリタイアして自分のために使える時間を持っている高齢者に対するものでは異なってくるだろう．さらに，身体状況に影響を及ぼすストレスの原因として，仕事上のストレスや人間関係，経済状況も多いと考えられる．

このような観点から社会・経済状況のアセスメントは，対象を理解するうえで重要となってくる．

具体的なアセスメントの項目例として，以下がある．

社会・経済に関するアセスメント項目例
①職業：職業の種類，仕事内容，勤務時間・日数，職業歴
②経済状態
③役割：地域・社会における役割の有無とその内容
（「家族」「宗教」についても社会状況に含める場合が多いが，本書では次項に「家族・文化に関するアセスメント」を別に立てているので，ここでは除く）

3 家族・文化に関するアセスメント
[1] 家族に関するアセスメント

「家族」の定義は，辞書によると「夫婦の配偶関係や親子・兄弟などの血縁関係によって結ばれた親族関係を基礎にして成立する小集団．社会構成の基本単位」（岩波書店　広辞苑）とある．通常人間にとって「家族」は，社会における自分を取り巻く最も身近な最小の単位といえる．看護においても，近年は対象となる個人のみに焦点をあてるのではなく，その個人を取り巻く家族にまで焦点をあてるという考え方が主流になってきている．なぜ家族をも視野に入れた看護が必要なのかについては，以下のようなことがいわれている[10]．

①家族ユニットの中で誰かに機能障害が発生すれば，心理的にも社会的にも，また経済的にも他の家族員に影響を与え，ひいては他の家族員の健康にも影響を及ぼす．
②家族は社会資源であり，患者の一時的な支援者である．1人の家族員と他の家族員との健康状態は強く相関しており，予防からリハビリテーションにいたるすべてのヘルスケアの段階で家族は重要な役割を担っている．
③家族員の関係性は強く影響しあっており，家族間の関係性の障害が家族員にさまざまな健康問題を発生させる．
④家族のライフスタイル，ものの見方や考え方は，家族員個人の健康に多大な影響を与える．

このように家族の状況が個人に与える影響は大きく，特に健康上の問題に関しては家族抜きで考えることはできない．家族に関しては，一般的には前記の辞書による定義が用いられることが

多いが，「その対象にとっての家族」は，個人個人によりさまざまである．特に近年，大家族の減少と核家族化，あるいは結婚しない若者の増加や離婚の増加等により「家族」の概念が多様化している様相が見られる．アセスメントする際にも，"その人にとっての「家族」が誰であるか"ということを対象に確認していくことが必要である．

また看護ケアとして家族の介入までをも含める場合には，より系統的な家族に関するアセスメントが必要であるが，本書では，通常の看護場面での家族に関するアセスメント項目として以下をあげる．

家族に関してのアセスメント項目例
①**家族構成**：同居している家族を中心として
②**家族関係**：同居に限らず，家族とみなしている人とその関係性
③**対象の患者・クライエントの，家族における役割**：父親役割，母親役割等
④**家族におけるキーパーソン**：何か問題が起こったとき，家族の誰に相談するのか

[2] 文化に関するアセスメント

文化は，「社会を構成する人々によって習得，共有，伝達される行動様式ないし生活様式の総体．言語・習俗・道徳・宗教・種々の制度など．それぞれの人間集団は個別の文化をもち，個別文化はそれぞれ独自の価値をもっていて，その間に高低・優劣の差はない．カルチャー」（三省堂 大辞林）と定義されている．日本は，世界の他の国々と比較して，比較的均一な文化圏であるといえよう．したがって，例えばアメリカなどの多民族国家と比較すると，看護ケアの場面において「文化」を意識することはあまりないかもしれない．しかし日本においても近年は，他国からの移住者，滞在者が増え，医療現場においてそれらの人々が対象者となり得ることが増えている．さらに，同じ日本に暮らす日本人であっても，都会と田舎での違い，また北海道から沖縄までさまざまな地域性による文化の違いは日常経験することである．それぞれの「家」による違いもある．

「健康」に対する考え方1つをとっても，この文化による影響は大きい．「看護とは実在または潜在する健康問題に対する人間の反応を診断し，治療することである」[11]といわれているが，「健康問題に対する人間の反応」は，まさしく個人の価値観，考え方によるところが大きく，それに影響するものに「文化」があるといえる．したがって，対象がどのような文化背景を持つのか，信条，信念はどうなのか，ということも含めてアセスメントする必要がある．文化に関するアセスメント項目としては，以下がある．

文化に関するアセスメント項目例
①国籍（生活圏）
②職業
③信仰，宗教の有無
④健康，食事に関しての特別な信念，価値の有無

③ 倫理的配慮

「倫理」とは，一般的には「人として守るべき道．道徳．モラル」（三省堂 大辞林）と辞書に

ある．看護においては，専門職者として看護を実践していくために不可欠な要素として「職業倫理」を考えなくてはならない．職業倫理とは，社会がその職業に対して期待する社会規範であり，その職業による道徳的価値観，態度に影響されるものである．したがって，看護においてはまず看護という業務を規定している「保健師助産師看護師法」や「医療法」が基本となり，これらに基づいて定められた「ICN看護師の倫理綱領」（2000 ICN：International Council of Nurses；国際看護師協会），「看護者の倫理綱領」（2003 日本看護協会）（表Ⅰ-2）が職業倫理としてのよりどころとなる．これらの倫理規定では，看護師の基本的責任として，「健康の増進，疾病の予防，健康の回復，苦痛の緩和」の4つをあげ，行動の指針として「人間の生命と尊厳と権利の尊重」，「国籍，人種，信条，皮膚の色，年齢，性，社会的地位にこだわらない」，「個人の知り得た情報の守秘義務」などをあげている．

ヘルスアセスメントの実施に際しては，倫理に関する基本概念をふまえたうえで，次の事柄に留意することが必要である．

表Ⅰ-2　看護者の倫理綱領（2003，日本看護協会）

人々は，人間としての尊厳を維持し，健康で幸福であることを願っている．看護は，このような人間の普遍的なニーズに応え，人々の健康な生活の実現に貢献することを使命としている．

看護は，あらゆる年代の個人，家族，集団，地域社会を対象とし，健康の保持増進，疾病の予防，健康の回復，苦痛の緩和を行い，生涯をとおしてその最期まで，その人らしく生をまっとうできるように援助を行うことを目的にしている．

看護者は，看護職の免許によって看護を実践する権限を与えられたものであり，その社会的な責務を果たすため，看護の実践に当たっては，人々の生きる権利，尊厳を保つ権利，敬意のこもった看護を受ける権利，平等な看護を受ける権利などの人権を尊重することが求められる．

日本看護協会の『看護者の倫理綱領』は，病院，地域，学校，教育，研究機関，行政機関など，あらゆる場で実践を行う看護者を対象とした行動指針であり，自己の実践を振り返る際の基盤を提供するものである．また，看護の実践について専門職として引き受ける責任の範囲を，社会に対して明示するものである．

1. 看護者は，人間の生命，人間としての尊厳および権利を尊重する．
2. 看護者は，国籍，人種，民族，宗教，信条，年齢，性別および性的指向，社会的地位，経済的状態，ライフスタイル，健康問題の性質にかかわらず，対象となる人々に平等に看護を提供する．
3. 看護者は，対象となる人々との間に信頼関係を築き，その信頼関係に基づいて看護を提供する．
4. 看護者は，人々の知る権利および自己決定の権利を尊重し，その権利を擁護する．
5. 看護者は，守秘義務を遵守し，個人情報の保護につとめるとともにこれを他者と共有する場合は適切な判断のもとに行う．
6. 看護者は，対象となる人々への看護が阻害されているときや危険にさらされているときは，人々を保護し安全を確保する．
7. 看護者は，自己の責任と能力を的確に認識し，実施した看護について個人としての責任を持つ．
8. 看護者は，つねに，個人の責任として継続学習による能力の維持・開発につとめる．
9. 看護者は，他の看護者および保健医療福祉関係者とともに協働して看護を提供する．
10. 看護者は，より質の高い看護を行うために，看護実践，看護管理，看護教育，看護研究ののぞましい基準を設定し，実施する．
11. 看護者は，研究や実践をとおして，専門的知識・技術の創造と開発につとめ，看護学の発展に寄与する．
12. 看護者は，より質の高い看護を行うために，看護者自身の心身の健康の保持増進につとめる．
13. 看護者は，社会の人々の信頼を得るように，個人としての品行をつねに高く維持する．
14. 看護者は，人々がよりよい健康を獲得していくために，環境の問題について社会と責任を共有する．
15. 看護者は，専門職組織を通じて，看護の質を高めるための制度の確立に参画し，よりよい社会づくりに貢献する．

［1］対象であるクライエント・患者に対する配慮——相手を尊重すること

ヘルスアセスメントでは，対象にさまざまなことをインタビューしたり，身体のアセスメント

場面においては，肌を露出してもらい，直接触れたり，聴診器を当てたりといったフィジカルイグザミネーションを行うプロセスがある．これらのことは，対象に不安・緊張を生じさせる場合も多い．したがって，まず対象の患者・クライエントに対して「相手を尊重する」という態度をとる．具体的には，適切な言葉づかいを心がけることやプライバシーに配慮する，ということである．

〔2〕インフォームドコンセント―説明と同意

看護場面のすべてにおいての基本であるが，ヘルスアセスメントでも最初にこれから何を行うのか，ヘルスアセスメントの目的を伝え，内容や方法を説明し，同意を得たうえで行うことが大切である．最初のインタビューに際しては，その内容や所要時間等の説明をし，同意を得てから行う．これはフィジカルアセスメントの場面でも同様である．例えば腹部のアセスメントを行うときには，その目的と，方法としてリラックスして横になってもらうことを説明し，打診，触診する際にはいきなり何の説明もなしに触れるのではなく，何を行うのかをきちんと説明し，同意を得てから皮膚に触れていくというプロセスを大切にしてほしい．ヘルスアセスメントのすべての場面において同様である．

〔3〕対象のプライバシーを尊重すること＝守秘義務

ヘルスアセスメントは，対象に関してのあらゆる情報を扱う．それらの情報の中には，身体に関する情報，家族に関する情報，職業や社会的情報，宗教に関する情報等，個人にとってはプライバシーにかかわるものばかりである．したがって，これらの情報，記録物の取り扱いについては，十分に注意しなくてはならない．

〔4〕アセスメント結果を伝えること

患者は「知る権利」を持っている．患者の要求により，また必要時には，アセスメントの結果を患者にわかる言葉・内容で伝えることも必要になる．ヘルスアセスメントを行う際には，このことを十分に理解し，対象から一方的に情報を得るだけではなく，適宜，アセスメントの結果を対象にフィードバックしながら行っていくことを考えてほしい．これらのことが，そのまま看護ケアにつながっていくことになる．

引用文献

1）バージニア・ヘンダーソン著，湯槇ます，小玉香津子訳（1995）看護の基本となるもの，p.11，日本看護協会出版会
2）津田重城（2000）WHO憲章における健康の定義改正の試み―「スピリチュアル」の側面について―，ターミナルケア，10巻，2号，p.90-91
3）菱沼典子（1997）看護形態機能学 生活行動からみるからだ，日本看護協会出版会
4）フランク・ゴーブル著，小口忠彦監訳（1972）マズローの心理学，p.60-76，産業能率大学出版部
5）見藤隆子，小玉香津子，菱沼典子編（2003）看護学事典，p.261，日本看護協会出版会
6）ジャニス・B・リンドバーグ，メアリー・L・ハンター，アン・Z・クルーズースキー著，

内海　滉監訳（1997）看護学イントロダクション，p.86-87，医学書院
7）松木光子編（2004）ロイ看護モデルを使った看護の実践第2版，p.22，ヌーヴェルヒロカワ
8）江川隆子，小田正枝，松田たみ子監訳（1996）看護診断入門　ナーシングプロセス―看護モデルの実践への展開―1．理論編　第4版，p.39-40，廣川書店
9）前掲書5）p.362-363
10）森山美知子編（2001）ファミリーナーシングプラクティス　家族看護の理論と実践，p.6，医学書院
11）前掲書6）p.86

参考文献

1．松木光子編（2011）看護学概論第5版，ヌーヴェルヒロカワ

学習課題

1．心理面のアセスメントに活用可能な主な理論について説明してみよう．
2．社会面のアセスメント項目を説明してみよう．
3．家族・文化に関するアセスメント項目を説明してみよう．
4．ヘルスアセスメントにおける倫理的配慮について説明してみよう．

II

アセスメントプロセス

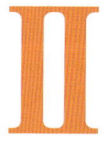

学習目標
1．アセスメントプロセスについて理解する．
2．成人期にある人のヘルスアセスメントの枠組みと内容を理解する．

アセスメントプロセス

1

〔1〕看護過程とアセスメント

　看護を実践する方法論の1つとして,「看護過程（nursing process）」がある．看護過程を最初に提唱したユラ（Yura, Helen）とウォルシュ（Walsh, B. Mary）は,「看護過程は論理的で,データに基づいた問題解決的アプローチであるという点で看護にとっては有益である」と述べている[1]．現在でも,看護界の中では方法論としての看護過程の考え方が,広く使われている．

　看護過程の構成要素としては,①アセスメント,②看護診断（問題の判別）,③計画の立案,④実施,⑤評価,の5つが基本である（図Ⅱ-1）.

　ヘルスアセスメントは,まさにこの看護過程における最初の段階のアセスメントに相当する．

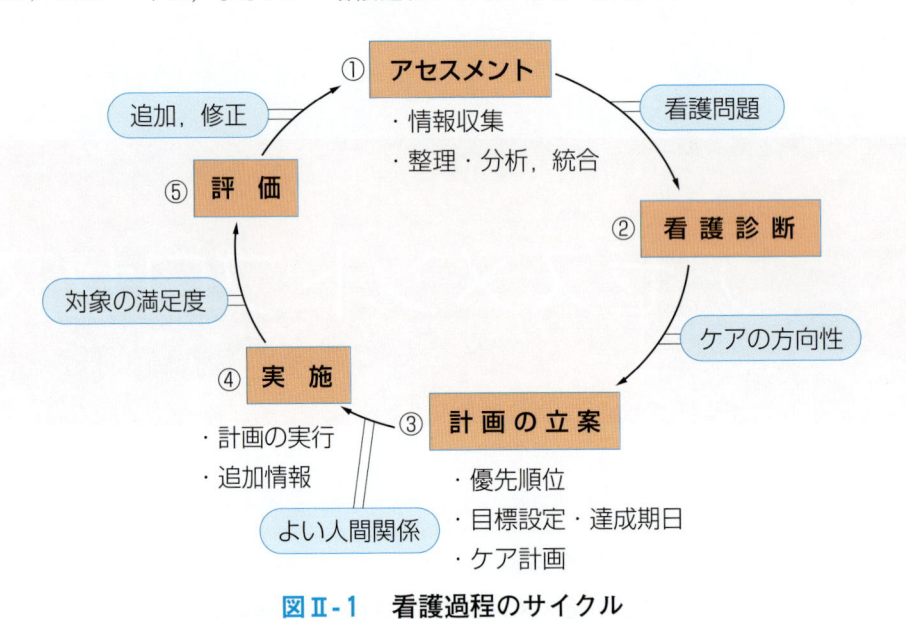

図Ⅱ-1　看護過程のサイクル

（渡邊トシ子編（2011）ヘンダーソン・ゴードンの考えに基づく実践看護アセスメント第3版, p.15, ヌーヴェルヒロカワより転載）

〔2〕アセスメントの構成要素

　アセスメントとは,対象に関する情報を収集し,その情報の意味しているものを調べ,評価していくプロセスである．つまり,情報収集→（情報の）解釈・分析,統合という過程といえる．看護過程においては,このアセスメントの結果が「看護診断（看護問題の判別）」ということになる．

〔3〕第1ステップ：情報収集の段階

　アセスメントの第1ステップとして,「情報収集」がある．この情報には「主観的情報（subjective data）」と「客観的情報（objective data）」の2つがある．

　主観的情報は,対象である患者・クライアントがどのように感じているのか,考えているのかという患者・クライアント本人の主観的な反応である．「おなかが痛い」「だるい」等の自覚症状

や「さびしい」「不安だ」といった感情表現，あるいは「（対象が）現在の状態をどう考えているのか」「どうしたいと思っているのか」等，対象の考え方や価値観を含めて，対象が自分の言葉で話した内容が含まれる．したがってこの主観的情報を得るためには，直接対象に質問をする「問診・インタビュー」という方法が用いられる（詳しい内容・方法については第3章参照）．

客観的情報は，検査結果や看護師による観察，測定，あるいは視診，触診，打診，聴診といったフィジカルイグザミネーション（physical examination）技術によって得られる対象（患者・クライエント）の他覚的な所見である．これらの情報を正確に得るためには，看護師の専門的な知識はもちろんのこと，観察技術，フィジカルイグザミネーション技術，あるいは感じとれる「感性」などが必要となってくる．

看護は，対象（患者・クライエント）の「主観」を非常に重要視する立場から，情報収集に際しても，通常は問診・インタビューによって「主観的情報」を得てからフィジカルイグザミネーションを行うことが原則である．

［4］第2ステップ：情報の解釈・分析，統合

第1段階で得られたさまざまな情報は，それのみでは単に多くの手がかり（cue）や意味を持たない情報の断片でしかない．次の段階として，**得られた情報の意味，正常なのか異常なのか，問題があるのか，対象のニーズはどこにあるのか，ということを明らかにするために，情報を解釈・分析していく過程が必要となる．**

分析と統合には，以下の6段階がある．これらの段階はその順番どおりに行わなくてはいけないというものではないが，1つの指標となるだろう[2]．

①情報を選択された看護モデルなど（例えばゴードンの機能的健康パターン，オレムのセルフケア理論など）の分類の枠組みにそって分類する．
②不足している情報，欠けている情報や矛盾した不適合な情報を明らかにする．
③情報の中の手がかりを関連するものごとにまとめ，群化（クラスタリング）する．
④適切な理論，モデル，概念，規範，基準を適用し，患者・クライエントのパターンと比較する．
⑤健康上の問題，内在力（強み）を明らかにする．
⑥どの手がかり，パターンが影響因子であるか，原因との関係性を提言する．

これらを行うためには，情報を解釈するための医学，看護に関する専門的な基礎知識が不可欠であり，臨床での経験等も大きく影響する．またこの思考過程には，「批判的思考（critical thinking）」も求められる（詳細は，第2章3節「クリニカルシンキングとクリティカルシンキング」参照）．

② アセスメントの枠組み

アセスメントにおいては，「看護をどのように考えるか」によって情報収集の内容や情報の分析・統合の仕方，看護問題の判別が変わってくる．「看護をどのように考えるか」ということは，つまり「看護理論」でいわれていることであり，「看護をどのように考えるか」すなわち看護の「枠組み」にそって，情報収集項目，アセスメント内容が決定されるということである．現在までいろいろな看護理論家たちが看護について語っているが，ここでは現在，日本でも馴染みの多い

代表的な枠組みをとりあげて説明したい．

[1] ヘンダーソン

ヘンダーソン（Henderson, Virginia）は，わが国でも最も親しまれている看護理論家といえるだろう．ヘンダーソンは，看護を「看護とは病気，健康を問わず，もしその人が十分な強さ，意思，知識をもっていれば他人の助けがなくても実践できたようなレベルで，その健康や回復に関連した活動を実践できるように支援することである」と定義した[3]．ヘンダーソンは，看護の対象である人間を「基本的欲求をもった存在」と位置づけ，基本的看護の構成要素として以下の14項目をあげている[4]（表Ⅱ-1参照）．

つまり「健康」とは表Ⅱ-1の**14の基本的ニーズ**が満たされている状態であり，これらのニーズを満たす活動を自立的に行えない部分に看護が働きかけるとしている．

ヘンダーソンの枠組みを使ってアセスメントする場合は，これら14の基本的ニーズの項目がアセスメント項目となる．この基本的ニーズの項目は，前章でも紹介した，マズローのニーズの考え方と非常によく対応している．①～⑧が生理的なニーズ，⑨が安楽・安全のニーズ，⑩が自尊のニーズ，⑩・⑪が所属・愛情のニーズ，⑪～⑭は自己実現のニーズに関連している．したがって，アセスメントの際に，この順序で考えても，生理的な項目→心理・社会的な項目の順でアセスメントできることになる．それぞれの項目について，主観的情報，客観的情報を収集し，どの項目のニーズが充足されているのか，自立できているか，どの項目のニーズが充足できていないのか，援助が必要であるのかという視点でアセスメントを行うことになる．

[2] ロイ

ヘンダーソンが「ニード理論」をもとにした看護理論であるのに対して，ロイ（Roy, S.Callista）は「システム理論」に位置づけられる．詳細については看護理論の文献を参照してほしいが，ロイ適応モデルの科学的前提のもとになる理論は，ベルタランフィ（Bertalanffy, L.）の一般システム理論とヘルソン（Helson, H.）の適応レベル理論である[5]．ロイは「人間を適応するシステム」ととらえ，それを看護の基本概念としている．ロイによれば看護の目的は，適応の促進である．つまり，人間が環境の変化に肯定的に応答していくプロセスを促進することである．ロイ適応モデルでの看護過程では，2つのレベルのアセスメントを持つ．

第1段階のアセスメントでは，適応システムとしての人間が刺激に対して機能するときの行動を4つの適応様式（生理的・自己概念・役割機能・相互依存）に分類し，この4つの様式のそれぞれにおける人の行動を適応行動か，非効果的行動かで査定する．4つの適応様式の各項目は表Ⅱ-2のとおりである．

ロイは，環境を「適応システムとしての人間の内的・外的な世界」ととらえている．第1段階のアセスメントの結果，明らかになった行動（非効果的または適応行動）それぞれに影響を及ぼしている因子＝刺激を明らかにすることが，第2段階のアセスメントである．ロイは，人間の環境を構成する刺激を①焦点刺激，②関連刺激，③残存刺激の3つに分類している．それぞれの意味は以下のとおりである[6]．

①**焦点刺激**：人間が最も直接的に遭遇する刺激であり，人間の行動に直接的な影響を及ぼすもの＝第1段階で導きだされた非効果的行動の，最も直接的な原因となっているもの．

②**関連刺激**：焦点刺激によって引き起こされている行動に影響を与えているほかのすべての刺

表Ⅱ-1　ヘンダーソンの枠組みによるアセスメントガイド

Ⅰ. 基本的看護の構成要素	1. 正常に呼吸する． 2. 適切に飲食する． 3. あらゆる排泄経路から排泄する． 4. からだを動かし適切な姿勢をとる（歩行，立位，臥位，または体位の変換など）． 5. 睡眠し休息する． 6. 適切な衣料を選び着脱する． 7. 衣類をかえたり環境を整えたりして，体温が生理的状態にあるようにする． 8. 身体を清潔に保ち身だしなみをよくし，かつ皮膚を保護する． 9. まわりの有害物を取り除き，また他人に害を及ぼさないようにする． 10. 自分の感情，欲求，恐怖などを表現して他人に伝える． 11. 自分の信仰にしたがった礼拝をする． 12. 何かをやりとげたという充実感をもたらすような仕事をする． 13. 遊び，あるいはいろいろなレクリエーション活動に参加する． 14. 学び，新たな発見をし，好奇心を満足させる．こうしたことを通して正常な発達と健康生活へと導かれる．
Ⅱ. 基本的欲求に影響を及ぼす常在条件	1. 年齢：新生児，小児，青年，成人，中年，老年，臨終 2. 気質，情動状態，一過性の気分： 　① ふつう 　② 多幸的で活動過多 　③ 不安，恐怖，動揺，ヒステリー 　④ 憂うつで活動低下 3. 社会的ないし文化的状態：友人関係，社会的地位，家族関係，社会への適応状態，孤独，貧困・経済状況 4. 身体的ならびに知的能力： 　① 体重（過・標準・低），知力（低・ふつう・上，天才） 　② 感覚機能（聴覚・視覚・平衡感覚・触覚）正常，感覚機能の喪失 　③ 正常な運動能力，運動能力の喪失
Ⅲ. 基本的欲求を変容させる病理的状態	1. 酸素吸入などの処置を必要とする，ガス交換の著しい障害状態 2. 栄養，水分および電解質平衡の著しい障害状態，飢餓，肥満，有害な嘔吐，下痢 3. 便秘，尿閉，便および尿の失禁をともなう著しい排泄障害状態 4. 動作制限をもたらしている運動障害状態，治療上の固定を含む 5. けいれん，ヒステリー症の有無にかかわらず，活動過多の状態 6. 失神，めまい（平衡の喪失），一時的あるいは連続的昏睡，あるいは意識喪失，見当識障害，精神的錯乱状態 7. 不眠，不安，抑うつ 8. 環境温度による，あるいは治療処置による充血もしくは貧血状態 9. 感染をともなう局所損傷，創傷 10. 発熱の有無にかかわらず，さまざまな経路で媒介される全身感染症，伝染性疾患 11. 出血の有無にかかわらず，ショック，あるいは虚脱 12. 先天的な視覚・聴覚・言語障害（聾，唖を含む），および疾病や治療が原因で生じたこの種のハンディキャップによるコミュニケーション不全の状態 13. 手術前状態 14. 手術後状態 15. 持続的でがんこな疼痛 16. 危篤状態

（渡邊トシ子編（2011）ヘンダーソン・ゴードンの考えに基づく実践看護アセスメント第3版, p.57, ヌーヴェルヒロカワより転載，一部改変）

表Ⅱ-2　4つの適応様式

様式	項目	意味
1）生理的	①酸素化	身体に必要な酸素と心臓血管系を含む循環・呼吸に関連する機能
	②栄養	機能維持，成長促進，損傷組織の再生に必要な食物摂取に関連する機能
	③排泄	腸や腎臓の代謝産物である老廃物を含む生理的過程の機能
	④活動と休息	身体全体の最適な生理的機能を保つために必要な活動と休息のバランスの機能
	⑤防衛（保護）	免疫と同様のメカニズムを含む防衛機能や皮膚・粘膜などの保護機能
	⑥感覚	感覚器（視覚・聴覚・触覚・味覚・嗅覚）の機能，疼痛の感覚の機能
	⑦水と電解質	生命維持に必要な水と電解質のバランスの機能
	⑧神経機能	身体の器官の活動や過程の調整，身体の働きや知的活動の制御や調和のための機能
	⑨内分泌機能	ホルモンの分泌により身体を調和するための機能
2）自己概念		自分自身についての考え方や感情に関する適応状態 身体的自己と人格的自己に分類される ①身体的自己 　＊身体感覚：自分自身が感じ体験する身体に関する感覚 　＊身体像：自分の容姿や外観に抱くイメージ ②人格的自己 　＊自己一貫性：人格の特徴（性格） 　＊自己理想：自分が何になりたいか，何がしたいかという期待 　＊道徳的・倫理的・霊的自己：自分の価値体系と自分が何者であるかという評価（考え方）
3）役割機能		人間が社会において持つ特定の役割機能 ①一次的役割：年齢，性別，発達段階に起因する役割 ②二次的役割：一次的役割にともなう役割 ③三次的役割：二次的役割にともなう，一時的な役割
4）相互依存		他者との受容的・貢献的な人間関係（他者を愛し尊敬し，価値観をおく意思と能力），重要他者，サポートシステムとの関係

(松木光子編（2004）ロイ看護モデルを使った看護の実践第2版，p.35，ヌーヴェルヒロカワより転載)

第1段階　行動のアセスメント

4つの適応様式にそって行動に関するデータを収集する → 適応行動か非効果的行動かの判断を一時的に行う

第2段階　刺激のアセスメント

データを分析・総合し，行動に影響を及ぼしている刺激を推論する → その刺激を焦点刺激，関連刺激，残存刺激に分類する

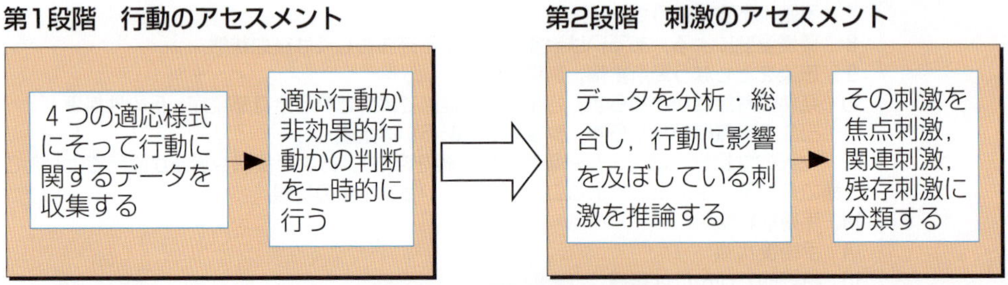

図Ⅱ-2　ロイの2段階のアセスメント

(松木光子編（2004）ロイ看護モデルを使った看護の実践第2版，p.33，ヌーヴェルヒロカワより転載)

激＝焦点刺激によって起こった行動への影響要因の中で，焦点刺激以外の刺激．
③残存刺激：人間の行動に影響を与えているかもしれないが，その影響について明確に立証できない刺激＝焦点刺激によって起こった行動に影響を及ぼしているかどうか，判断できない刺激．

これらをまとめると図Ⅱ-2のようになる.

〔3〕オレム

　オレム（Orem, Dorothea）は「セルフケア理論」でよく知られている．オレムはセルフケアを次のように定義している．「セルフケアとは，生命，健康，および安寧を維持するために，各個人が自分自身のために実施する実践活動のことである．通常の場合，成人は自発的に自らのケアをする．幼児，児童，思春期の人間，老年者，病人，および障害者にとっては，完全なケア，またはセルフケアの行動に対する援助が必要である」[7]．オレムは，このセルフケアを，普遍的セルフケア要件，発達的セルフケア要件，健康逸脱に関するセルフケア要件の3つの要素に分類している．

　普遍的セルフケア要件は，すべての人々に共通して見られ，それは人間の基本的な構造と機能に関連する．以下の内容が含まれる．
　①空気を十分にとり入れていくこと．
　②水分を十分にとり入れていくこと．
　③食物を十分にとり入れていくこと．
　④排泄の過程と排泄物に関するケアを行うこと．
　⑤活動と休息のバランスを保つこと．
　⑥孤独と社会的交わりのバランスを保つこと．
　⑦生命や人間としての機能遂行，人間としての幸福に対する危険を防止すること．
　⑧人間の存在能力やすでに知られている人間の限界，そして正常でありたいという願望と調和した，社会集団内での人間としての機能を増進させ，発達を促すこと．

　発達的セルフケア要件は，個人の一生の間に起きる発達プロセスに関する要件であり，大きく発達段階にかかわるものと，特別な状況，条件が発達に影響を及ぼすようなもの（社会的・経済的変化，友人・家族の喪失など）が含まれる．

　健康逸脱に関するセルフケア要件は，病気，けが，あるいはその治療に関係した要件である．

　アセスメントでは，これら3つの要件に関して，セルフケアができているのか，不足している部分はどこか，援助を要する部分はどこかを判別することになる．通常，普遍的セルフケア要件からはじめ，発達的セルフケア要件，必要時，健康逸脱に関するセルフケア要件を見ていく．

〔4〕ゴードン

　ゴードン（Gordon, Marjory）といえば，日本では「看護診断」というイメージが強いと思われる．日本においても，多くの病院ですでにゴードンの枠組みのアセスメントツールが用いられている．

　ゴードンの枠組みは「機能的健康パターン（functional health pattern）」である．ゴードンは，「的確な情報収集は，クライエントの概念を明らかにするとともにクライエントの何に看護介入できるかを導き出すことにつながる」，また「看護介入は，クライエントが現実に直面している問題や生じてくる可能性のある問題を知り，最小限健康に関連した特定の行動パターンをアセスメントすることにより明らかとなる」とした[8]．このような考え方から，いろいろな概念枠組みと共有でき，活用できる看護の視点として機能的・演繹的に開発されたのが11の機能的健康パターンである．

機能的健康パターンは，最小限健康に関連した特定の行動パターンをアセスメントするための枠組みである．この枠組みは，そのわかりやすさ，使いやすさ，また人間を統合的にとらえているという点が特徴といわれている．またこれらの項目は，クライエントすべてに適用できる標準化されたものである．

ゴードンの11の機能的健康パターンのアセスメント項目としては，以下の内容が含まれる．

①健康認識―健康管理パターン
・健康についての考え方と管理の実際
・日常生活習慣
・現在の病気についての考えと対処方法

②栄養―代謝パターン
・食習慣
・栄養摂取量
・栄養状態
・全身状態
・嚥下機能
・感染徴候
・水分摂取状況

③排泄パターン
・排便習慣と状況
・排尿習慣と状況
・皮膚（発汗）状況
・その他の排泄状況

④活動―運動パターン
・基本的運動能力
・日常生活活動能力
・運動習慣

⑤睡眠―休息パターン
・睡眠のとり方と状況
・休息のとり方と状況

⑥認知―知覚パターン
・感覚器の状況
・不快症状
・認識

⑦自己知覚―自己概念パターン
・感情状態
・能力と自己尊重の知覚
・ボディイメージ
・アイデンティティ（自己同一性）

⑧役割―関係パターン
・家庭での役割と責任
・家族関係，家族機能
・仕事上の役割と責任
・地域での役割と責任
・家庭／仕事／地域での役割と責任に対する満足度
・疾病／治療による家庭／仕事／地域への役割に与える影響
・他者との関係成立

⑨性―生殖パターン
・性機能
・性生活の知覚
・異常性行動

⑩コーピング―ストレス耐性パターン
・ストレスと生活上の問題点の知覚
・コーピング方法
・サポートシステム

⑪価値―信念パターン
・価値／目標／信念
・宗教的／精神的信念

これらの枠組みにそって情報収集をすることによって，患者・クライエントを機能面から把握でき，健康上の問題を明らかにすることができる．

[5] NANDA

1988年にアメリカ看護協会は，NANDA（North American Nursing Diagnosis Association；北米看護診断協会）が，合衆国における看護診断の正式なシステムであると承認した．NANDAは，

その前身の全米看護診断分類会議（1973年が第1回会議）からはじまり，看護診断カテゴリーを開発してきたが，人間の見方として「ユニタリーマン（unitary man）」という概念を用いた．診断の枠組みの最も高いレベルに「ユニタリーマンの健康」を位置づけ，その下位のカテゴリーを開発し，人間─環境の相互作用のパターンとして，以下の人間の9つの反応パターンとしてまとめた．

〈人間の9つの反応パターン〉
　①交換（exchanging）：相互のやりとりに関する"人間の反応パターン"
　②伝達（communicating）：メッセージの送りだしに関する"人間の反応パターン"
　③関係（relating）：絆の構築に関する"人間の反応パターン"
　④価値（valuing）：相対的価値の帰属に関する"人間の反応パターン"
　⑤選択（choosing）：別法の選択に関する"人間の反応パターン"
　⑥運動（moving）：活動に関する"人間の反応パターン"
　⑦知覚（perceiving）：情報の受け入れに関する"人間の反応パターン"
　⑧理解（knowing）：情報にともなう意味に関する"人間の反応パターン"
　⑨感情（feeling）：情報に対する主観的な認識に関する"人間の反応パターン"

これらが，看護診断分類の理論的枠組みとなり，大きな分類法ではレベル1のカテゴリーに相当している．

ところがこの分類法Ⅰでは多様な看護診断に対応できなくなり，1998年の第13回NANDA大会から新しい〈分類法Ⅱ〉の原案が提出され，2002年に分類法Ⅱの多軸枠組みが正式に採用された．分類法Ⅱは，13の領域（ドメイン）と類（クラス）（図Ⅱ-3），看護診断の3つの階層からなっている．分類法Ⅱは多軸形態をとり，以下の7つの軸がある．
　・第1軸：診断概念
　・第2軸：診断対象（個人，家族，地域）
　・第3軸：判断（障害，非効果的）
　・第4軸：部位（膀胱，聴覚器，脳）
　・第5軸：年齢（新生児，小児，成人）
　・第6軸：時間（慢性，急性，間欠的）
　・第7軸：診断状態（実在型，リスク型，ウェルネス型，ヘルスプロモーション型）

具体的なNANDAの診断名は膨大であるため，本書では割愛するが，NANDAの看護診断の利点として，看護における世界の共通言語であること，コンピュータ化が可能であること，看護診断基準に一致した問題であれば看護基準（nursing standard）が活用できること，などがある．また近年は，このNANDAとNIC（nursing interventions classification；看護介入分類）とNOC（nursing outcome classification；看護成果分類）を含めた，看護実践のための1つの共通言語，統一用語の開発とリンケージがすすめられている．

現在，NANDAはNANDAインターナショナルと改称されている．

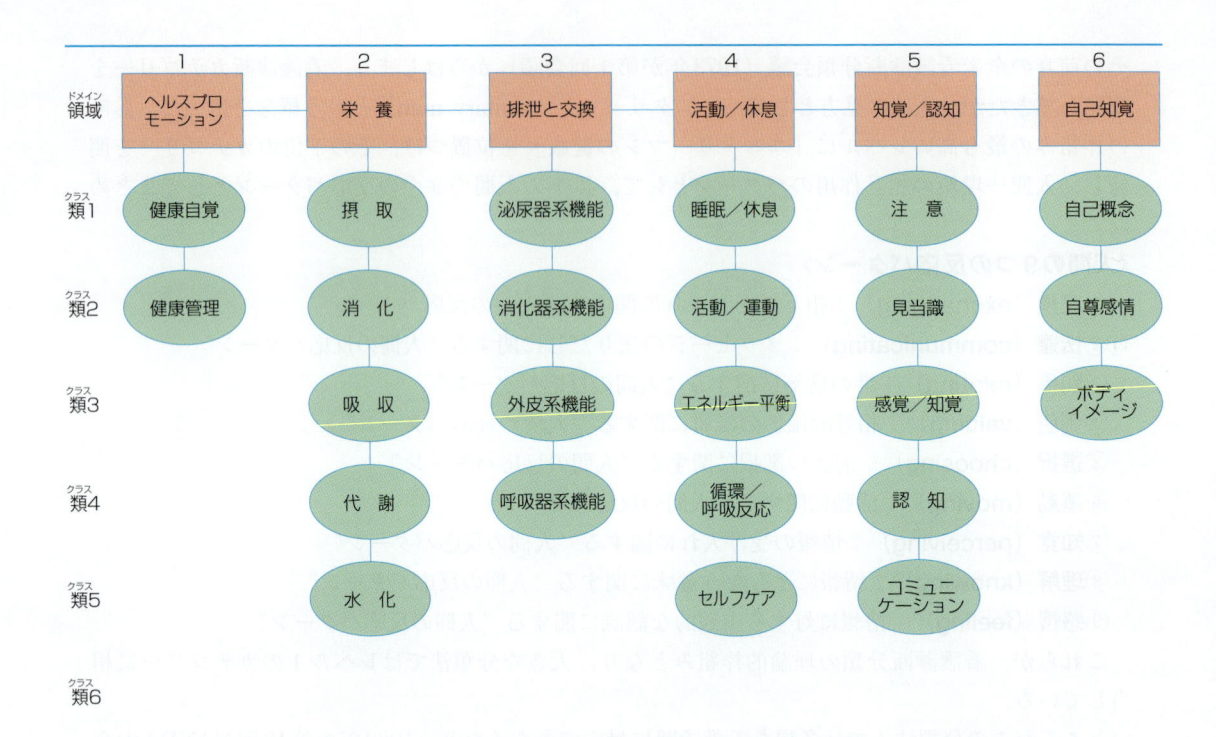

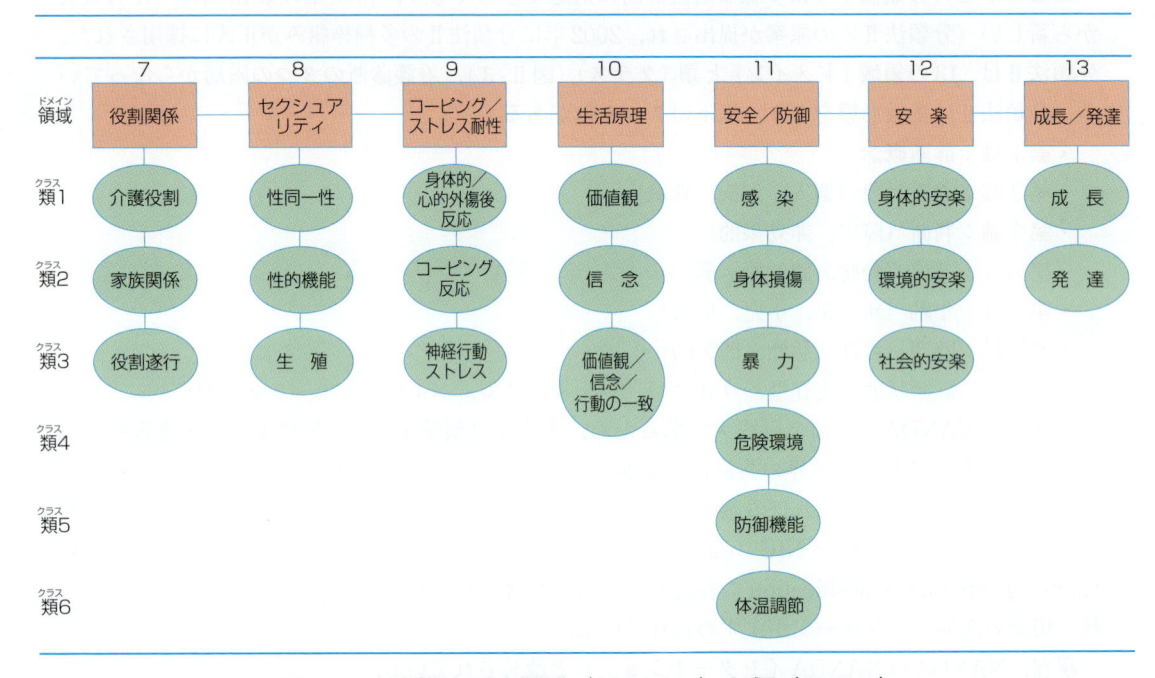

ドメイン領域	1 ヘルスプロモーション	2 栄養	3 排泄と交換	4 活動/休息	5 知覚/認知	6 自己知覚
クラス類1	健康自覚	摂取	泌尿器系機能	睡眠/休息	注意	自己概念
クラス類2	健康管理	消化	消化器系機能	活動/運動	見当識	自尊感情
クラス類3		吸収	外皮系機能	エネルギー平衡	感覚/知覚	ボディイメージ
クラス類4		代謝	呼吸器系機能	循環/呼吸反応	認知	
クラス類5		水化		セルフケア	コミュニケーション	
クラス類6						

ドメイン領域	7 役割関係	8 セクシュアリティ	9 コーピング/ストレス耐性	10 生活原理	11 安全/防御	12 安楽	13 成長/発達
クラス類1	介護役割	性同一性	身体的/心的外傷後反応	価値観	感染	身体的安楽	成長
クラス類2	家族関係	性的機能	コーピング反応	信念	身体損傷	環境的安楽	発達
クラス類3	役割遂行	生殖	神経行動ストレス	価値観/信念/行動の一致	暴力	社会的安楽	
クラス類4					危険環境		
クラス類5					防御機能		
クラス類6					体温調節		

図Ⅱ-3　分類法Ⅱの領域（ドメイン）と類（クラス）

(T.ヘザー・ハードマン編，日本看護診断学会監訳（2012）
NANDA-I看護診断 定義と分類　2012-2014，p.52-53，医学書院より転載)

③ クリニカルシンキングとクリティカルシンキング

　クリニカルシンキング（clinical thinking）は，「臨床的思考」とでも訳されるが，そのまま使われることが多い．その意味は，これまで述べてきた看護過程における看護師の思考過程すべてを指している．つまり，「問診インタビューにより得た対象の主観的データ（健康歴）と，フィジカルイグザミネーション（physical examination）により収集した身体に関する客観的データを分析・統合・判断し，対象の健康上の問題（看護問題）を明確化し，計画立案すること」である．そして，このプロセスは一方向のみでなく，計画立案，実施したものを評価し，さらに足りない情報の追加や再アセスメント（分析・統合・判断）し，新たに計画するという一連の過程である．

　クリニカルシンキングのプロセスは，非常に熟練度を要するものであり，看護師個人の経験，知識，能力によって，情報収集から計画立案までに要する時間，でてきたものの質・内容が異なってくる．誰でも看護師になりたてのころは初心者であり，経験を積むにしたがって一人前になり，中堅者，達人（エキスパート）となる．クリニカルシンキングのプロセスの中でも，アセスメントの第2ステップとなる情報の分析・統合・判断を行う段階は看護師の熟練度＝臨床経験，臨床能力に影響される．エキスパートになればなるほど，情報の分析・統合・判断の部分を直感的に，不必要な段階は省略し，短時間で行えるようになるが，初心者は決められた順序，手順をふまないと行えない．またクリニカルシンキングと次に述べるクリティカルシンキングには，非常に密接な関係がある．

　クリティカルシンキング（critical thinking）は，日本語では「批判的思考」とでも訳されるが，クリニカルシンキング同様，そのまま「クリティカルシンキング」と使われることの方が多い．

　その定義はさまざまであるが「意図的な，目標指向型の思考」[9]という定義が看護におけるクリティカルシンキングをよく表している．

　クリティカルシンキングを行うことによって，以下のことが可能になるといわれている[10]．

・患者・クライエントに関する複雑な情報の分析
・患者・クライエントの問題や可能性に関して決定すること
・どの問題が患者・クライエントに適合するのかの評価をすること
・その状況に最も適した看護介入を決定すること

　また「クリティカルシンキングとは？」に対して，「あなたが自分の考えをよりよいものにするために考えている間，その考えについて考えること」という説明もあり，一方向ではなく循環する思考過程といえる[11]．クリティカルシンキングは，前項で説明した看護過程（問題解決アプローチ），そしてクリニカルシンキングの全過程において欠かせないものである．特に第2ステップの「情報の解釈・分析・統合」は，膨大な情報（データ）を意味のあるまとまりごとに分類し，その中から手がかり（cue）を見つけだし，対象となる患者・クライエントの現在の問題，必要なケアを明らかにするという臨床判断（clinical judgment）を行う段階であり，初心者とエキスパートの差が最も顕著となるが，ここで必要となるのがクリティカルシンキング能力である．つまり看護においてのクリティカルシンキングとは，アセスメントに際して，患者・クライエントの現在の状況，看護に関する問題を見極めるための看護師の専門的な思考プロセスともいえる．

このように，クリニカルシンキング，クリティカルシンキングはともに，看護におけるアセスメントには欠かせない思考だといえるが，これらに影響する要因として，**①専門的な知識，②臨床での経験，臨床能力，③冷静な判断能力**，があげられる．

引用文献

1) 渡邊トシ子編（2011）ヘンダーソン・ゴードンの考えに基づく実践看護アセスメント第3版，p.45，ヌーヴェルヒロカワ
2) 江川隆子，小田正枝，松田たみ子監修（1996）看護診断入門 ナーシングプロセス 1．理論編第4版，p.175，廣川書店
3) ヴァージニア・ヘンダーソン著，湯槇ます，小玉香津子訳（1995）看護の基本となるもの，p.11，日本看護協会出版会
4) 前掲書2）p.23
5) 松木光子編（2004）ロイ看護モデルを使った看護の実践第2版，p.34-35，ヌーヴェルヒロカワ
6) 前掲書5）p.18-19
7) ドロセア・E・オレム著，小野寺杜紀訳（1995）オレム看護論 看護実践における基本概念第3版，p.149，医学書院
8) 前掲書1）p.81-82
9) R・アルファロールフィーヴァ著，江本愛子監訳（1996）アルファロ看護場面のクリティカルシンキング，p.10，医学書院
10) Oerman, M. H. (1999) Critical thinking, critical practice, Nurse manage, 30(4),40C-401.
11) Carolyn Jarvis(2004) Physical Examination & Health Assessment, Fourth Ed., p.4-5, Saunders.

参考文献

1．Barbara Bates（1999）A Guide to Physical Examination and History Taking, 7th Ed., p.706, J. B. Lippincott Company

---

学習課題

1．アセスメントプロセスについて説明してみよう．
2．アセスメントの枠組みとなる主な看護モデルについて説明してみよう．
3．クリニカルシンキング，クリティカルシンキングについて説明してみよう．

III

問診・インタビュー, ヘルスヒストリー（健康歴）

学習目標

1. 成人期にある人のヘルスアセスメントを行うために必要な, 問診・インタビューについて, その目的, 内容, 具体的方法を理解する.

1 ヘルスアセスメントにおけるヘルスヒストリーの意義

　看護援助の提供は，対象について知ることから始まるといっても過言ではない．相手の健康状態を正確に把握し，的確な健康問題を抽出できなければ，適切な介入をすることはできないからである．そのためにはヘルスヒストリーの聴取が重要になってくる．

　ヘルスヒストリーとは対象の健康にかかわる歴史のことである．つまりその人がこれまでの生活をどのような健康状態で過ごしてきたのかに関する情報である．人は，過去に存在した何らかの原因の結果として現在の健康状態に陥っていることが多い．したがって健康状態をアセスメントする際には，過去から現在までの経過を知ることで，現在あらわれている問題や潜んでいる問題の原因が把握しやすくなる．また，看護問題を抽出する手がかりとなり，提供する看護援助を方向づける一助となる．このようにヘルスヒストリーの聴取は看護問題を明確化するのに必要なのである．

2 ヘルスヒストリーの構成要素

　看護援助を提供するうえで，ヘルスヒストリーを聴取することは重要であるが，実際には，限られた時間の中で行わなければならない．必要な項目について手際よく質問し，対象に語ってもらう必要がある．

[1] 構成要素

　ヘルスヒストリーは一般的情報，主訴，病歴，家族歴，心理社会歴，システムレビューからなる．

　一般的情報とは，生きている存在としての個体の基本的な情報といえる．身体的側面に関する情報が中心となるため，生物学的情報，生理的データとして扱う場合もある（表Ⅲ-1）．

表Ⅲ-1　一般的情報

名前
住所
性別
年齢／生年月日／出生地
婚姻状況：結婚歴のみならず結婚の形態，離婚，妊娠，分娩（流産）の経験
職業（職歴）：具体的な仕事内容
宗教／信条：宗教名，宗教上の規律
人種／国籍
学歴／読み書きの能力

　主訴とは，本人の主な訴えという意味にとれるが，訴えがなくても現在その人が最も苦痛に感じている症状，困っている状況など医療上注目すべき点として扱うべきである（表Ⅲ-2）．

表Ⅲ-2　主訴

主訴：患者が抱えるさまざまな訴えの中から，最も困っている点，主な訴え，主観的な問題となっている事柄
診療歴（処方歴を含む）：該当する健康問題に関する経過

病歴とは，これまでにかかった病気やけがなどに関する軌跡を問うものである．どのような病気やけがにかかったのか，どのような対処をしたのか，どのような障害が残っているのか，アレルギーの有無，輸血の経験など身体反応に関する情報を記す部分である．**過去の病気に関すること（既往歴）と現在の病気に関すること（現病歴）がある**．その人の病気の歴史から本人を理解するための情報であるといえる．わかりやすい質問をし，一般論から焦点を絞り各論について聞く（表Ⅲ-3）．

表Ⅲ-3　病歴

現病歴：健康問題と現症
既往歴：患者がこれまでに経験してきた疾患

家族歴とは，家族構成とその身体的な特徴を示す．年齢，病気の有無，死因など健康状態に関する情報を添える．家族という背景から本人を理解するための情報である（図Ⅲ-1）．

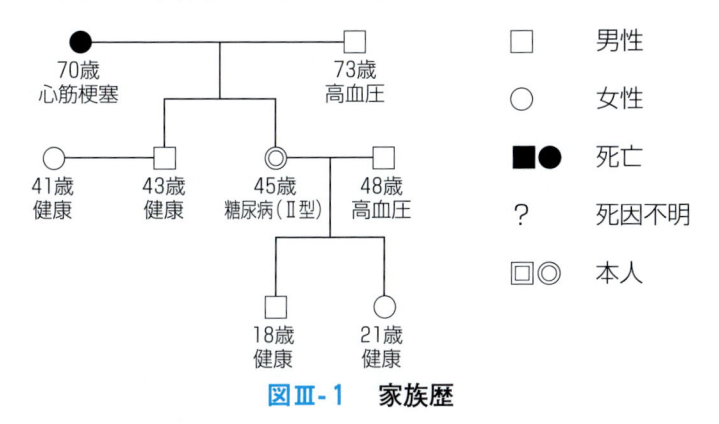

図Ⅲ-1　家族歴

心理社会歴とは，個体に関する一般的情報に対して，その人がどのような心理状態を呈し，他者とどのような関係を結んでいるのかを示す．社会における関係性から本人を理解するための情報であるといえる（表Ⅲ-4）．

表Ⅲ-4　心理社会歴

現在および過去の知識と理解力，情緒，性格，本人および家族の疾患に対する考え方，その他
職業関係：職種・職場での役割，人間関係，その他
家庭関係：住宅周辺環境，住居環境，人間関係，その他
交友関係：友人，サークル・クラブとその人間関係，その他
経済的状態：収入・支出，医療保険・年金，その他

システムレビュー（system review）とは，系統的レビューともいわれる．日本の問診にない項目で，主訴についての問診の後，頭から足まで全身の部分について何か異常がないかを聞いていく．これによって患者が主訴と関係がないと思って述べなかった情報が得られることがある．臓器や器官系統別にまとめていくやり方である（表Ⅲ-5）．

表Ⅲ-5　システムレビュー

器官系統の例
　　上肢
　　頭頸部・顔面
　　胸部・背部
　　腹部
　　直腸・肛門・生殖器
　　下肢
　　筋・骨格系
　　神経系

(C. Knight Aldrich著，田口博國訳（2002）"The Medical Interview; Gateway to the Doctor-Patient Relationship"医療面接法—よりよい医師—患者関係のために，p.64，医学書院より転載)

これらはフィジカルイグザミネーションと同時に進めることができるため，時間を短縮できるという利点がある．一方，その系統の問題に関連した情報をもれなく得る必要があるが，複数の系統の問題が複合して起こっている場合には，一側面からのみ判断し，見落とす危険もはらんでいるという欠点がある．

〔2〕ヘルスヒストリー聴取の実際

聴取の進め方として，一般的情報，主訴，病歴，家族歴，心理社会歴について聞いた後，全身を系統的に聞いていくシステムレビューに移っていく．

一般的情報として，職業と特殊な疾患との間に関連を示す場合があるので，仕事内容を具体的に聞く．また宗教上の規律などは治療・処置の選択を左右するので把握しておく．最終学歴と知的レベルは必ずしも一致しないが，患者の理解力や判断力を予測する際に有用である（表Ⅲ-1）．

主訴を聞く際には，健康問題が何であるか探るために，What（何が），Who（誰が），When（いつ），Which（どちらが），Where（どこが），Why（なぜ），How（どのように）について聞くと経過を網羅することができる．

病歴については現病歴は主訴に関連があるので続けて聞くとよい．また，過去の病気が現在の健康問題に影響している場合もあるため，既応歴として過去の病気や治療の経過を聞く必要がある．表Ⅲ-6のように，「大きな病気」「手術」「けが」の有無について具体的に聞いていく．記録の際には年齢の若い順に書いていく．

表Ⅲ-6　質問の例

「これまでに大きな病気，例えば入院するような病気をしたことがありますか？」
「これまでに手術を受けたことがありますか？」
「これまでに大きなけがをしたことがありますか？」

家族歴については三親等以内の家族歴について系図を追って詳細に聞く．生活習慣や遺伝的な疾患に関する背景を知る手がかりとなるので，死亡している場合は診断名，療養中は病名も聞く．他者に関する記憶は曖昧であったり，専門的な知識に関する理解が乏しいなど，不確かな点があることを意識したうえで聴き取る必要がある（図Ⅲ-1）．

3 問診・インタビューについて

　看護師は，患者・クライエントと会話する中から，多大な情報を収集することができる．このときに語られる言葉のみならず，表情，しぐさ，行動など患者が発するサインをキャッチすることで，付随する数々の情報を収集することができる．多くの情報は判断の裏づけとなり，判断の信頼性を増すことになるので有用である．問診・インタビューは貴重な情報収集の機会となるため，五感を研ぎ澄まして接することがのぞましい．そのためには，面接プロセスの全体を通して，自分の立場の認識，秘密厳守，相手の立場（文化などの背景）の理解，用語の選択に心がける必要がある．

[1] 問診・インタビューに必要なコミュニケーション技術

　コミュニケーションには言語的コミュニケーション（言葉を用いた情報のやり取り），準言語的コミュニケーション（声のトーン，イントネーション，ピッチ，速さなど話すときの調子による情報伝達），非言語的コミュニケーション（表情，しぐさ，立ち居振る舞いなど言葉以外で伝わる情報）がある．一般的に二者間での情報交換は言語的コミュニケーション＝7％，準言語的コミュニケーション＝38％，非言語的コミュニケーション＝55％で行われている[1]．問診・インタビューを進める際には，これらコミュニケーションの特徴を理解し，使い分ける必要がある．
　医療現場に限らず，相手から情報を得る際には次のようなコミュニケーション技術を活用するとよい．
　質問する際には**開放型質問**（open-ended question），**閉鎖型質問**（closed-ended question），**中立型質問**（neutral question）および焦点を絞った質問（focused question）を使い分ける．開放型質問とは，答え方を規定せず，相手が自由に答えられる質問である．閉鎖型質問とは，「はい」「いいえ」で答えられる質問である．中立型質問とは，名前，性別，年齢，職業，住所など核心に触れない質問である．焦点を絞った質問とは，以前に得た情報を確かめたり，特定のテーマに限った内容について聞く質問である．

　一方，聞く際は沈黙，うなずき，あいづち，うながし，くり返し，いいかえ，要約を使って傾聴するよう心がけるとよい．すなわち，聞き上手になるのである．

[2] 問診・インタビュープロセス

　情報を収集したいからといって，いきなり本題に切り込むわけにはいかない．また，尋問のように矢継ぎ早に質問をあびせかけるわけにもいかない．問診・インタビューにおいては，いち早く信頼関係を築き，本心を導きだすために，次のプロセスを経るとよい．

(1) 準備

身だしなみ：初対面の患者・クライエントと相対する場合，第一印象が大切であるのは周知のことである．不潔さやだらしなさから不信感を与えないように，適切な身だしなみを整えておく必要がある．

(2) 環境整備

①**温度・湿度**：通常，インタビューに引き続きフィジカルイグザミネーションを実施するため，

薄着になってもよい程度の室温を確保しておく必要がある．冬季，夏季の室内での快適な温度，湿度などの目安を表Ⅲ-7に示す．

表Ⅲ-7 冬季，夏季の室内での快適気候の目安

	着衣	温度（℃）	湿度（％）	風速（m/s）
冬季	冬用アンダーシャツ，ワイシャツ，背広冬服	20〜22	45〜60	0.3以下
夏季	アンダーシャツ，半袖ワイシャツ，上着なし	26〜28	50〜65	0.3以下

（注）表の数値は，夏季および冬季の室内での快適気候条件をヤグローの有効温度を参考として，日本建築学会，インテリア学会，空調学会などが示している数値を踏まえた（全て一定の見解ではない）数値の目安として提示している．快適気候は個人差があり，決定的な数字の範囲を示しがたい概念であると思われるため，あくまでも目安としての表示が妥当と考える．

（坪井良子，松田たみ子編，川口孝泰（2005）考える基礎看護技術Ⅱ 第3版，p.33，ヌーヴェルヒロカワより転載）

②**自然な光**：薄暗い部屋では気分が暗くなってしまいかねないので，適度な明るさが必要である．顔色や口唇，爪甲など皮膚・粘膜の色を観察する際に，色のついた電灯に照らされた部屋では，実際とは異なる色に見えて，健康状態の判断をゆがめてしまう．ありのままの色を観察するためには，自然な光が照らす環境を整える．診察室の適切な照度は300〜750Lxといわれている．

③**騒音**：ゆったりと話を聞くことができる空間を確保することがのぞましい．目的，手順，所見などを説明し理解を求めるため，また話を傾聴するための静かな環境が必要である．

④**プライバシーの確保**：健康状況や生活状況という個人情報を提供してもらうのに声が筒抜けでは心許ない．他人の話が聞こえたり，他人に聞かれたりしない環境を用意する．また，フィジカルイグザミネーションを引き続き行う場合，身体の露出に備えて個室がのぞましいが，できなければそれに準じた空間，例えばカーテンやスクリーンでしきられたスペースを確保する．

⑤**位置関係（いすの位置，形）**：医療従事者が強者で，患者・クライエントが弱者という関係にならないように，患者を温かく迎えていることが伝わるような位置関係をとる．患者・クライエント─実施者の位置関係については議論があるところである．例えば，患者・クライエントに敬意をあらわすために背もたれ，肘掛け付きいすを用意したいところであるが，フィジカルイグザミネーションを並行させたり，引き続き行うことが多いため，丸いすに掛けてもらうことが多い．その分，丁寧なサービスを提供したい．いずれにせよ，冷感や苦痛を与えない素材でつくられていて，安定感と清潔感があるものを用意する．

(3) 導入

信頼関係をつくる（ラポール*を形成する）重要な段階である．次のようなことに留意して，信頼関係を築く．

①**招き入れる**：患者・クライエントは不安と緊張を抱えているため，患者の方を向いて招き入れる．
②**あいさつをする**：医療従事者にとって，数人目に会う患者であっても，患者にとってはその日初めて相対する医療従事者かもしれない．あいさつから会話のスタートを切る．
③**自己紹介をする**：フルネームを紹介する．
④**患者の確認をする**：フルネームで確認する．取り違えを防止するためにも有用である．
⑤**面接の了承を得る**：これから何が始まるか，どのようなことを聞くか，なぜ聞くのか，所要時間はどの程度を予定しているか，プライバシーの保持に留意する点などを説明し，始めてよいか同意を得る．

---

* ラポールとは，心が通じ合い，わかりあえることを意味する．意思の疎通が十分にできる信頼関係である．

⑥**適切な姿勢を勧める**：患者・クライエントは何らかの苦痛を抱えて来院している可能性が高い．少しでも楽な姿勢を勧める．場合によってはいすではなく，診察台（ベッド）に誘導する．
⑦**主訴を聞く**：最も困っている点について，どこが，いつから，どのようにつらいのか聞く．苦痛の種類，部位，程度について経過をふまえて聞く．

　患者・クライエントは健康問題を抱えて来院するものである．予後，治療方法，生活について数々の不安を抱えているという心理状態を理解したうえで接したい．さらに，患者は医師に対してさまざまな不安を抱くといわれている．これらは医療従事者全般に置きかえることができる．看護師は患者の不安を理解し，患者の権利や尊厳を脅かす存在ではないことを伝え，不安の軽減につとめる必要がある（表Ⅲ-8）．

表Ⅲ-8　患者が抱く典型的な不安

被害的不安	医師は何か自分に不利益なことをするのではないか
飲み込まれる不安	自分のことを何でも知られてしまい，医師の思うがままにされるのではないか
見捨てられる不安	こんなことをいったり，知られたりすると医師に見捨てられるのではないか
評価される不安	医師は自分を軽蔑したり，馬鹿にしたりといった低い評価をするのではないか
見知られる不安	他人である医師に自分の隠しておきたいことを知られ恥ずかしい
疑惑と不信	この医師はいったいどういう人なのか，自分を正当に評価してくれるのだろうか
分離不安	この医師の支えを失ったらどうしよう，自力で問題を解決できるのだろうか

（福嶋　統（2003）基礎臨床技能シリーズ1　医療面接技法とコミュニケーションのとり方, p.86, メジカルビュー社より転載）

(4) 本題
　問診・インタビューの主要な段階である健康状況，生活状況について情報収集する．ここでは円滑に会話を運びながら，情報を引きだす必要がある．

(5) まとめ（クロージング）
　問診・インタビューはこれで終わること，フィジカルイグザミネーションを続けて行うこと，または次に患者・クライエントにとってもらう行動を告げる．これまでの話の中で疑問に思ったことなどの質問を聞いたり，あいさつをする．

(6) その他の注意事項
①**メモをとる**
　会話の最中にメモをとると事務作業的な印象を与えかねない．かといって，面接終了まで記録をとらないと，貴重な情報をもらしてしまうかもしれない．具体的に正確に情報を残すためには，面接中にメモをとることが必要になってくる．その際，患者・クライエントに不愉快な印象を与えないように，貴重な情報をもれなく残すために記録をとらせてもらいたい旨を伝え，了承を得てから実施する．また，記録用紙にばかり視線を向けることのないように注意する必要がある．
②**記録に残す**
　面接して得た情報は所定の記録用紙に残す必要がある．その際は，誰が見てもわかるように，見やすい字で簡潔に，正確に記録する．

　患者・クライエント本人が，自分に起こった1つの出来事を他の出来事と結びつけて，一連の物語（ナラティブ）として語ることができれば，その出来事を意味づけることができる．対象が語る内容に耳を傾けることで多大な情報が得られるはずである．その後の看護援助の提供が円滑に行えるよう，最初のステップである問診・インタビューを効果的に行いたいものである．

引用文献

1) 福嶋　統（2003）基礎臨床技能シリーズ1　医療面接技法とコミュニケーションのとり方，p.14，メジカルビュー社

参考文献

1．Cathy Sellergren著，福井次矢監訳（1997）"Assessing Patients (New Nursing Photobooks)" 写真でみるフィジカル・アセスメント，医学書院
2．藤崎　郁（2001）フィジカルアセスメント完全ガイド，学習研究社
3．田村康二（2000）医学的面接のしかた，医歯薬出版

学習課題

1．実際に何人かの人に問診・インタビューを行いヘルスヒストリーをまとめてみよう．
2．患者役，看護師役を決めて，問診・インタビューのロールプレイをしてみよう．それぞれの立場から気づいたことをだしあって話し合いをしてみよう．自分のコミュニケーションの特徴を知っておこう．

IV

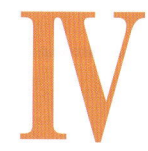

フィジカルアセスメント

学習目標
1. フィジカルイグザミネーション技術（視診，触診，打診，聴診）の具体的方法と留意点について理解する．
2. 系統別フィジカルアセスメントについて，その方法と主な正常所見，異常所見について理解する．

フィジカルアセスメントの基本的技術
―フィジカルイグザミネーション技術

フィジカルアセスメントを行う際の客観的な情報を得る手段として，実際に患者・クライエントの身体を看護師の五感を用いて観察する「フィジカルイグザミネーション（physical examination）」がある．日本語訳としては，「身体診察」があてはまるが，「診察」という言葉が看護になじまない印象からそのまま「フィジカルイグザミネーション」として用いられることが多い．このフィジカルイグザミネーション技術には，以下の4つの技術が含まれる．それぞれの項で説明されているが，どの技術を行うにせよ原則は，**つねに対象である患者・クライエントに負担をかけないように，コミュニケーションをとりながら，安全・安楽に行うことである．**

1 視診

「看護は観察で始まる」とよくいわれるが，視診（inspection）は「観察」と同様，目で見るだけでなく，嗅覚，聴覚も用いて，対象の身体部分をよく観察することである．視診を行う際には，以下の留意点に注意して行う．

【視診のポイント】
① **観察する部分はよく露出する**：ただし，対象のプライバシーにはつねに留意し，露出が不要な部位はタオル等で覆っておく．
② **フィジカルイグザミネーションの順序**：つねに視診が最初である．よく観察してから，次の触診，打診，聴診に移る．
③ **部屋の環境を整える**：正確な視診のためには適切な明るさが必要であり，できれば自然な光がのぞましい（チアノーゼは，蛍光灯のもとでは見誤る可能性もある）．また部屋の温度も調整する．対象の安楽への配慮だけでなく，寒すぎたり暑すぎると皮膚の色などに影響がでて，正確な視診ができなくなるからである．
④ **視診で診るポイント**：左右対称性，色，位置，性状　など

2 触診

直接手で触れることにより，皮膚の性状，組織の性質，温度，湿度，振動の有無等の情報を得ることが触診（palpation）である．手は部位によって感受性が違うので，何を診るかによって，

手の最も敏感な部位を用いて触診を行う（表Ⅳ-1）.

表Ⅳ-1 手の部位別感受性

手の部位	診るポイント
指先（指腹）	細かい識別（脈拍, 組織の性状）
手掌（指のつけ根）・尺骨側表面	振動（声音振盪音, スリル）
手背側（手の甲部）	皮膚の温度

触診は，患者に直接触れるので，つねに対象の「安楽」に配慮して行う．
具体的な留意点は，下記のとおりである．

【触診のポイント】
①対象の安全・安楽への配慮：触診前に，声かけを行う．爪は短くし，手を温かくしておく．
②触診の目的に応じて，手の部位を使い分けて触診を行う（表Ⅳ-1）．
③触診の順序：いきなり内部深くまで手を入れるのでなく，軽い触診（図Ⅳ-1(a)）→深い触診（図Ⅳ-1(b)）の順で行う（特に腹部の触診時）．
④圧痛のある部位は最後に触診する．

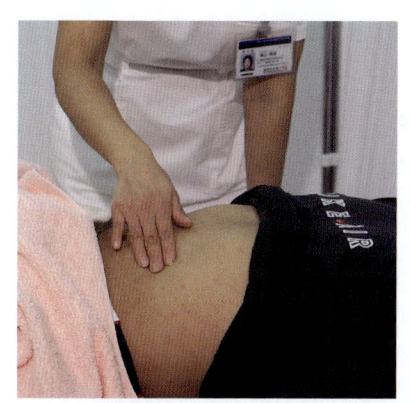

図Ⅳ-1(a) 触診の手（軽い触診）①：皮膚を1cm程度沈める

図Ⅳ-1(b) 触診の手（深い触診）②：片手あるいは両手を使い3～5cm程度沈め，内部を探る

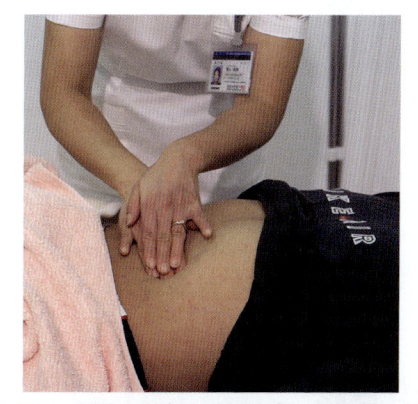

3 打診

打診（percussion）は，身体の表面を軽く叩き，その打診音によって内部の状態を判断する方法である．技術的には最も難しいが，自分の手のみで身体内部の状態が簡便にわかるという意味でフィジカルアセスメントに有用であり，看護師もぜひ積極的に使いこなしたい技術の1つである．打診には，直接指で身体を叩く「直接打診法」と自分の指を置き，その上を叩く「間接打診法」があるが，通常よく行われるのは「間接打診法」である．間接打診のポイントは下記のとおりである．

【打診のポイント】
①叩くのは利き手の中指．指の爪のすぐ下付近で叩く．
②叩き方のポイント：手首は力を抜き，手首のスナップを利かせて確実に叩く．

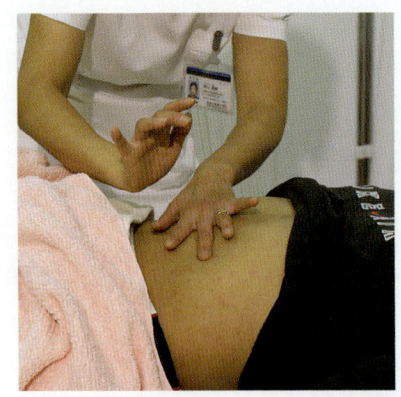

図Ⅳ-2(a) 打診の手①：左手の中指を皮膚にしっかり密着させ他の指は浮かせる

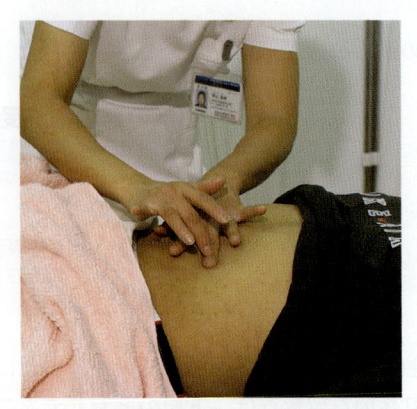

図Ⅳ-2(b) 打診の手②：手首のスナップを利かせ確実に打つ

③叩かれる方の手の中指の指腹から近位指関節付近までを叩こうとする部位にしっかり押し付ける。中指以外の指は浮かしておく（図Ⅳ-2(a)）。

④叩かれる部分は中指の遠位指関節部分。垂直に2回、1ヶ所でトントンと叩く（図Ⅳ-2(b)）。

打診はその音により内部の状態を判断するが、大きく以下の4つの音の区別ができるとよい（表Ⅳ-2）。

表Ⅳ-2 打診音の種類と意味

音の種類	音の大きさ	音の内容	聞かれる部位
鼓音	大きい	太鼓を叩いた音	ガスが貯留した胃、腸管
共鳴音	中等度に大きい	空洞様	正常な肺
過共鳴音	より大きい	轟音	肺気腫時の肺
濁音（鈍音）	ソフトな音	鈍い音	肝臓、心臓、筋肉、骨

4 聴診

聴診（auscultation）とは、聴診器（図Ⅳ-3(a)）を用いて身体内部の音を聴取する技術である。したがって、聴診器の性能に影響される。また聴診器を正しく用いることが重要である。特に呼吸音聴取は、呼吸状態のアセスメントには欠かせない技術であり、看護場面において積極的に活用したい。聴診の留意点は下記のとおりである。

【聴診のポイント】

①聴診器を正しく用いる

　A．イヤーピースを耳に正しくフィットさせる。図Ⅳ-3(b)のようにハの字の向きで耳に正しく装着する。

　B．膜式とベル式を使い分ける（図Ⅳ-3(c)）。

　※**膜式**：高調な音を聴くのに適しているため、呼吸音、腸の蠕動音、正常心音を聴くときは、膜式を使用する。皮膚に密着させることがポイント。

　※**ベル式**：低調な音を聴くのに適している。異常心音（Ⅲ音、Ⅳ音）、心雑音、血管性雑音（または血管音）を聴くときに使用する。あまり密着させず軽く当てることがポイント。

②患者に当てる部分はあらかじめ温めておく．
③聴診する際は，できるだけ静かな環境を確保する．

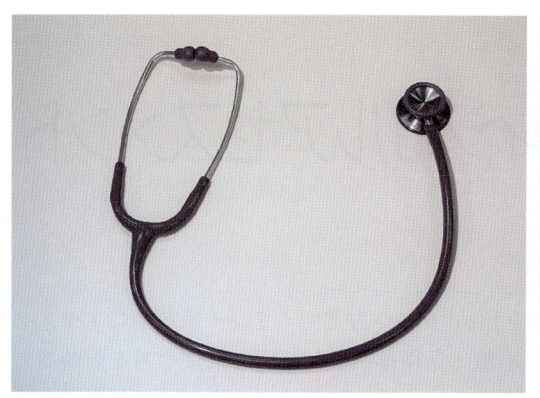

図Ⅳ-3(a) 聴診器

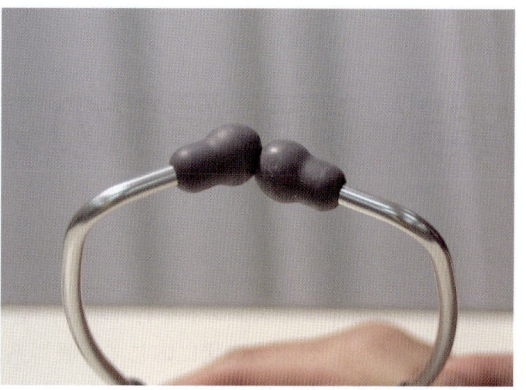

図Ⅳ-3(b) イヤーピースはこの向き(ハの字)で耳に装着

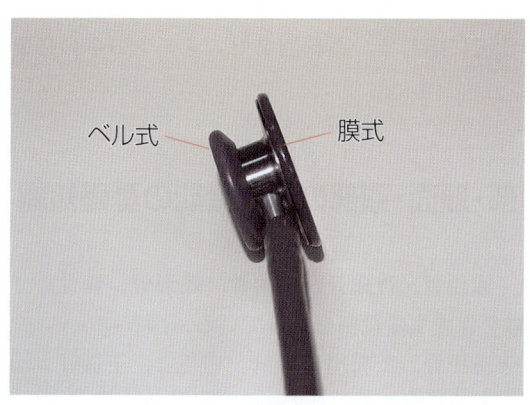

図Ⅳ-3(c) 膜式とベル式

参考文献
1．ジャネット・ウェーバー著，森山美知子訳（1994）看護診断のための看護アセスメント，医学書院

2 頭部・顔面・頸部のフィジカルアセスメント

　通常フィジカルアセスメントを行う場合，全身を head to toe 方式でくまなく系統的にアセスメントする場合と，対象の病状に応じて呼吸器系，心臓・循環器系など必要な部位のみを短時間で行わなくてはならない場合に分けられる．本書では，head to toe の順序で，頭部・頸部から各系統別に，形態機能の知識から始まり，実際のフィジカルアセスメントの内容・方法についてはかなり詳細に説明している．通常の看護場面では，必ずしも本書に書いてあるすべての項目をアセスメントする必要がない場合もあるので，対象の状況に応じて，系統別アセスメントの中の必要な項目を取捨選択して行ってほしい．

1 フィジカルアセスメントに必要な頭部・顔面・頸部の形態機能の基礎知識

[1] 頭部・顔面

　頭部は，頭蓋とよばれる6種8個の骨（前頭骨，頭頂骨，後頭骨，側頭骨，蝶形骨，篩骨（しこつ））で覆われており，脳をはじめとする内部の重要な組織を保護する役割を持っている（図Ⅳ-4）．

　顔面は，9種類15個の骨（鼻骨，鋤骨，涙骨，下鼻甲介，上顎骨（じょうがくこつ），頬骨，口蓋骨，下顎骨（図Ⅳ-4），舌骨）からなり，さらに表情筋，咀嚼筋（そしゃくきん）などの筋肉で覆われている（図Ⅳ-5，図Ⅳ-6）．

図Ⅳ-4　頭蓋の骨

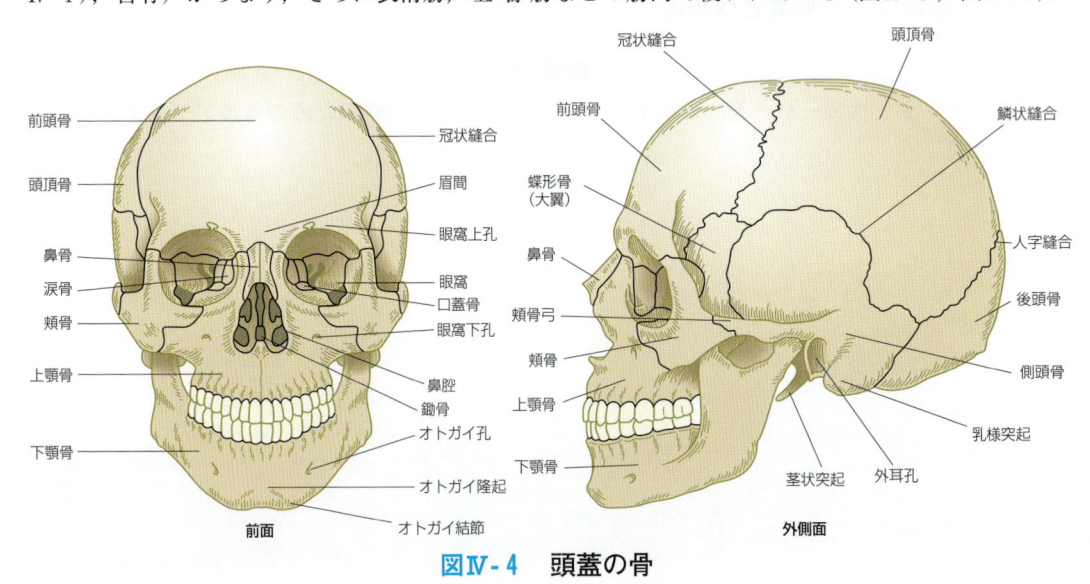

（藤本　淳編，長島聖司（1998）看護テキスト　解剖学　第2版，p.37, 38，ヌーヴェルヒロカワより転載，一部改変）

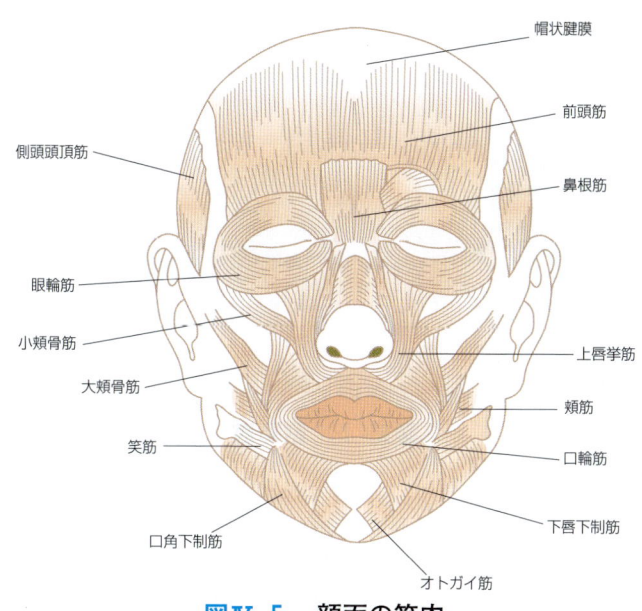

図Ⅳ-5　顔面の筋肉

（藤本　淳編，長島聖司（1998）看護テキスト　解剖学　第2版，p.73，ヌーヴェルヒロカワより転載，一部改変）

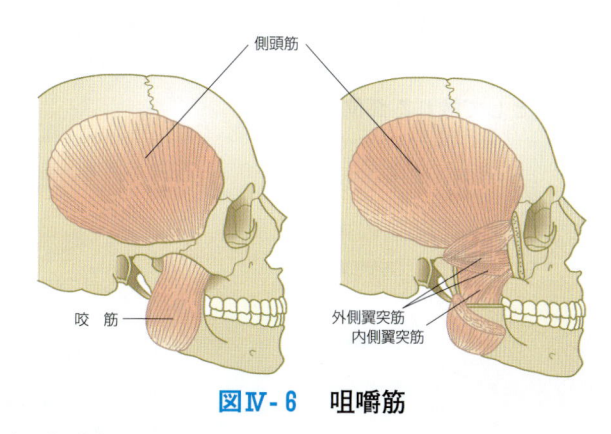

図Ⅳ-6　咀嚼筋

（藤本　淳編，長島聖司（1998）看護テキスト　解剖学　第2版，p.74，ヌーヴェルヒロカワより転載，一部改変）

　表情筋の動きにより，人間の顔の表情はさまざまに変化し，そのときの心理面，気分をもあらわす．正常では，顔面の表情は左右対称である．これらの筋肉は脳神経系の中の顔面神経により支配されており，顔面神経麻痺では顔面の表情が左右非対称となる．顔面の構造（眉毛，目，鼻，口）も正常では左右対称である．

　鼻腔は，4つの含気骨で囲まれており，それらの骨にある空洞が，鼻腔と通じる副鼻腔をつくっている．副鼻腔は，頭蓋骨を軽くし，頭部のバランスを保ちやすくするという役割を持ち，その他，保温・断熱・衝撃の吸収，声の共鳴に役立つと考えられている．副鼻腔は，前頭骨にある「前頭洞」，上顎骨にある「上顎洞」，篩骨にある「前・中・後篩骨洞」，蝶形骨にある「蝶形骨洞」の4つあるが（図Ⅳ-7），表面から炎症の有無をアセスメントできるのは前頭洞と上顎洞の2つである．

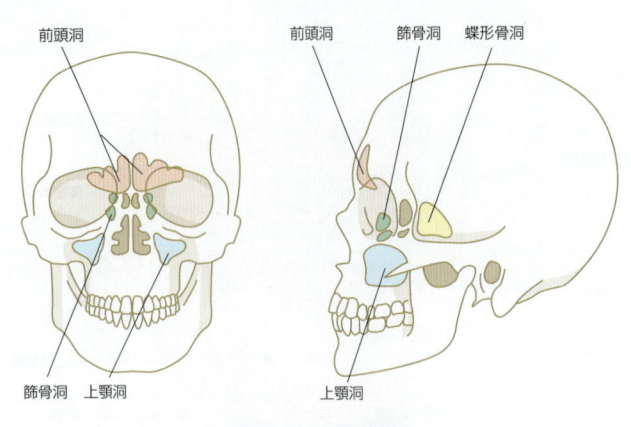

図Ⅳ-7　副鼻腔

[2] 頸部

　頸部には気管，食道，脳を栄養する大血管，脊髄などの神経束など重要な器官が多くある．主な頸部の筋肉は，胸鎖乳突筋，舌骨筋，斜角筋，僧帽筋である（図Ⅳ-8）．
　これらの筋肉と頸椎により，重い脳が支えられている．
　甲状腺は，頸部のほぼ中心に位置しているが（図Ⅳ-9），体表から触診可能な唯一の内分泌器官である．甲状腺は右葉と左葉に分かれ，それらを峡部がつないでいる．右葉，左葉は通常胸鎖乳突筋に覆われている状態である．甲状腺峡部のすぐ上が輪状軟骨，その上が甲状軟骨であり，成人男性ではのどぼとけとして触れる部位である．

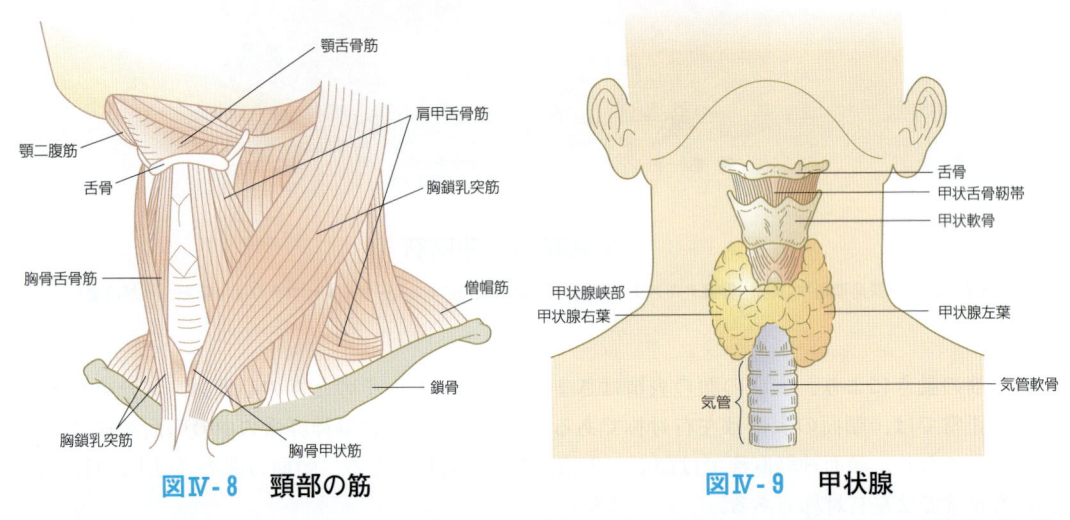

図Ⅳ-8　頸部の筋

（藤本　淳編，長島聖司（1998）看護テキスト　解剖学　第2版，p.75，ヌーヴェルヒロカワより転載，一部改変）

図Ⅳ-9　甲状腺

（藤本　淳編，土肥良秋（1998）看護テキスト　解剖学　第2版，p.176，ヌーヴェルヒロカワより転載，一部改変）

[3] 頭部・頸部リンパ節

　リンパ系は，リンパ，リンパ管，リンパ器官から構成され，体中に広く分布している．リンパ器官にはリンパ節，扁桃，胸腺，脾臓がある．リンパ系の主な働きは，余分な組織液を血液中にもどすこと，病原体やがん細胞などをろ過することにより疾患から体を守ることやリンパ球の活

動を助けることによる免疫系の機能，小腸で脂肪や脂溶性ビタミンを吸収することなどである．
　頭部，頸部にはリンパ節が多く集まっており，頭頸部からのリンパを清浄化し排出している．頭部，頸部のリンパ節は体表に近い部位にあるので，炎症時には触知することができ，リンパ系のアセスメントとしてよく行われる．
　①耳介前リンパ節：耳の前
　②耳介後リンパ節：乳様突起の表面
　③後頭リンパ節：頭蓋後方の最も低い部分
　④おとがいリンパ節：下顎角の先端より2〜3 cm後
　⑤顎下リンパ節：下顎角と顎の先端との中間の位置
　⑥扁桃リンパ節：下顎角
　⑦浅頸リンパ節：胸鎖乳突筋の表面
　⑧深頸リンパ節群：胸鎖乳突筋の深部
　⑨後頸リンパ節：僧帽筋の前方側沿い
　⑩鎖骨上リンパ節：鎖骨と胸鎖乳突筋で囲まれた角の深部

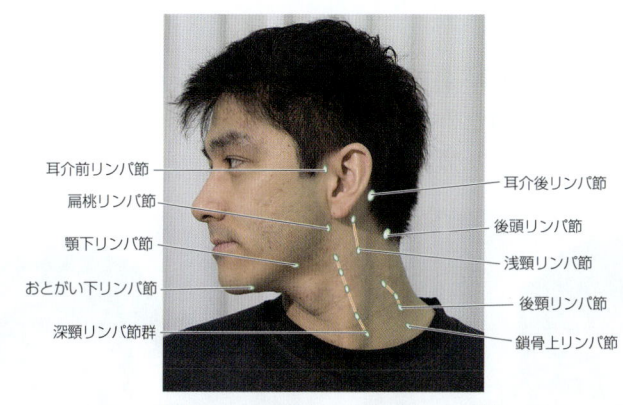

図Ⅳ-10　頭部・頸部リンパ節

2 頭部・顔面・頸部のフィジカルアセスメント

〔1〕**主観的情報**
(1) **頭痛**：頭痛はさまざまな要因により起こり得るが，もし通常よりも頻回な，またはひどい頭痛を訴えた場合は，いつから起こったのか，どのような痛みなのか，痛みの部位等について
(2) **めまい**：めまいの有無とその強さ，発現頻度について
(3) **頭部の外傷の有無**：頭部外傷があるかどうか．あれば詳しい内容（どの部位か，随伴症状＝前後のめまい，嘔気等の有無）
(4) **頸部の痛み**：いつから起こったのか，痛みの部位，痛みに関連した症状の有無，痛みを助長する因子等
(5) **頸部の腫瘤，腫脹，発赤の有無**：自覚している症状があるかどうか
(6) **頭部・顔面・頸部の外科的治療の経験の有無**

(7) 既往歴：頭部・顔面・頸部に関する過去の疾患，治療の有無

〔2〕客観的情報

内容・方法・正常所見	異常例
(1) 頭部の視診・触診 　①大きさと形状：個人差はあるが，正常では左右対称で，丸く，表面はなめらかである．視診してから，触診で形状を確認する．	異常に小さい，大きい 左右非対称 腫瘤，陥没がある． 硬さが均一でない．
②頭皮・頭髪：頭皮や頭髪の異常の有無について確認する．正常では，頭皮に病変はなく，毛髪もつやがあり性質の変化は見られない．	頭皮の病変，切り傷 寄生虫など 毛髪の性質の変化
(2) 顔面の視診 　視診で左右対称性や，病的顔貌の有無を確認する．正常では，左右対称であり病的顔貌はない．	左右非対称，病的顔貌
(3) 副鼻腔触診・打診 　副鼻腔の炎症があれば，触診・打診で圧痛，痛みがある．写真のように前頭洞，上顎洞の2ヶ所の触診（図Ⅳ-11(a)(b))，打診を行う．正常では，圧痛は見られない．	圧痛，叩打痛がある． （炎症を示唆している）

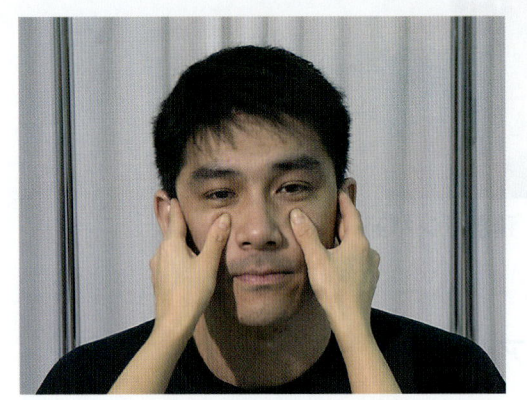

図Ⅳ-11(a) 副鼻腔上顎洞の圧痛の有無：拇指を頬骨の下縁に当て，下から押し上げる

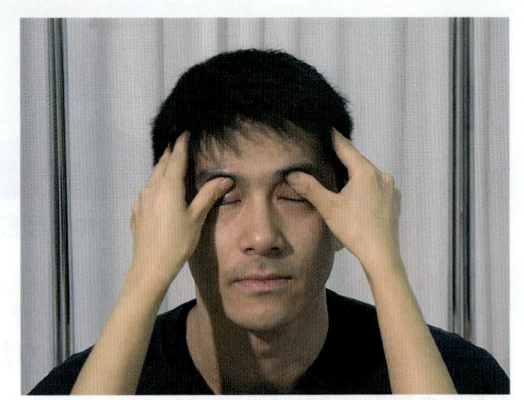

図Ⅳ-11(b) 副鼻腔前頭洞の圧痛の有無：拇指を眉毛の下に当て，下から押し上げる

内容・方法・正常所見	異常例
(4) 頸部の視診・触診 ①気管の位置の左右対称性を確認する．気管の外縁と胸鎖乳突筋との距離から見る．	気管の正中からの偏位 （縦隔腫瘍，大量の胸水，気胸，大動脈瘤時→反対側に圧迫される．肺結核症の線維硬化萎縮，無気肺→患側に偏位）
②頸部リンパ節の触診 　第2，3指先で柔らかく探るような動きで，頸部リンパ節の腫脹の有無を確認する．おとがいリンパ節以外は，左右同時に触診していくとよい．順番に決まりはないが，見落としがないように，系統的に行えるよう自分なりの順序を決めてアセスメントしていく（図Ⅳ-12(a)(b)）． 　リンパ節は正常では触れないが，触れた場合にはその大きさ，位置，圧痛の有無，輪郭の形状，硬さ，可動性を確認する．触れても，1cm以下で，可動性があり，圧痛がない腫瘤は正常である．	境界不規則な結節，1cm以上のリンパ節，可動性がない（組織に固定），硬くしっかりしている，圧痛がある．

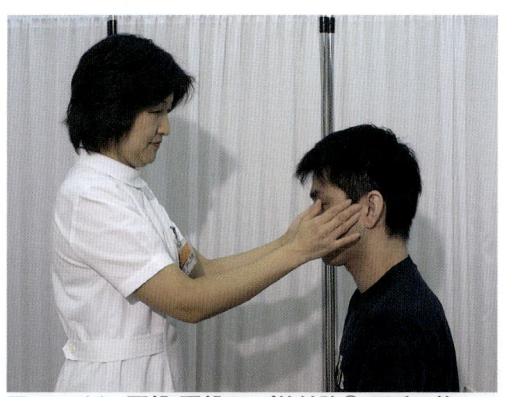

図Ⅳ-12(a) 頭部・頸部リンパ節触診①：両手の第2・3指指腹を用い柔らかく探るように触診する

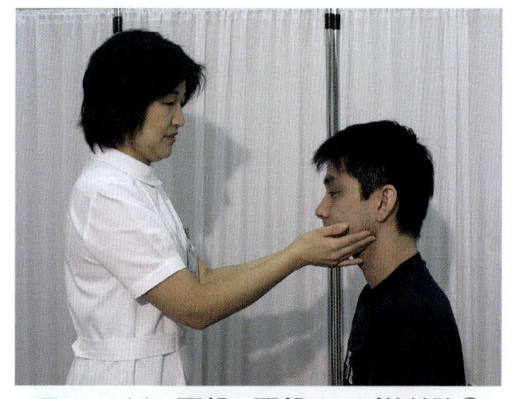

図Ⅳ-12(b) 頭部・頸部リンパ節触診②

内容・方法・正常所見	異常例
③甲状腺の視診・触診 　通常甲状腺は正常では触知しない．アセスメント時には，まず正しい甲状腺の位置をイメージする．目印となる輪状軟骨の位置を確認し，その下を視診し左右対称性を確認する．正常では，正中に位置し，左右差はなく，葉部は胸鎖乳突筋の下に隠れている．患者・クライエントに嚥下してもらうと嚥下時に甲状軟骨，輪状軟骨が上下するのと同時に甲状腺も上下に動くのでわかりやすい．触診には前から行う方法と後方から行う方法の2つがある． 　コップに水を準備し，嚥下してもらいながら行うとわかりやすい（唾液のみではうまく嚥下できないことがあるため）． 　前から行う場合は，視診で嚥下にともなう甲状腺の動き，左右差を確認しながら触診できるが，初心者には難しいといわれている． 　後方から行う場合は，視診では確認できないが，第2，3，4指の3指を使って触診できるという利点がある． 　甲状腺は胸鎖乳突筋の下に隠れているので，どちらの方法でも，触診時は触りたい側の甲状腺に向かって反対側の手で気管を押しながら，触診する側の胸鎖乳突筋の上から指をひっかけるようにして，胸鎖乳突筋の下にあるはずの甲状腺葉部を触診する（図Ⅳ-13(a)(b)）．触れた場合，その大きさ，左右差の有無，結節の有無，腫脹，圧痛の有無について診る．	正中からの偏位 腫脹，肥大がある． （甲状腺機能亢進時） 結節，圧痛がある．

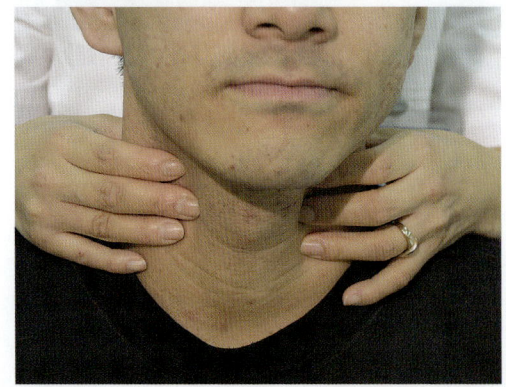

図Ⅳ-13(a)　甲状腺の触診①－後ろから
：左手指で気管を押しながら右手，第2,3,4指で胸鎖乳突筋をどけながら触診するイメージ．嚥下してもらいながら行う

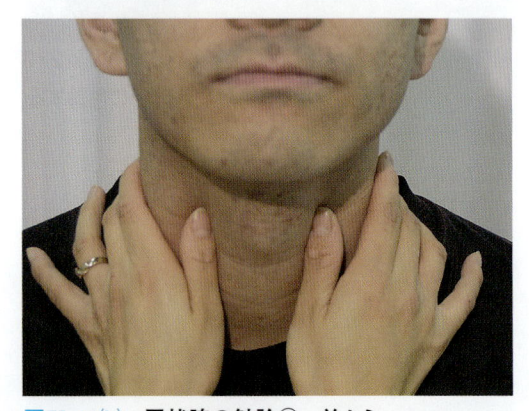

図Ⅳ-13(b)　甲状腺の触診②－前から
：拇指で触診する．右手で気管を左側に圧迫しながら，左拇指で胸鎖乳突筋の下の甲状腺を触診する．嚥下してもらいながら行う

視聴覚系のフィジカルアセスメント

1 フィジカルアセスメントに必要な視聴覚系の形態機能の基礎知識

〔1〕眼（視覚）

　視覚の器官は眼であり，ここに視覚の受容器がある．人間にとって視覚は非常に重要であるので，構造的にも眼は眼窩によって守られた構造になっており，表面にはその1/6があらわれているにすぎない．眼を補助したり，損傷から守るのが付属器官であり，眉毛，眼瞼，睫（図Ⅳ-14），涙器官，外眼筋が含まれる．

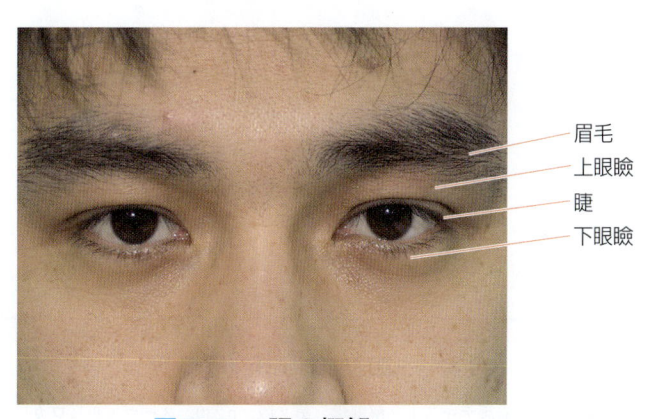

図Ⅳ-14　眼の概観

（眉毛／上眼瞼／睫／下眼瞼）

　強膜の前部（約1/6）を角膜といい，血管はなく透明である．角膜は，光を屈折させ網膜に明確な像を映す働きがある．また角膜は，感覚神経が豊富でわずかの刺激で敏感に反応する．角膜の表面に軽く触れただけで，まばたきをするのを「角膜反射」といい，生体の防御機能の1つである生理的な反射である．

　眼球の内側には網膜があり，眼球の後方約3/4を覆っている．眼底鏡で見ると表面を走行している血管が見える．これは直接肉眼で確認できる唯一の動脈・静脈であるために観察する意義が大きい．黄斑は眼の後方の中心にあたり，黄斑の中心部の少しへこんだ部位が中心窩とよばれている．視覚受容器からの情報は，神経節細胞へと伝えられ，視神経乳頭へと達し，視神経として眼球からでていく（図Ⅳ-15）．

図Ⅳ-15　眼（視覚）

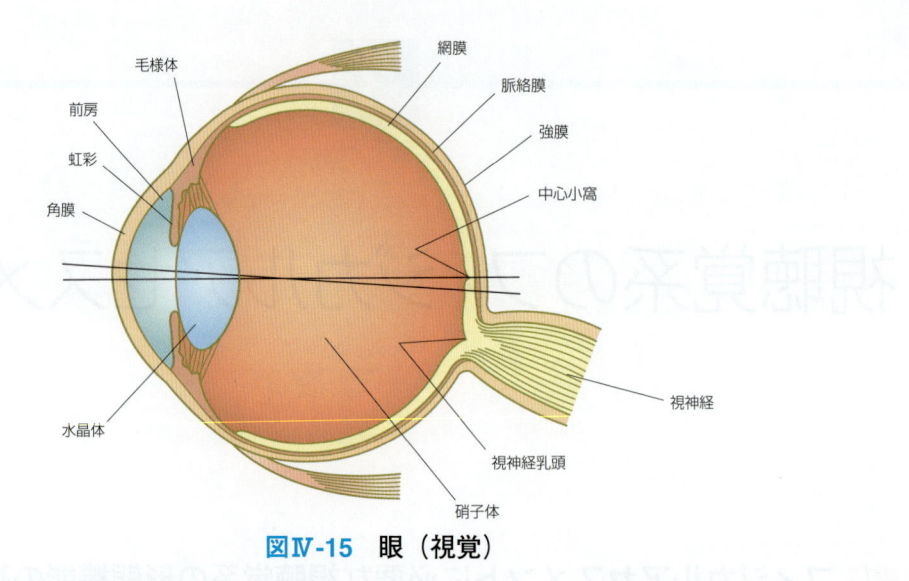

（藤本　淳編（1998）看護テキスト　解剖学　第2版，p.224，ヌーヴェルヒロカワより転載，一部改変）

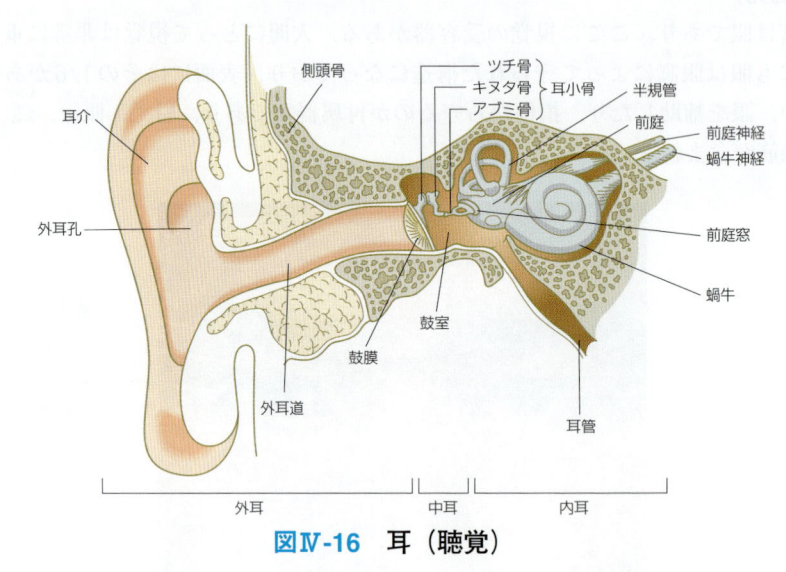

図Ⅳ-16　耳（聴覚）

（藤本　淳編（1998）看護テキスト　解剖学　第2版，p.230，ヌーヴェルヒロカワより転載，一部改変）

〔2〕耳（聴覚）

　耳は，聴覚と平衡感覚に関する感覚器官であり，構造として外耳，中耳，内耳の3つの部分に分けることができる（図Ⅳ-16）．

　外耳は耳介と外耳道で構成され，耳介が集音の役割を果たしている．外耳道には小さな毛と腺組織があり，耳垢を分泌している．この耳垢や，毛によって異物が耳の中に入るのを防いでいる．

　中耳は鼓膜と骨壁の間にある小さな腔で，鼓膜，鼓室，耳小骨（ツチ骨，キヌタ骨，アブミ骨），耳管によって構成される．中耳の機能には，①鼓膜からの振動を内耳に伝えること②大きな音の振幅を減少させることにより，内耳を保護すること③耳管によって咽頭部から中耳に空気を通すことにより，鼓膜をはさんだ両側部の圧を同じにすること，の大きく3つがある．

内耳は側頭骨の中にあり，3種類の管が入り組んだ複雑な構造をしている．内耳は聴覚と平衡感覚の両方に関与している．内耳のうち，蝸牛の中に聴覚の受容器であるコルチ器官があり，音の刺激がここを介して延髄～視床を通り側頭葉の聴覚野に達すると，私たちは音として感じることができる．平衡感覚に関係しているのは，内耳の中の前庭と半規管である．外からのフィジカルアセスメントでは，内耳の状態を直接観察することはできないが，耳の働きとして内耳の機能を理解しておくことは重要である．

　音波は空気伝導と骨伝導によって内耳に伝わるが，伝導の主役となるのは空気伝導である．骨伝導では，音波は頭蓋骨を介して内耳に伝わるが，2000Hz以上で起こり，伝わり方としては弱いものである．難聴は，伝音性難聴と感音性難聴に分類される．伝音性難聴は，外耳から中耳の病変により起こり，低音の空気伝導が障害されるが，骨伝導は保たれる．感音性難聴は，内耳～蝸牛～聴覚中枢の間の障害であり，高音が聞こえにくくなる．

❷ 眼・耳（視聴覚系）のフィジカルアセスメント

〔1〕主観的情報

(1) 眼について
- (1) **視力低下や見えにくさの有無**：あればどのような見えにくさか，いつからか，突然始まったか，徐々に進行してきたのか，片目のみか両目ともか
- (2) **痛み**：眼の痛みの有無，その発現状況について（いつからか，どのような状況で起こったのか），痛みの種類，程度
- (3) **眼の腫脹，発赤の有無**
- (4) **分泌物の有無**
- (5) **めがねやコンタクトレンズの使用の有無**
- (6) **既往歴**：眼の疾患や，外傷，手術の既往の有無

(2) 耳について
- (1) **痛み**：耳の痛みの有無，あればその部位，痛みの種類，性質，発現状況について
- (2) **分泌物**：異常な分泌物の有無，あれば性状，量など
- (3) **耳のきこえにくさ**：いつから始まったのか，突然起こったのか，徐々に進行してきたのか，性質（どのような聴こえにくさなのか），補聴器使用の有無
- (4) **既往歴**：中耳炎等の炎症を起こしたことがあるか，その頻度，その他の疾患，外傷や手術の既往について，抗生物質の内服
- (5) **耳鳴，めまいの有無**

〔2〕客観的情報

1．眼のフィジカルイグザミネーション

　眼の機能に関しては，視神経ほか，脳神経の働きが大きく関与し，そのアセスメント方法として，対光反射（瞳孔反射），視野検査，外眼筋運動の検査，輻輳検査等があるが，これらは後述の神経系のアセスメントに含めることとし，ここでは割愛する．

内容・方法・正常所見	異常例
(1) **外眼部の視診，触診**：眼の大きさや形の左右対称性，眼瞼の下垂，浮腫，腫脹，腫瘤の有無，炎症症状の有無，眼瞼の振戦の有無等を観察する．	左右非対称　眼瞼下垂がある．眼瞼の浮腫，発赤，腫脹などがある．眼瞼の振戦がある．
(2) **眼瞼結膜の視診**：左右の下眼瞼を視診し，腫脹，炎症症状の有無を観察する（図Ⅳ-17）．	眼瞼結膜の腫脹，炎症症状がある．眼瞼結膜が蒼白→貧血を示唆
(3) **眼球結膜，角膜，強膜の視診**：眼球結膜，角膜，強膜は透明であり，にごりや傷がないことを確認する．	眼球結膜，角膜，強膜が不透明，混濁，病変がある．
(4) **虹彩と瞳孔の視診**：瞳孔は左右対称で同じ大きさ（2.5〜4 mmの円形）であり，虹彩の色調は均等な色であることを確認する．	円形でなく，左右不均等な大きさ　瞳孔が2 mm以下（縮瞳），5 mm以上（散瞳） 虹彩が一定，均等な色ではない．
(5) **視力検査**：正確な視力は，専門の視力表を用いる必要があるが，日常生活への影響をみるアセスメントでは，対面に座り，パンフレット等の文字の見え方，色覚の異常の有無を確認する．	近くの文字が見えない．色を正しく認識できない．

(6) **眼底の検査**：眼底鏡を用いて眼底を診る検査．

　　眼底鏡を使いこなすにはかなりの練習を要するが，眼底の血管は直接肉眼で確認できる唯一の動脈・静脈でありその検査意義が大きい．今後看護師が眼底を診る機会もでてくると思われるので，ぜひ身につけてほしい．

〈眼底鏡の使い方〉

まずスイッチを入れ，ダイヤルを回して光量を選ぶ．何種類かあるが，通常最も大きい白いものを選択する．次にもう1つのダイヤルを回しながら視力に合わせた適切なレンズを選択する．看護師と患者の視力がともに正常であれば，0にあわせ，どちらかが近視の場合，ダイヤルを時計回りに回転させ，赤字番号の中から明瞭に見えるレンズを選択する．遠視の場合は，黒字番号のダイヤルから選択する（図Ⅳ-18(a)(b)）．

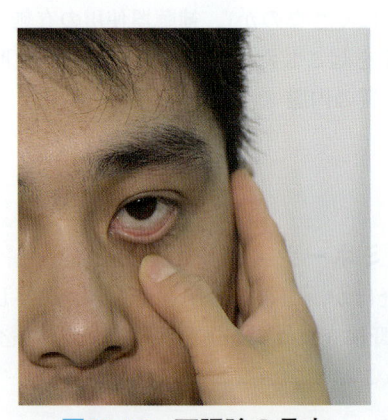

図Ⅳ-17　下眼瞼の見方

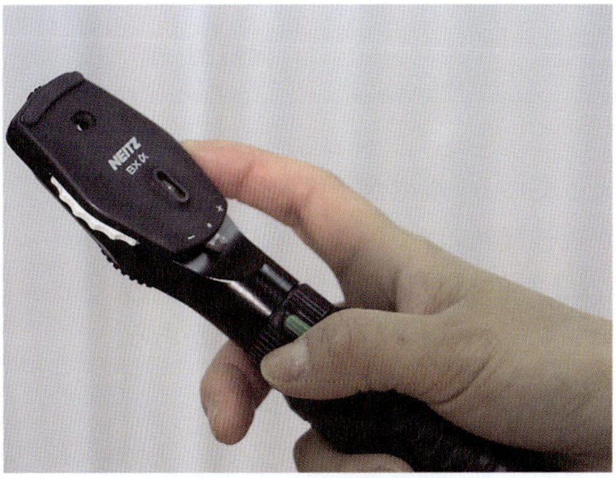

図Ⅳ-18(a)　眼底鏡の使い方 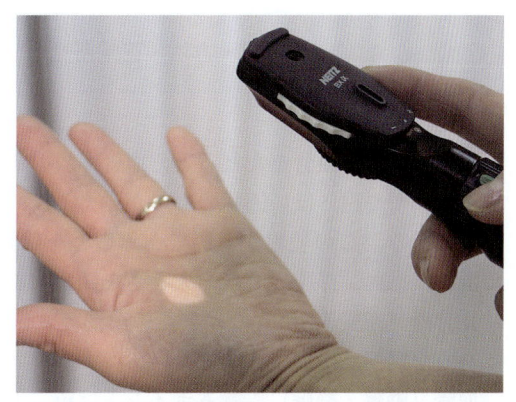　　　　図Ⅳ-18(b)　眼底鏡のライトの合わせ方

内容・方法・正常所見

〈患者の準備〉

　患者の瞳孔を大きくするために，できるだけ**部屋は暗くしておく**．患者がコンタクトレンズを装着している場合にははずしてもらう．また眼底を見ている間，**患者にはまっすぐ前を向き，できるだけ眼球を動かさないように依頼する**．

〈眼底の見方〉

　眼底鏡を自分の眉毛に触れるくらいに当て，患者の耳側から近づき，瞳孔に光を集めるようにする（図Ⅳ-19）．看護師のあいている手を患者の額におくとよい．まず眼底からの赤色反射を確認し，さらに近づき網膜の血管を探す（図Ⅳ-20）．眼底鏡が患者の睫（まつげ）に接するくらいまでの距離に近づく．血管が見えてきたら，ダイヤルを回しながらレンズを再調整して焦点をあわせる．

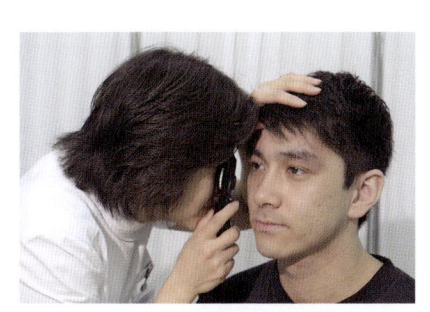

図Ⅳ-19　眼底鏡の当て方 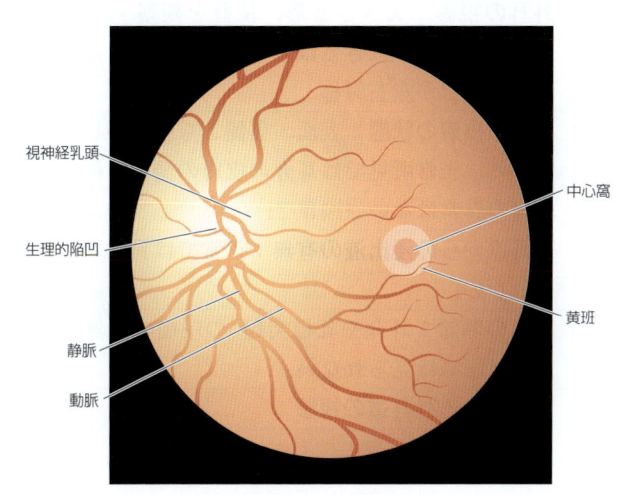　　　　図Ⅳ-20　眼底

内容・方法・正常所見	異常例
〈診るポイント〉 **視神経乳頭**：血管をたどると，血管が放射状に集まっている部位にやや白っぽい円状のものが見えるが，これが視神経乳頭である．この境界が鮮明であることを確認する．また色，混濁，出血，浮腫の有無，大きさを観察する． 正常所見：約1.5mmの大きさの円形で乳白色．境界鮮明であり，混濁，出血，浮腫はない．	境界が不鮮明． ぼやけた辺縁． 全体または一部分が白色． 混濁，出血，浮腫がある．
血管（動脈・静脈）：診るポイントは色，太さ，動静脈交叉の状態である．動脈は静脈より明るい色をしているが，動脈と静脈の直径比は約2：3と動脈の方が細く，静脈の方が太い．末梢にいくにしたがって枝分かれし，細くなる．動静脈の交叉部では，動脈が静脈を横切るが，交叉部での血管の狭窄は見られない．	動脈の太さが静脈の3/5以下． 白っぽい色．形が不規則． 動脈瘤が認められる． （高血圧では動脈硬化により動脈が細くなり色も白くなる．） 動静脈交叉部で，血管の狭窄や先細りが見られる（高血圧時）．
網膜全体の観察：正常ではピンク色で色は均一．	青白い色，出血（糖尿病や高血圧により変化が見られる）．

2．耳のフィジカルイグザミネーション

内容・方法・正常所見	異常例
(1) **外耳の視診**：大きさと形，位置を観察する．正常所見では両側の耳の大きさは左右対称で類似した形．耳介の位置が左右対称．	左右非対称の大きさ，形，位置が左右非対称．
(2) **耳介の皮膚の状態**：表面，裏側とも皮膚の状態をよく観察する．正常所見では耳介の皮膚の発赤，損傷，結節等皮膚の異常はない（図Ⅳ-21）．	皮膚に発赤，損傷，結節あり．
(3) **外耳道からの滲出液の有無**：正常では異常な滲出液は見られない．	滲出液がある．
(4) **耳介の触診**：耳介や乳様突起*の圧痛の有無を診る．正常では圧痛は見られない．	圧痛がある（耳道内の炎症を示唆）．
(5) **耳鏡による外耳道の視診**	

* 耳介の裏側にある側頭骨の突起部

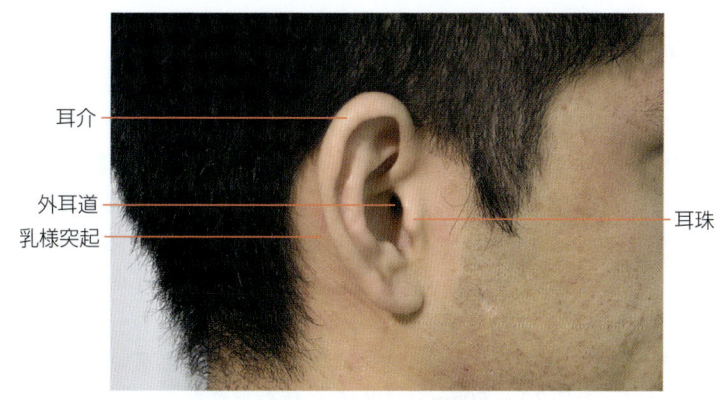

図Ⅳ-21　外耳

〈耳鏡の使用法〉（図Ⅳ-22）
①対象の外耳道に適した大きさのスペキュラムを選択する
②外耳道を傷つけないよう，対象の安全第一に行う
→対象が急に動くことにより外耳道を傷つけることがないよう，観察中の固定をしっかり行う（自分の手を相手の頬に密着して，固定させながら診るとよい）．挿入はゆっくり行い，動かすときも気をつける
③耳鏡挿入時は，耳介を後方にひっぱるようにして，外耳をまっすぐにさせて診る

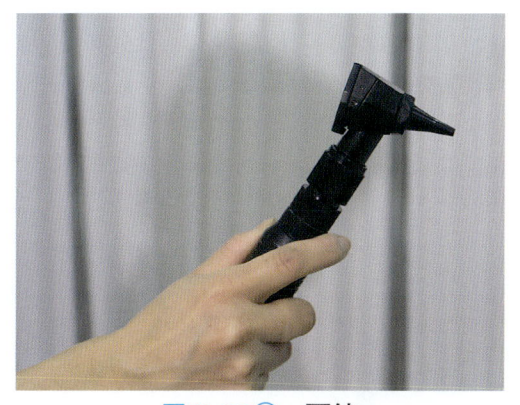

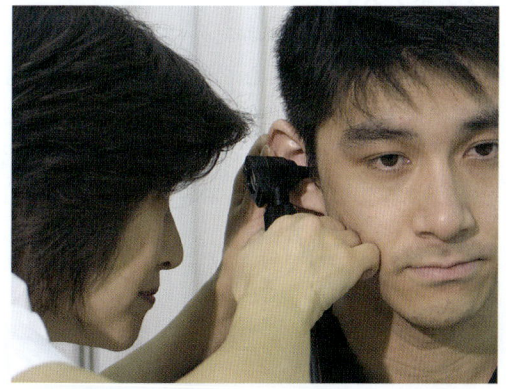

図Ⅳ-22①　耳鏡

図Ⅳ-22②　耳鏡の診方：固定をしっかり行いゆっくり挿入する

内容・方法・正常所見	異常例
〈診るポイント〉 外耳道内の状態：皮膚の病変，発赤，異物，浮腫の有無を診る．耳垢の性状，量も診る．	皮膚の病変，異物，浮腫がある． 発赤，腫脹→外耳炎を示唆． 膿性の耳漏→外耳炎，中耳炎を示唆．
鼓膜の状態：色調，性状を観察する．正常所見では，色調は真珠様の光沢をともなった半透明．耳鏡の光を入れると光の反射が鼓膜に認められ，これを光錐とよぶ．正常では，右耳	濃いピンクや赤っぽい色→炎症を示唆． ふくらんで白っぽい鼓膜→中耳内

内容・方法・正常所見	異常例
で5時の方向，左耳では7時の方向に見られる．またツチ骨柄，ツチ骨の短突起が観察できる．	に分泌物があることを示唆． 青い色の鼓膜→血液の貯留を示唆． 光錐が確認できない場合や違う位置に見える→炎症，鼓膜の陥没，膨隆を示唆．

(6) 聴覚検査
　①**おおまかな聴力検査**：片耳ずつ検査する．検査しない方の耳を塞いでもらい，検査する側の約30〜60cm後方から，数や言葉をささやき聞き取れるかどうか検査する．
　②**ウェーバーテスト・リンネテスト**：聴力障害には，伝音性難聴，感音性難聴の大きく2つがあり，どちらの障害かを音叉によって検査するもの．

〈ウェーバーテスト〉 　振動させた音叉を，患者の頭の中央か額の中央に置き，骨導の状態を調べる検査（図Ⅳ-23）． 　正常所見では両耳同じように音が聞こえる．偏りがない（＝ウェーバー陰性）．	片側の伝音性難聴では患側に偏り，感音性難聴では健側に偏る． ＝ウェーバー陽性 (音が気導より骨導で伝わるため)
〈リンネテスト〉 　振動させた音叉を最初に乳様突起に置く（骨導の検査）（図Ⅳ-24(a)）．音が聴こえなくなったら合図してもらい，音叉を耳の前に置き（気導の検査）（図Ⅳ-24(b)），聴こえなくなるときに合図してもらう．両方の時間を測定する．正常所見では気導の方が骨導より長い（リンネ陽性）気導＞骨導（約2倍の長さ）．	気導＝骨導，あるいは気導＜骨導（伝音性難聴では，空気伝導が障害されるので骨導が気導と等しいかむしろ長くなる．感音性難聴では，気導の方が長いが2倍以上にはならない）

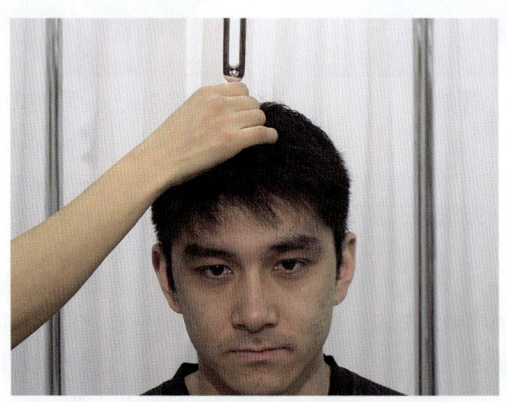

図Ⅳ-23　音叉によるウェーバーテスト
　：振動している音叉を頭の中央か額の中央に置く

Ⅳ　フィジカルアセスメント　53

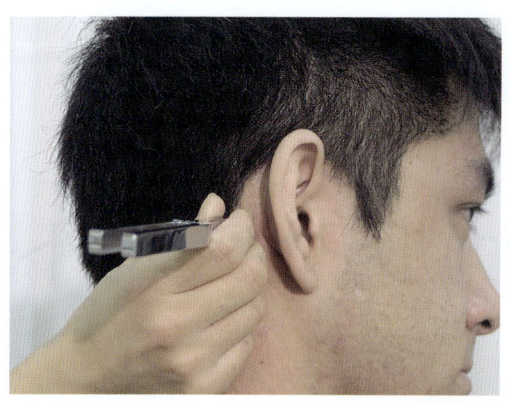

図Ⅳ-24(a)　耳ーリンネテスト①（骨導の検査）

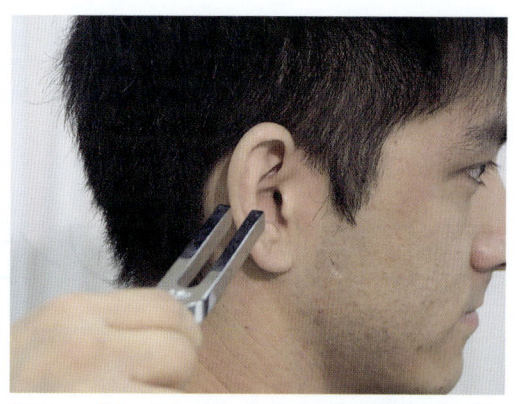

図Ⅳ-24(b)　耳ーリンネテスト②（気導の検査）：乳様突起での音が聴こえなくなったら耳の前に音叉を置く

鼻, 口・咽頭のフィジカルアセスメント

1 フィジカルアセスメントに必要な鼻, 口・咽頭の形態機能の基礎知識

〔1〕鼻

　鼻は感覚器として嗅覚に関与しているが, 呼吸器系の最初の器官でもあり, 吸入された空気を温め, 加湿し, また異物を除去するフィルターとしての役割を持っている.

　鼻腔は, 鼻中隔で2つに区切られている（図Ⅳ-25）. また鼻腔は, 血管が豊富な結合組織で覆われているため, 出血しやすいという特徴も持つ. 特にキーゼルバッハ部位は出血しやすい部位として注意が必要である.

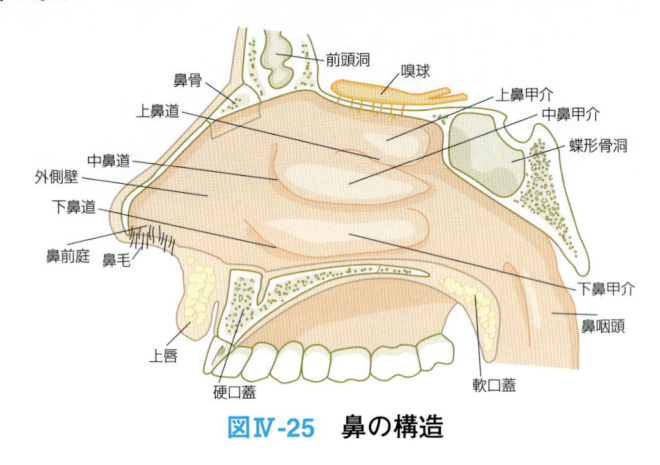

図Ⅳ-25　鼻の構造

　また粘膜で生成される粘液によって空気が加湿され, 外界から入ってきた細菌や粉塵を付着して, 体内に入らないようにしている. この粘液は最終的には飲み込まれ, 胃液で消化される.

〔2〕口・咽頭

　口も鼻と同様, 呼吸器系にとっては最初の器官であるが, むしろ消化器系の最初の器官であることの意義が大きい.

　構造は, 図Ⅳ-26のとおりである. 口腔内は全面を粘膜で覆われている. 口蓋は, 鼻腔と口腔の境であり, 前方2/3の硬い部分を硬口蓋, 後方の柔らかい部分を軟口蓋とよぶ. 軟口蓋の中心か

ら下がる可動性のある突起物は口蓋垂であり，正常では正中に位置する．口蓋垂の左右，咽頭部に口蓋扁桃があるが，見え方は個人差が大きい．口蓋扁桃は，感染時に，発赤，腫脹し，分泌物が見られる．

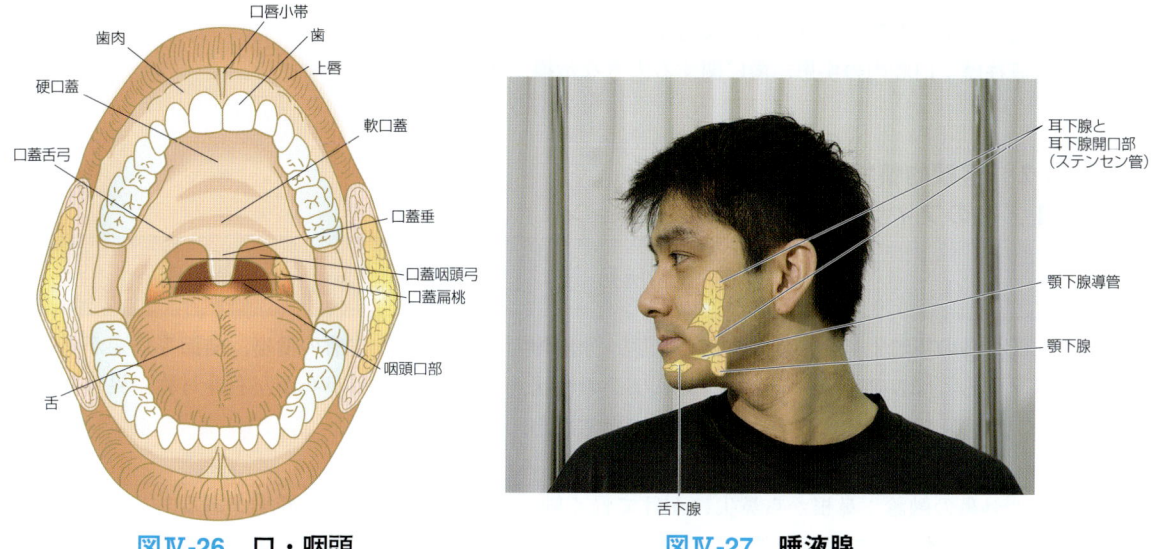

図Ⅳ-26 口・咽頭

図Ⅳ-27 唾液腺

　口腔内には，舌，歯，歯肉，唾液腺が存在する．舌は食事時，食物と唾液を混ぜ合わせ，スムーズな咀嚼，嚥下に関与している．また味覚にも関与する．さらに人間にとって，非常に重要な「話をする」ことに関しても，構音を助けるという重要な役割を持つ．栄養障害時には舌の異常が起こりやすい．

　唾液腺には，耳下腺，舌下腺，顎下腺の3つがある（図Ⅳ-27）．

　耳下腺は最も大きい唾液腺であり，その開口部（ステンセン管）は，上顎第2大臼歯近くの頬粘膜にある．舌下腺は舌下に存在するが，唾液管はつくっていない．顎下腺は，耳下腺の前部にあり，その開口部であるワルトン管が下口唇の舌小帯の両側で口腔底に分布している．唾液の分泌も正常な咀嚼，嚥下，また口腔内の自浄作用に非常に重要である．看護師は，唾液分泌を促すケアを行うことを必要とされる場合があり，そのためにもこれら唾液腺の位置，開口部の理解は大切である．

❷ 鼻，口・咽頭のフィジカルアセスメント

〔1〕**主観的情報**

（1）**鼻に関して**

- ・鼻からの分泌物の有無：その量，性状
- ・痛みの有無
- ・鼻閉感
- ・鼻出血の有無
- ・嗅覚の異常の有無

・既往歴：アレルギー，疾患，治療の有無
(2) 口に関して
　歯，歯肉の異常の有無：歯痛，腫脹，出血，義歯の使用の有無
　口腔粘膜の異常の有無：潰瘍，口臭など
　舌の異常の有無：痛み，味覚異常など
　既往歴：口腔内の疾患，歯に関する大きな治療，処置の有無

〔2〕客観的情報
1．鼻のフィジカルイグザミネーション

内容・方法・正常所見	異常例
①**外鼻の視診**：鼻の形状，皮膚の状態，分泌物の有無を観察する（図Ⅳ-28(a)）．分泌物があればその性状，量を観察する．正常所見では皮膚は表面平滑で異常なし．外鼻孔は左右対称．	皮膚の潰瘍，結節等病変がある．外鼻孔が左右非対称．異常な鼻呼吸．
②**外鼻の触診**：鼻根から鼻尖にかけて軽く触診する（図Ⅳ-28(b)）．正常では，鼻骨，鼻中隔はしっかりし，触診時の痛みはない．	結節，腫瘤がある．触診時の圧痛がある．
③**鼻腔の開通性の検査**：片側の鼻腔を指で閉じ，患者に口を閉じたまま鼻呼吸をしてもらう．もう片側も行う（図Ⅳ-28(c)）．正常所見では呼吸は容易で異常な空気の通過音は聴かれない．	閉塞のため鼻呼吸ができない．雑音が聴かれる．
④**鼻鏡による鼻腔内部の視診**：鼻鏡を用いて内部を観察する（図Ⅳ-28(d)）．耳鏡と同じものの場合は，スペキュラムをかえる．また患者の分泌物がかからないよう横から行うとよい．	
鼻腔粘膜の状態：腫瘤，腫脹，粘膜の病変，分泌物（性状）を観察する．正常ではピンク色．	腫瘤，発赤，腫脹，粘膜の病変がある（腫脹，発赤，分泌物→炎症を示唆）．
鼻中隔の状態：正常では，ピンク色で炎症，穿孔，潰瘍などは見られない．	出血，炎症，腫脹，穿孔，潰瘍
鼻甲介：鼻鏡では，下鼻甲介〜中鼻甲介が見える．正常ではピンク色で病変はない．	異常な蒼白，発赤，出血，膿性の分泌物，ポリープ

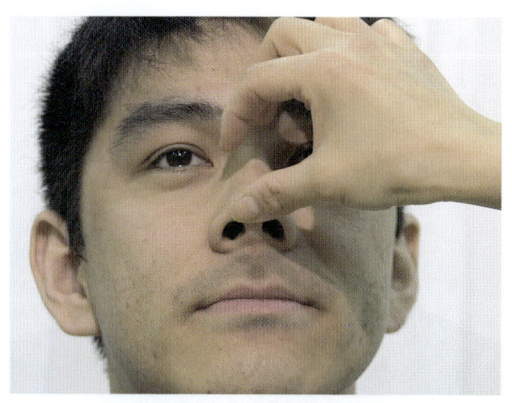

図Ⅳ-28(a)　外鼻孔の視診

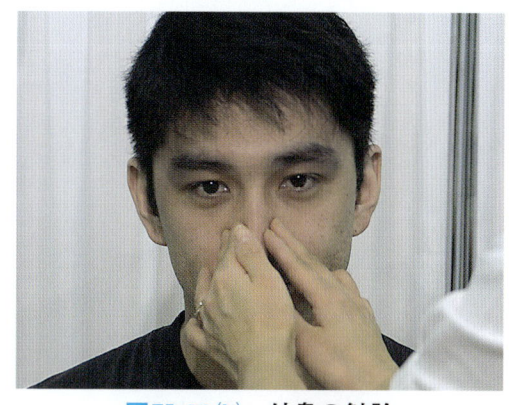

図Ⅳ-28(b)　外鼻の触診

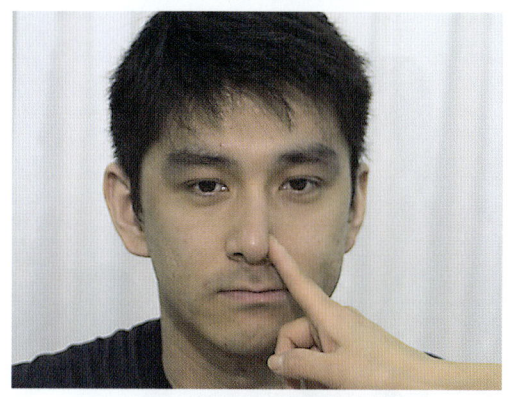

図Ⅳ-28(c)　鼻腔の開通性の検査

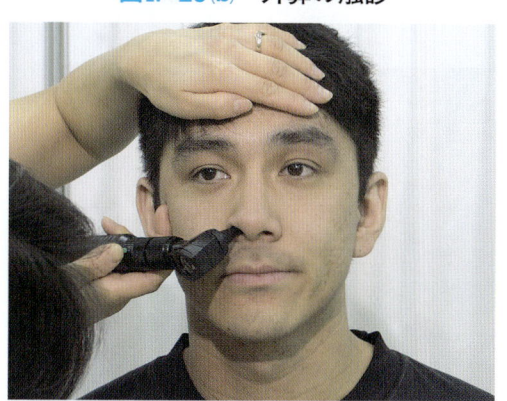

図Ⅳ-28(d)　鼻鏡での診方：患者が動いて傷つけないよう額等をもう片方の手でしっかり固定する

2．口・咽頭のフィジカルイグザミネーション

内容・方法・正常所見	異常例
〈必要物品〉口・咽頭のフィジカルイグザミネーションでは，直接粘膜に触れる可能性もあるため，看護師はディスポーザブル手袋を着用することがのぞましい．また舌圧子，懐中電灯（ペンライト）も用意する．	
①口唇の視診：患者に口を閉じてもらい，口唇の視診を行う．正常所見ではピンク色．左右対称．異常な乾燥，腫瘤，浮腫などの異常はない．	蒼白色（貧血を示唆する） 異常な乾燥，ひび割れ（脱水時） 口角のひび割れ（ビタミン不足時） 腫瘤や浮腫
②頬粘膜，口腔粘膜，歯肉の視診：舌圧子と懐中電灯を用いて口腔内をよく観察する．歯肉を診るときは下口唇を少し引っ張りだして視診する．正常所見では湿潤して，ピンク色，粘膜の病変はない．出血はない．	潰瘍形成，腫脹，出血，粘膜の病変
③歯の視診：歯の状態，歯の欠損の有無．咬合不全の有無を調べる（図Ⅳ-29(a)）．	歯の欠損，咬合不全あり

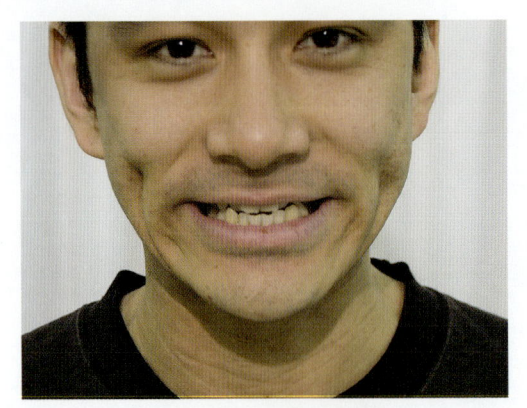

図Ⅳ-29(a) 歯の視診

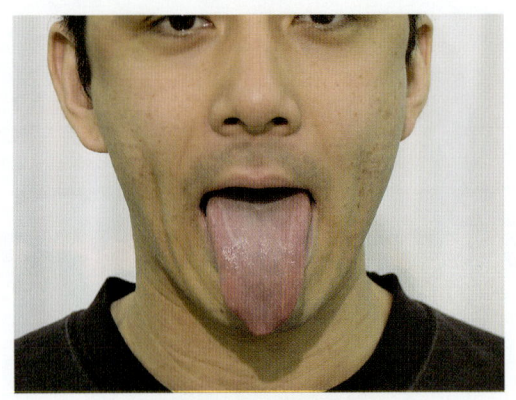

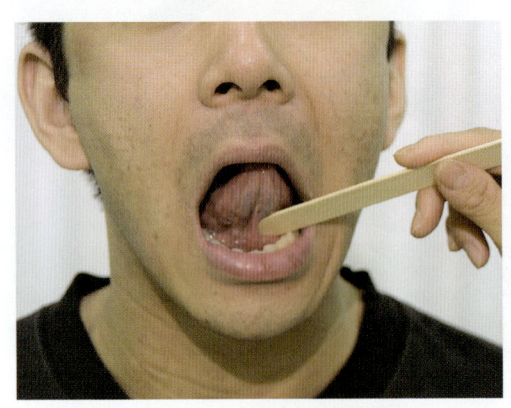

図Ⅳ-29(b) 舌の視診

図Ⅳ-29(c) 口腔底の視診

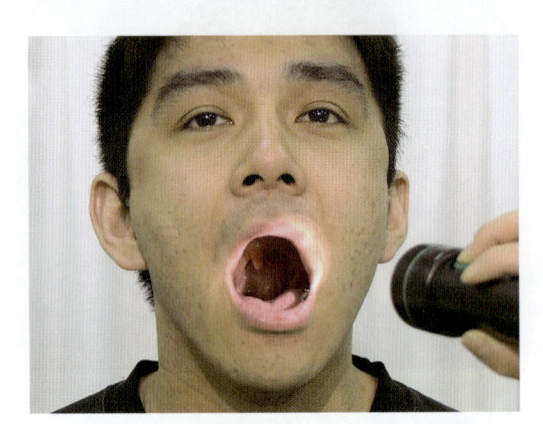

図Ⅳ-29(d) 硬口蓋・軟口蓋の視診

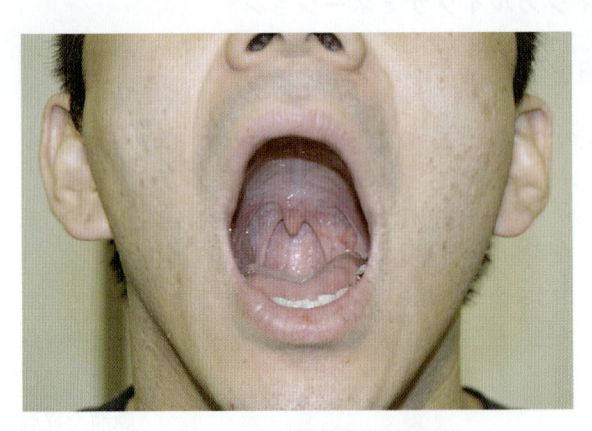

図Ⅳ-29(e) 咽頭部の視診

内容・方法・正常所見	異常例
④舌の視診：舌を突き出してもらい視診する．必要時動かしてもらい動きも観察する（図Ⅳ-29(b)）． 栄養障害時，舌にもさまざまな変化があらわれる．正常所見では鈍い紅色，ピンク色，湿潤している．表面は乳頭がありざらざらしている．左右対称．動きもスムーズで左右対称に動かせる．	蒼白．著しい赤色．白斑あり乾燥，結節や潰瘍がある． 乳頭がない．舌苔あり．左右非対称 動きが左右非対称．片側のみの動き（舌下神経障害時）
⑤舌下，口腔底の視診：舌をあげてもらい，舌下と口腔底の視診を行う（図Ⅳ-29(c)）．正常所見ではピンク色，潰瘍，結節，腫瘤など粘膜の病変なし．	異常な蒼白，発赤．腫瘤や潰瘍，結節などの粘膜病変．
⑥硬口蓋と軟口蓋の視診：患者に口を大きく開いてもらう必要がある．舌圧子をあまり奥まで入れると嘔吐反射を引き起こし，不快である．**患者に甲高い声で「アー」といってもらうと，硬口蓋と軟口蓋が大きく開き観察しやすくなる**（図Ⅳ-29(d)）．正常所見では色調は，硬口蓋はやや青白く，軟口蓋はピンク色．粘膜の病変はない．	著しい蒼白，また発赤部位がある，粘膜の病変がある．
⑦咽頭部の視診：口蓋垂，口蓋弓の動き，口蓋扁桃に注意して観察する（図Ⅳ-29(e)）．正常所見では口蓋垂は正中に位置する．口蓋弓は左右対称性に上に移動する．口蓋扁桃は左右対称で発赤・腫脹はない．粘膜の病変はない．	口蓋垂が左右どちらかに偏位している．口蓋弓の動きも左右非対称（舌咽神経麻痺や迷走神経麻痺の可能性） 口蓋扁桃が左右非対称で肥大，腫脹している→炎症を示唆 粘膜の潰瘍，浮腫，病変がある．

5 胸部・肺のフィジカルアセスメント

1 フィジカルアセスメントに必要な胸部・肺の形態機能の基礎知識

〔1〕呼吸のメカニズム

　私たちが生命を維持するためには，つねに栄養素を燃焼し，その物質代謝によって得られるエネルギーを利用することが必要である．この栄養素の燃焼に必要な酸素を取り入れ，代謝によって生じた二酸化炭素を排出することが「呼吸」の最も重要な働きである．

　呼吸には「外呼吸」と「内呼吸」の2つの過程がある．外呼吸は，肺胞内での空気と血液との間のガス交換，内呼吸は，全身の細胞組織と血液との間で行われるガス交換のことをいう．フィジカルアセスメントで扱う呼吸は，「外呼吸」の方になる．

　呼吸のメカニズムを理解するためのキーワードは，「換気」「拡散」「肺循環」の3つである．

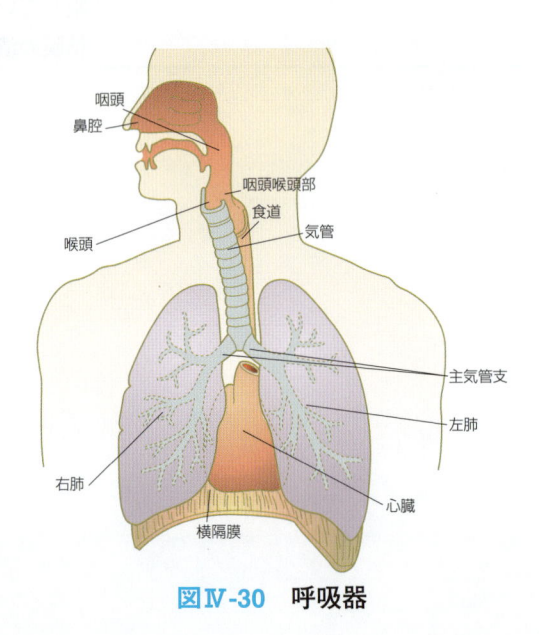

図Ⅳ-30　呼吸器

(1) 換気
〈換気のメカニズム〉

　換気（ventilation）とは，気道を中心として肺に出入りする空気の移動のことであり，換気を行うためのメカニズムの1つが「呼吸運動」である．肺はそれ自体で肺を膨大，縮小するのではない．吸気時は呼吸筋である横隔膜，肋間筋が収縮することにより，胸郭が広がり，胸腔内圧がより強い陰圧となることで，外から空気が吸い込まれ，肺が膨らむ．呼気時は，吸気時に伸びた肺や胸郭の組織がその弾力によって元の長さにもどることで，胸腔内の陰圧が低下し，空気が肺胞から外に向かって吐き出される（図Ⅳ-30）．

　通常，私たちは意識することなく，吸気-呼気を規則的にくり返しているが，この規則的な呼吸運動は，延髄にある「呼吸中枢」，橋にある「呼吸調節中枢」により調節されている．呼吸の役割の1つに，血中の酸素や二酸化炭素の変動を防ぎ，生体の内部環境（ホメオスタシス）を一定に維持することがあるが，それらは神経性因子（反射性調節）と体液性調節（動脈血中の二酸化炭素濃度，酸素濃度，水素イオン濃度によるもの）という調節因子によって一定に保たれる．

〈換気量と肺胞換気量〉

　換気の効率は，1分間あたりの肺胞での換気量，つまり分時「肺胞換気量」により規定される．この分時肺胞換気量を求める式は下記のようになる．

$$\text{分時肺胞換気量}＝（1回換気量－死腔量）×呼吸数／分$$

　私たちは，バイタルサインの測定であたり前のように呼吸数を数えているが，呼吸数測定には，「肺胞換気量の推定」という意義がある．したがって，ただ単に数を数えるのではなく，どのような呼吸なのか，深い呼吸か浅い呼吸なのか＝1回あたりの換気量がどの程度なのか，ということも合わせて診ていく必要がある．**外部から呼吸状態を診る場合は，通常この「換気状態」を診ることになる．**

(2) 拡散

　呼吸の役割の1つが酸素と二酸化炭素の「ガス交換」であるが，これは「拡散（diffusion）」により行われる．拡散とは，同一気体の間で，分圧の高い方から低い方へ平衡に達するまで気体が移動するという原理である．酸素は肺胞で肺胞気中の酸素分圧100mmHgと静脈血中の酸素分圧40mmHgとの分圧差で拡散し，二酸化炭素は，静脈血中の二酸化炭素分圧45mmHgと肺胞気中の二酸化炭素分圧40mmHgとの差で拡散する．二酸化炭素の拡散能力は，酸素の拡散能力の25倍もあるため，少ない分圧差でも拡散が行われる．このため，拡散障害があると，酸素の拡散が障害されて低酸素血症を生じるが，二酸化炭素は影響を受けない．拡散に影響する因子には，肺胞表面積，肺胞膜の肥厚，酸素のガス分圧等がある．肺の拡散障害を起こす代表的疾患には，肺気腫，肺線維症の2つがある．

(3) 肺循環

　肺循環は，右心室→肺動脈→肺毛細血管（ガス交換）→肺静脈→左心房というサイクルである．肺循環が正常に行われるためには，心臓のポンプ力が正常であることが必要である．たとえ肺・呼吸系に異常がなくても，心臓のポンプ力が低下する心不全状態では，呼吸不全に陥ることもある．したがって，呼吸・循環系はあわせてアセスメントしていく必要がある．

［2］胸部・肺の形態的特徴，骨性胸郭

　フィジカルアセスメントを行うためには，患者・クライエントを目の前にしたとき，胸部内部

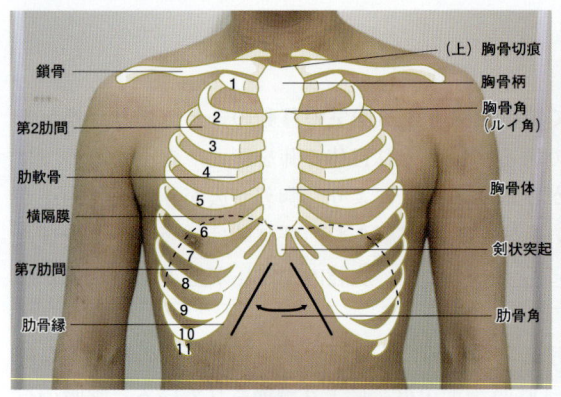

図Ⅳ-31(a) 胸郭前面

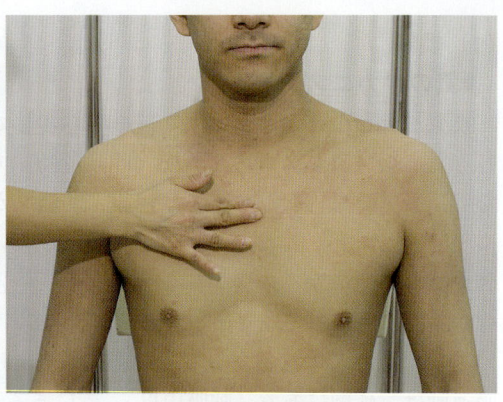

図Ⅳ-31(b) 胸骨角：突起として触れる．この隣に第2肋骨がある

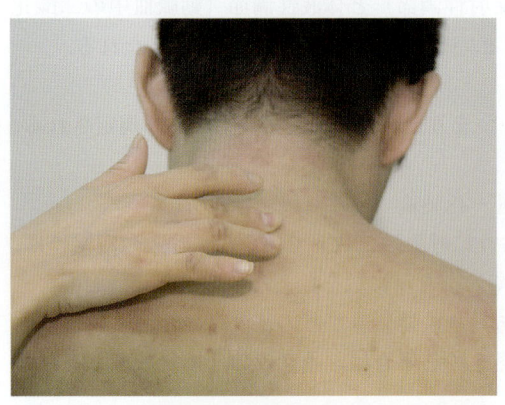

図Ⅳ-31(c) 頸を前に曲げたときの1つめの突起が第7頸椎

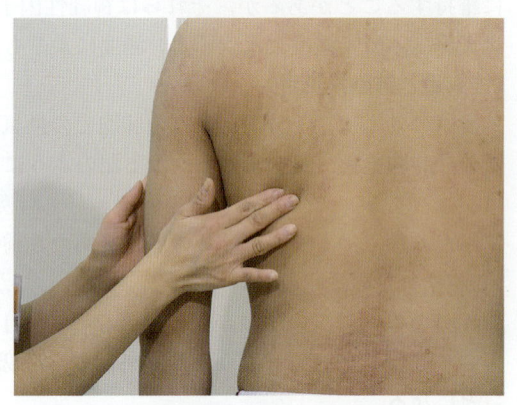

図Ⅳ-31(d) 肩甲骨の角が第7肋骨または第7肋間であることを覚えておく．背部からのアセスメントに役立つ

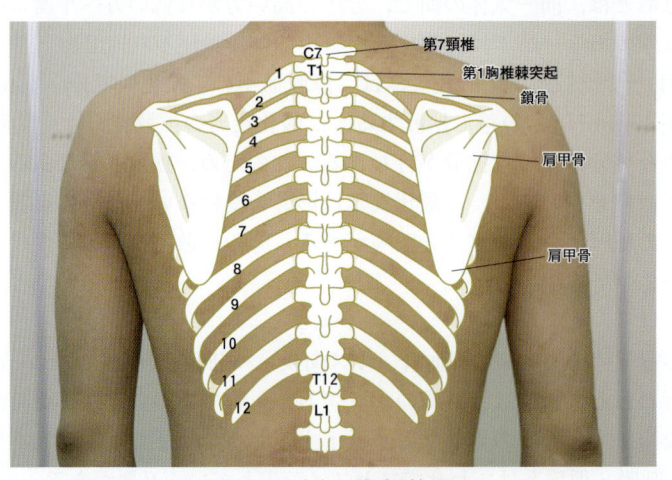

図Ⅳ-31(e) 胸郭後面

にある気管，肺，肋骨等をイメージしながら，視診，触診，打診，聴診を行っていくことが大切である．そのために，正常な肺の位置，それを知るための目印となる骨性胸郭の理解が欠かせない．

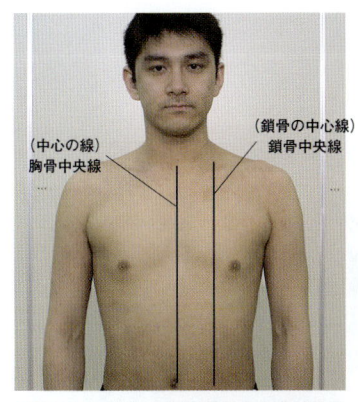

図Ⅳ-32(a) ラインの目印：胸骨中央線，鎖骨線

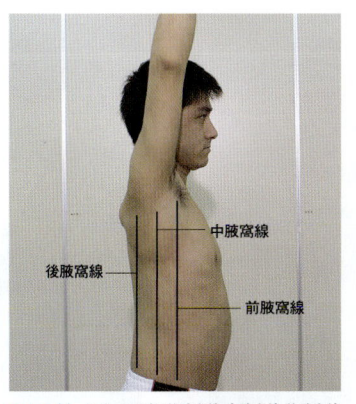

図Ⅳ-32(b) ラインの目印：前腋窩線，中腋窩線，後腋窩線

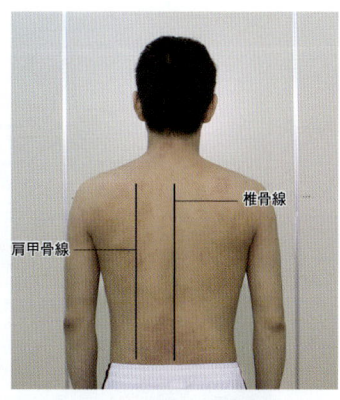

図Ⅳ-32(c) ラインの目印：椎骨線，肩甲骨線

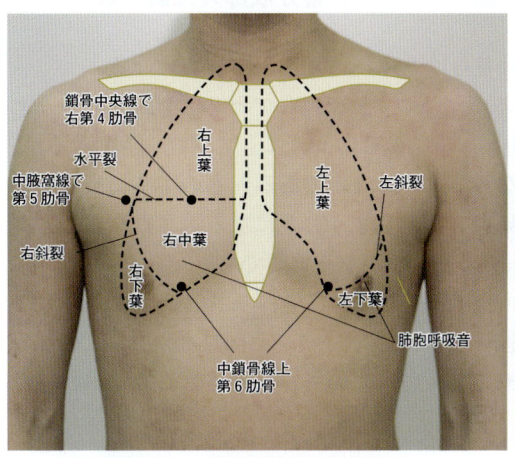

図Ⅳ-32(d) 各肺葉の位置（前）

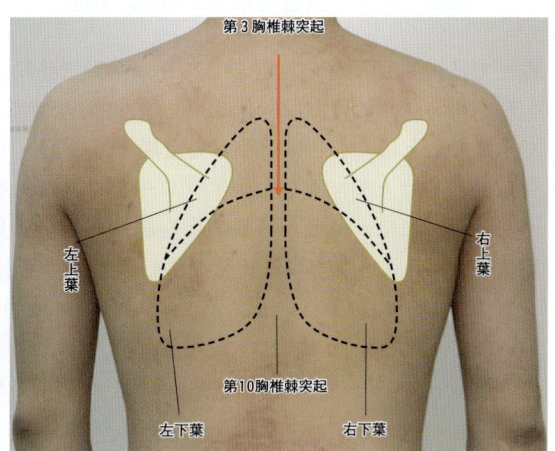

図Ⅳ-32(e) 各肺葉の位置（後）

(1) 骨性胸郭

　胸，背部は非常に大きな面積を持っている．アセスメントした結果を正しく伝えられるように，特定の部位を示すためには解剖学的な目印が必要となる．前面から見た場合，横のラインは肋骨が目印となる．正しく肋骨を数えるためには，「胸骨角」が目印となる．首の下の窪み（胸骨切痕）から真下に指を2cmほどすべらせると突起に触れるが，ここが胸骨角であり，この真横で第2肋骨が触れる（図Ⅳ-31(a)(b)）．胸骨角→第2肋骨が，肋骨を最も正確に数える方法である．第1肋骨は通常鎖骨の下にあり，触れられない．第2肋骨のすぐ下が第2肋間となる．

　背部では，中心では椎骨の棘突起を数える．首を前方に傾けると頸の後ろで突起が触れるが，1つめが第7頸椎棘突起，その下が第1胸椎棘突起となる（図Ⅳ-31(c)(e)）．またもう1つの目印が肩甲骨であり，肩甲骨の下の角（肩甲下角）が第7肋骨あるいは第7肋間になる（図Ⅳ-31(d)(e)）．

　縦のラインは，図Ⅳ-32(a)のように前面から見ると中央から胸骨中央線，鎖骨の中心から下に延びる鎖骨中央線（鎖骨中線），横から見ると前腋窩線，中腋窩線，後腋窩線が主なものである（図Ⅳ-32(b)）．

　背面から見た場合は，中央から椎骨線，肩甲骨の角を通る線が肩甲骨線となる（図Ⅳ-32(c)）．

(2) 肺・気管の正常な位置

　肺は前面から見ると，鎖骨中央線で第6肋骨まで，前腋窩線上で第7肋骨，中腋窩線上で第8肋骨の位置にある．背面からでは，上は第7頸椎の位置から，下は第10胸椎棘突起まで，肩甲骨

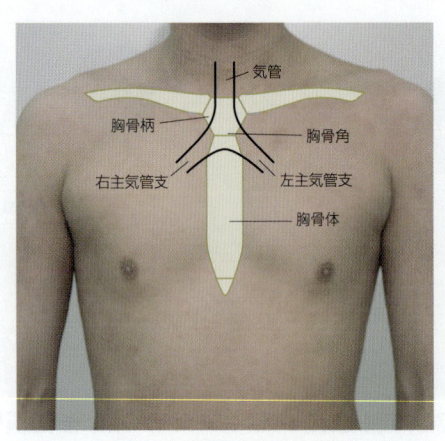

図Ⅳ-33(a) 気管分岐部の位置（前） 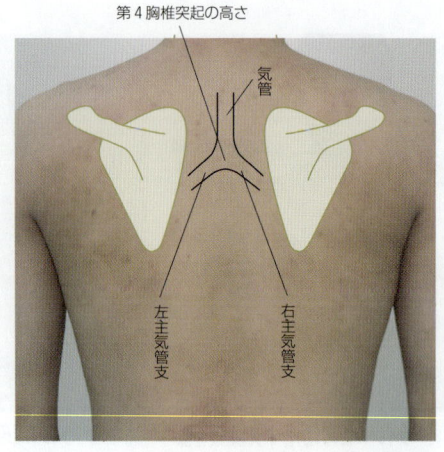　　図Ⅳ-33(b) 気管分岐部の位置（後）

線上では，第10肋骨の位置までであり，深吸気時にはさらに下降し，第12肋骨までになる．

　左右の各肺葉の位置は図Ⅳ-32(d)(e)のとおりであるが，肺のフィジカルアセスメントを行ううえで重要なことは，右肺は前から見た場合，上葉，中葉，下葉のどの部分にもアプローチできるが，背部からでは上葉，下葉しかアプローチできなくなってしまうことである．右の中葉に炎症所見がある場合には，前面から呼吸音を聴診しないと見過ごしてしまうことになる．また左右とも下葉は背部からよりアプローチしやすいので，背部からの聴診がかなり重要である．

　気管分岐部の位置は，前から見た場合，ちょうど胸骨角の高さで左右の主気管支に分岐する（図Ⅳ-33(a)）．背面からでは，肩甲骨の間，第4胸椎棘突起の位置にあたる（図Ⅳ-33(b)）．この部分は，呼吸音聴診時，「気管支肺胞呼吸音」が聴取される部位であるので，覚えておく必要がある．

2 胸部・肺のフィジカルアセスメント

〔1〕 主観的情報

① 咳：咳（咳嗽〈がいそう〉）には大きく痰をともなわない乾性咳嗽と，痰をともなう湿性咳嗽の2つがある．どちらの咳なのか，またいつから起こったのか，さらに出現頻度・時間（1日中起こるのか，夜間のみかなど），薬の使用等について確認する．

② **呼吸困難，息切れ**：呼吸困難は，呼吸に際しての自覚的な不快感，苦痛を感じることおよび客観的に息がしにくい努力性の呼吸が観察されることである．どの程度の息苦しさなのか，本人の表現で記録をするとよい．またいつから起こったのか，常時あるのか，どのような活動によって起こるのか等について聴いていく．呼吸困難を客観的にあらわした指標（ヒュー・ジョーンズの分類）を活用するとよい．

③ **痰**：痰は疾患の状況をよくあらわしている．どのような性状（色，粘稠度）なのか，どの程度の量なのかについて確認する．

④ **胸痛**：胸痛は，肺の疾患だけでなく，心臓，腹部臓器の異常などさまざまな原因により起こり得る．胸痛がある場合は，どのような痛みなのか，その性質，正確な部位，いつからどのように起こったのか，持続時間，その誘因の有無について確認する．

⑤ **既往歴**：アレルギー，呼吸器系の疾患の既往，治療の経験の有無

⑥ **喫煙，生活・職場環境**

〔2〕客観的情報
胸部・肺のフィジカルイグザミネーション
(1) 視診

内容・方法・正常所見	異常例
①**呼吸状態の観察**：呼吸に関するアセスメントの基本は，まず対象の呼吸状態の観察である．以下のポイントにそって観察する． ・楽な呼吸か，努力様の呼吸か ※努力呼吸＝補助呼吸筋（胸鎖乳突筋，僧帽筋，斜角筋，鼻翼筋など）を使っている呼吸 ・**呼吸数**：数の測定と深さ，リズムの観察 　正常では，数は12〜20回／分，深さは一定 　リズムは規則的 ・**呼吸の型**：胸式，胸腹式，腹式のいずれか	努力呼吸（鼻翼呼吸，肩呼吸，下顎呼吸，鎖骨上窩の陥没），起坐呼吸 頻呼吸（20回以上），過呼吸，浅い呼吸，不規則な呼吸リズム
②**皮膚の状態，皮膚色**：肌を露出し，胸部・背部の皮膚の異常（瘢痕，潰瘍形成など）の有無，皮膚の変色の有無を診る．	異常な皮膚の蒼白さ 皮膚の瘢痕，潰瘍等皮膚の異常
③**胸郭の形状**：鎖骨，肋骨の左右対称性，形態の異常の有無を診る．正常では鎖骨，肋骨は左右対称．	鎖骨，肋骨が左右不均等 （胸郭が左右不均等） 鳩胸，漏斗胸，脊椎側湾症，脊椎後湾症
④**胸郭の前後径と横径の比**：正常では約１：２（図Ⅳ-34(a)(b)）	ビヤ樽状胸（前後径が大きくなる）

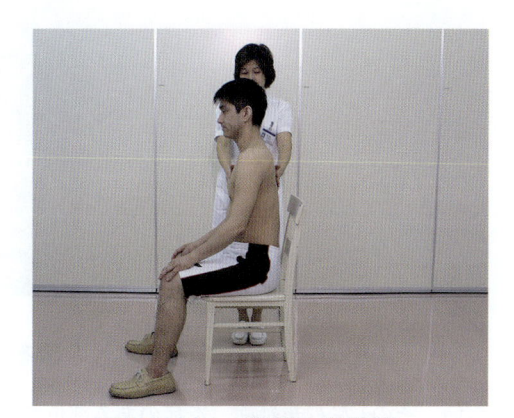

図Ⅳ-34(a)　胸部の前後径

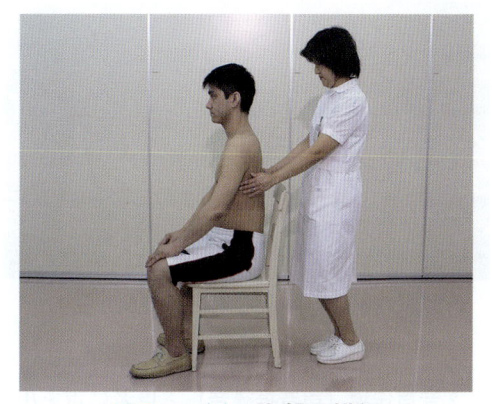

図Ⅳ-34(b)　胸部の横径

(2) 触診

内容・方法・正常所見	異常例
①**胸郭拡張**：胸郭の広がりを，手を置くことによってはっきりと確認する方法．前面では肋骨弓の下付近，背部では肺の下部，第10肋骨付近に軽く，皮膚を少しつまむように手を置き，患者の呼吸状態にそって自分の手の広がりを診る（図Ⅳ-35(a)〜(d)）． 診るポイント：広がりの左右差の有無，広がりの大きさ．正常所見では左右対称性に左右の拇指が約3cm程度開く．	左右差がある場合：一側の胸膜炎，気胸 開き方が少ない場合：胸郭運動の制限

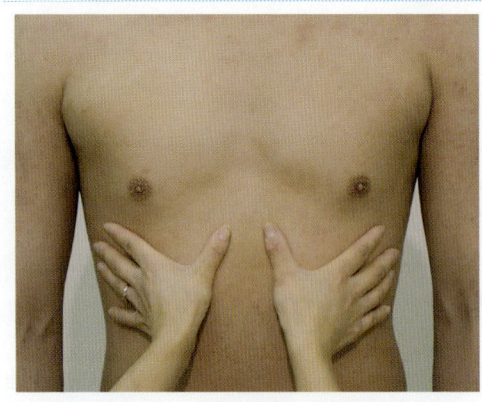

図Ⅳ-35(a) 胸郭拡張—前面から①

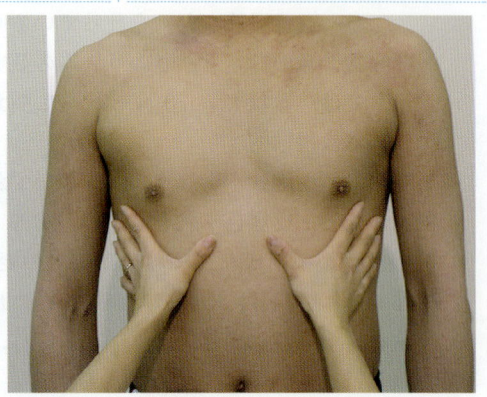

図Ⅳ-35(b) 胸郭拡張—前面から②
：自分の手の広がりを診る

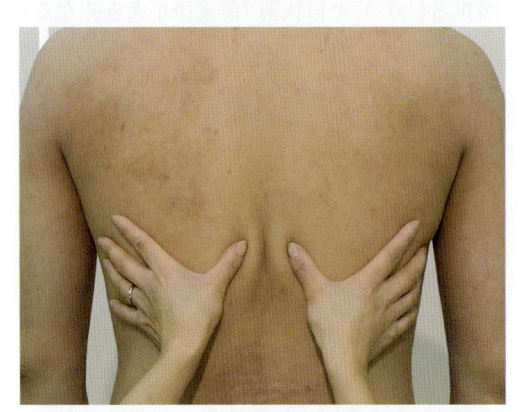

図Ⅳ-35(c) 胸郭拡張—背部から①

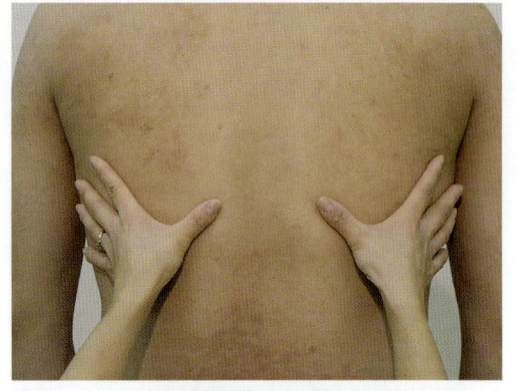

図Ⅳ-35(d) 胸郭拡張—背部から②
：手の広がり・左右対称性を診る

②**音声伝導（声音振盪音_{しんとう}）**：患者に声を出してもらい，その響きを触ることで内部の状態を推察する方法（図Ⅳ-36）．大きめの振動を感じる指の付け根付近を対象の皮膚に置く．患者には「ひとーつ，ひとーつ」，あるいは「ナインティナイン，ナインティナイン」，「ブルームーン，ブルームーン」などの響きやすい言葉を低めの声で言ってもらう．	左右非対称．炎症のある部位では強く触れ，肺気腫，気胸，胸水貯留では触れが弱くなる．

内容・方法・正常所見	異常例
左右対称に，上部から下部へ手を動かし，響きの左右対称性に注意していく．正常所見では左右対称．上部で強く下部にいくほど弱くなる．	
③**圧痛の有無**：どこか触れて痛む場所がないかどうかを診る．正常では圧痛はない．	圧痛あり

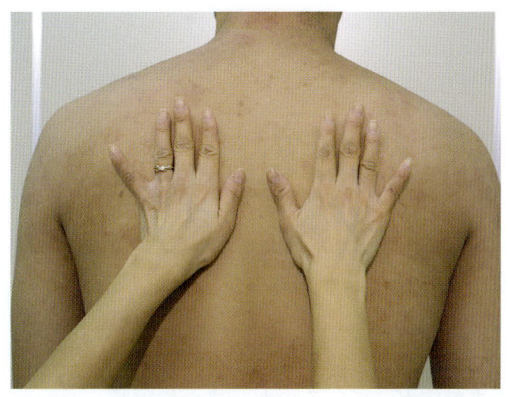

図Ⅳ-36　音声伝導：指の付け根を当てる．左右対称性に気をつける

(3) 打診

内容・方法・正常所見	異常例
打診音を聴くことにより，内部の状況を推察する．胸部の打診には，肺野全体の打診と，横隔膜の動きを評価することの2つの目的がある．	
①肺野全体の打診 　図Ⅳ-37(a)～(c)のように上から下へ，左右対称に打診を行う．骨の上は濁音になるため，肋骨，肩甲骨ははずして，肋間を打診する．正常所見では肺野全体で共鳴音になる．	肺野での濁音＝炎症，胸水貯留，腫瘍の存在，肺の硬化が疑われる．

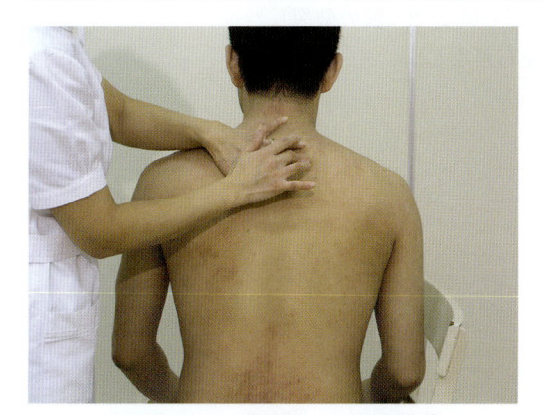

図Ⅳ-37(a)　背部からの打診① 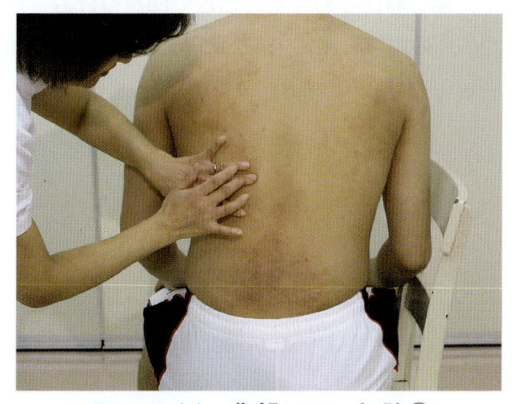　　　図Ⅳ-37(b)　背部からの打診②

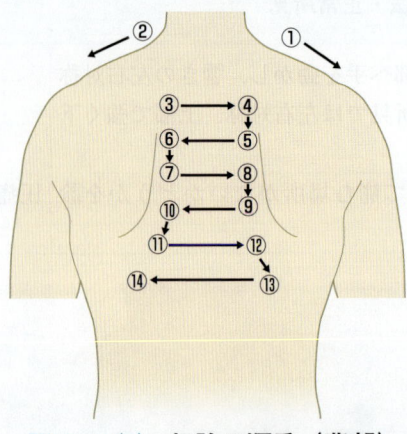

図Ⅳ-37（c） 打診の順番（背部）

内容・方法・正常所見	異常例
②横隔膜濁音界の決定 　打診によって，肺がどこまで広がっているのか，また横隔膜の可動域を検査することができる． 〈肺の下界の決定〉 　背部では，肩甲骨のやや下付近より肋間を下へ打診していくと，共鳴音から濁音に変化する部位があり，ここが横隔膜の位置＝肺の下界となる．正常所見では普通の呼吸時，濁音界が第10肋骨付近．左右差もほとんどない（右側が肝臓の影響でやや高いことはある）． 〈横隔膜の可動域の決定〉 　まず息を完全に吐き出してもらったところで打診を行い，濁音界を決定し，印をつける．このあと，今度は大きく息を吸ったところで息を止めてもらい，最初の印より下方へ打診を行って，濁音界に変わったところで印をつける（図Ⅳ-38(a)(b)）．2つの印の距離を測定する．正常所見では3〜5 cm．左右差なし．	左右差がある場合：胸水貯留，肺の萎縮，無気肺などで肺の下界が上昇する．肺気腫では肺の過膨張のため肺下界が低下する． 吸気による移動が3 cm以下． 左右差がある（肺野の炎症，無気肺を示唆する横隔膜のマヒ，横隔膜の破裂）．

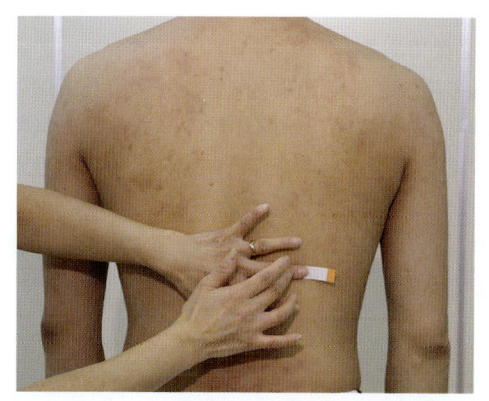

図Ⅳ-38（a） 横隔膜の可動域の決定方法① 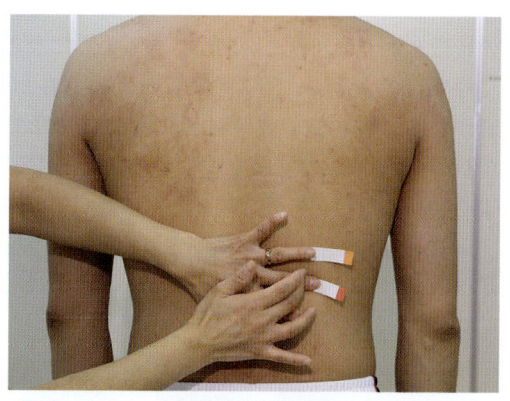　　図Ⅳ-38（b） 横隔膜の可動域の決定方法②

（4）聴診

　聴診は，肺のアセスメントにおいては最も重要であり，評価する目的が同じであり聴診すれば他をカバーできるため触診，打診は省略しても，聴診は必ず行うべきである．基本的には，前面からと背部からの両方を行う．背部の聴診は，座位をとってもらうとよい．起きられない患者の場合は，仰臥位で前面を，側臥位で背部を聴診する．

方法：聴診器は膜式を用い，なるべく皮膚に密着させる．痩せた人で，肋骨が浮きでている場合では，小児用の聴診器を用いた方がよい．可能なら患者に「口でなるべく大きめな呼吸をするように」依頼し，打診と同様，上から下へ，左右対称に，頸部から肺野全体を聴診する．聴診器は打診と同じように，肋骨上は避けて，肋間に当てる．また必ず1ヶ所で吸気と呼気の両方の1呼吸周期を聴く．聴診のポイントは表Ⅳ-3のとおりであるが，まずは正常な呼吸音かどうかの聴き分けが重要である．

　正常呼吸音は肺胞呼吸音，気管支肺胞呼吸音，気管（支）呼吸音の大きく3つある（図Ⅳ-39（a）（b））．

　肺胞呼吸音は，肺野全体で聴取される音であり，吸気：呼気の比が約3：1，柔らかい低めの音であることが特徴である．気管支肺胞呼吸音は，気管分岐部付近で聴取される音で，吸気：呼気の比は約1：1で，音質は肺胞呼吸音よりやや高めの音である．気管（支）呼吸音は頸部で，太い気管の部位で聴取され，吸気：呼気の比が約2：3，高調な管性の粗い音である．まずこれらの音

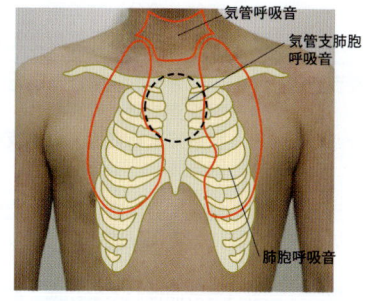

図Ⅳ-39（a） 正常呼吸音（前） 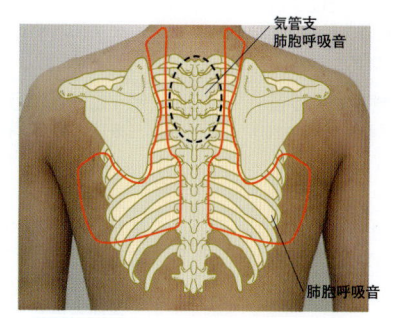　　図Ⅳ-39（b） 正常呼吸音（後）

の特徴をよくつかみ，区別ができるようになることが必要である．

呼吸音の異常には，①呼吸音の減弱・消失②呼吸音の増強③呼気延長④気管支呼吸音化⑤副雑音がある．④の気管支呼吸音化とは，肺野での聴診時，肺胞呼吸音が聴かれるべき部位で気管（支）呼吸音や気管支肺胞呼吸音が聴取されることである．肺炎などの炎症時には，音の伝導性がよくなり，気管や気管分岐部からの音が肺野に伝わりやすくなることで生じる．

副雑音は，通常聴かれるべき呼吸音以外の音であり，これが聴取されるときは異常である．種類は表Ⅳ-4のとおりであり，その原因疾患もさまざまである．

表Ⅳ-3 呼吸音聴診のポイント

聴診のポイント	正常所見	異常所見
1）正常な呼吸音かどうか ①聴取部位と聴取される呼吸音との関係	気管部：気管（支）呼吸音 気管分岐部：気管支肺胞呼吸音 肺野全体：肺胞呼吸音	肺野で気管（支）呼吸音や気管支肺胞呼吸音が聴取される →炎症を示唆
②呼吸音の減弱・消失の有無，左右対称性	呼吸音は左右対称に聴取され，減弱・消失はない	左右差，減弱・消失部位がある →無気肺，胸水貯留時，気胸など
③呼吸音の増強の有無，左右対称性	呼吸音は左右対称に聴取され，増強はない	左右差，増強部位がある →肺炎，肺線維症など呼吸困難時換気量が増大→呼吸音増加 腫瘍など気管支閉塞→閉塞側で減弱・消失，健側で代償性に増大
④呼気延長の有無	吸気：呼気の割合は聴取部位により一定であり，呼気延長はない	正常の割合より呼気が延長している→気管支喘息
2）副雑音の有無 ・あれば部位， ・吸気・呼気時のどちらに聴かれるのか ・連続性か断続性か 　高音か低音か 　音の性質	正常では，副雑音が聴取されることはない．どのようなときでも，副雑音が聴取されれば，何らかの異常を示している（表Ⅳ-4参照）	連続性ラ音 ・低音性＝類鼾音（いびき音） ・高音声＝笛声音（wheeze） 断続性ラ音（crackle） ・細かい〜＝捻髪音 ・粗い〜＝水泡音

表Ⅳ-4 副雑音の種類

副雑音の種類	音の特徴	原因疾患・病態
1．連続性ラ音 ・低音性連続性ラ音 　（類鼾音，いびき音） 　rhonchi	低調な連続性ラ音 いびきに似ている音である ※主に呼気時に聴かれる	比較的太い気管支の一部に狭窄が見られるとき →痰などの分泌物貯留 　腫瘍などによる気管，気管支狭窄
・高音性連続性ラ音 　（笛声音，wheeze）	ピーピーという高調な連続性ラ音 ※主に呼気時に聴かれる	細い気管支の狭窄があるとき →気管支喘息（代表例） 　腫瘍による気管・気管支狭窄，肺気腫
2．断続性ラ音 ・細かい断続性ラ音 　（捻髪音，fine crackle）	細かい，比較的高調な断続性ラ音．髪の毛を耳の前でこすり合わせたときのパリパリする音 ※吸気時に聴かれるのが特徴	呼気時に液体で満たされた肺胞が吸気時に気流が開放され，プツプツはじける音 →うっ血性心不全初期，肺炎初期，肺水腫初期
・粗い断続性ラ音 　（水泡音，coarse crackle）	低調な粗い断続性ラ音 ブクブク，ブツブツという音 ※吸気時に著明に聞かれる	液体の中を通過する空気の動きによって，粗いはじける音がする →肺水腫，うっ血性心不全，肺炎

6 心臓・循環系のフィジカルアセスメント

1 フィジカルアセスメントに必要な心臓・循環系の形態機能の基礎知識

　人間にとって，循環系の意義はひとことでいうと「運搬系」といえる．生命維持に必要な酸素や栄養素，不必要な老廃物を運搬する役割である．循環系には，ポンプの役割を持つ心臓と経路となる動脈，静脈の血管系，リンパ管が含まれるが，ここでは心臓と血管系のアセスメントを説明する．

〔1〕心臓
(1) 心臓の形態機能
　心臓は，にぎりこぶし大の臓器であり，胸部のほぼ正中部，およそ第2肋間〜第5肋間にかけて位置している（図Ⅳ-40）．心臓の上部を「心基部」，下部を「心尖部」という．アセスメントする際は，胸郭内にある心臓の位置，大きさ，弁や血管の位置を自分の中でイメージしながら行うことが大切である．

　心臓の役割は「ポンプ機能」であり，心臓のアセスメントは，このポンプ機能を推定するということになる．心臓は，2心房，2心室に分かれており，ポンプ作用は心室が担っている．また

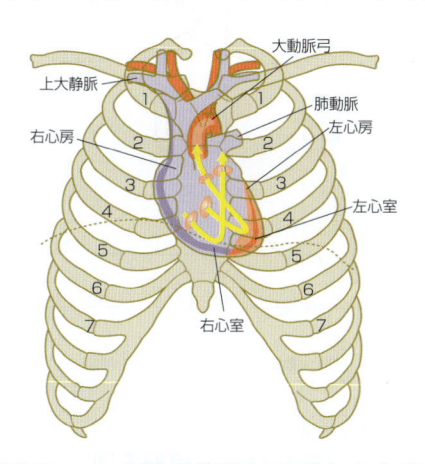

図Ⅳ-40　心臓の位置および主な血管

右心系，左心系の2つに分かれ，右心系が肺循環，左心系が体循環系を担っており，特に体循環のポンプを担う左心室は，強力なポンプ力が必要となる．

心臓には4つの弁がある．右心房と右心室の間の三尖弁，左心房と左心室の間の僧帽弁，右心室と肺動脈の間の肺動脈弁，左心室と大動脈の間の大動脈弁である．弁の機能は血液が一方向のみに流れるように調整することであり，弁の機能不全がそのまま心臓の機能不全につながることになる（例，弁の閉鎖不全，弁の狭窄→心不全）．

(2) 心拍出量

心臓のポンプ力を推定する1つの指標として，1分間に心臓が拍出する血液量＝心拍出量（cardiac output=CO）がある．これは1回拍出量（stroke volume）×心拍数／分で求められる．通常バイタルサインの測定で行っている脈拍測定は，心拍出量を推定していることになる．心臓の収縮－拡張は，刺激伝導系により調節されており，つねに一定のリズムで休むことなく動き続けている．正常であれば，洞結節が歩調とりとなり，つねに一定のリズムで収縮，拡張のリズムがとられるが，なんらかの異常が起こるとこのリズムが不整となる．脈拍測定のときに，数のみでなくリズム不整の有無を診ることも大切である．

(3) 心周期（心臓のサイクル）

正常な心臓では，左右の心房が同時に収縮し，心房が拡張し始めると次に心室が収縮を始める．この1回の拍動で，心房と心室が収縮してから弛緩するまでの過程を心周期（cardiac cycle）という（図Ⅳ-41）．心音は，弁の閉鎖にともなって聴取される音であり，房室弁が閉鎖する際に生

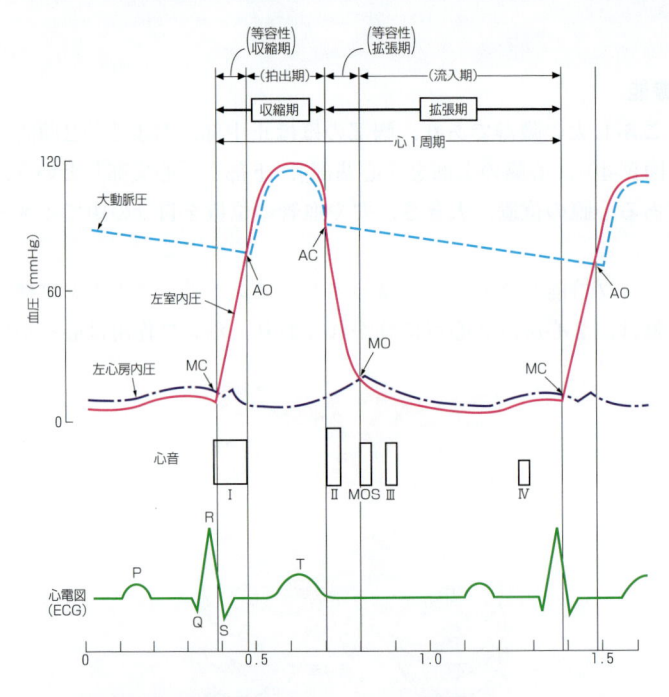

MC：僧帽弁閉鎖，AO：大動脈弁開放，AC：大動脈弁閉鎖，
MO：僧帽弁開放，Ⅰ：Ⅰ音，Ⅱ：Ⅱ音，Ⅲ：Ⅲ音，Ⅳ：Ⅳ音，
MOS：僧帽弁開放音
ⅣとMOSは生理的には聴取できない．

図Ⅳ-41　心周期の図

（有田　眞ほか編（2002）看護テキスト生理学 第2版，p.31，ヌーヴェルヒロカワより転載）

じる音がⅠ音，動脈弁（半月弁）が閉鎖する時の音がⅡ音である．心臓のアセスメント，特に心音のアセスメントにおいてはこの心周期にともなう，血液の流れと弁の開放－閉鎖をよくイメージできることが，重要である．

〔2〕血管系
(1) 動脈系
　動脈系は，身体中に分布する毛細血管へ血液を分配する役割を担っている．心臓から大動脈に駆出された血液は，次々に枝分かれする中・小・細動脈を経て毛細血管に至り，組織細胞との間で物質交換にあずかる．動脈は，速い速度で圧の高い血流を保つために，構造上厚い筋性の壁を持つという特徴がある．また細動脈までの動脈系は，導管として柔軟で伸縮性を持つという特徴もある．体表に近いいくつかの動脈では，直接血管の拍動を触知することができ，通常これを脈拍として測定している．

(2) 静脈系
　毛細血管と組織細胞との間で種々の物質交換が行われたあと，血液は細静脈を通り，徐々に大きくなる静脈を通過し，上・下大静脈から右心房に，4本の肺静脈から左心房にそれぞれ流入する．心臓に還流するのに必要な血圧は低くてよいため，静脈の構造上の特徴として，動脈と比較して血管壁が薄く，径が太くなっている．また中・小静脈には心臓への還流を促進するための弁があり，特に下肢の静脈でよく発達している．血圧が慢性的に高くなると，血管が拡張し血管内壁が離れるため，弁の閉鎖が障害され，血液の環流が阻害されることになる．この結果，静脈血の貯留→静脈圧が増大し，静脈のうっ血状態が起こり，静脈瘤を生じる．

(3) 血圧
　血圧（blood pressure）は，通常「動脈血圧」を指し，心臓の拍動によって血管内に生じる血液の圧力のことである．心室収縮期の血圧を，最高（収縮期）血圧，心室拡張期の血圧を，最低（拡張期）血圧とよぶ．血圧をあらわす式は下記のとおりである．

血圧（Ｂｐ）＝心拍出量（cardiac output：CO）× 末梢血管抵抗（peripheral vascular resistance：PVR）

　つまり血圧の規定因子は，心拍出量と末梢血管抵抗である．血圧は，心臓の拍出状態を示していると同時に，心臓を含めた重要臓器に血液を提供するための駆動圧（臓器の灌流圧）でもあるため，血圧を測定することによって，体内の循環動態を把握できる．このことから前述の脈拍測定とともに，血圧測定は循環系のアセスメントの基本といえる．

(4) 頸部の血管
　頸部で重要な血管は，動脈では頸動脈（左・右総頸動脈），静脈系では，内頸静脈，外頸静脈である．頸動脈は，ちょうど気管と胸鎖乳突筋との間に位置している（図Ⅳ-42）．頸動脈は，他の部位より心臓に近く，よりよく心臓の状態を反映するという点で触知する意義は大きい．総頸動脈は甲状軟骨の高さ付近で内頸動脈と外頸動脈に分かれる．**内頸動脈の起始部には「頸動脈洞」という圧受容器があり，ここを強く圧迫すると血圧低下，徐脈を引き起こすため，頸動脈の触診はここを避けて行わなければならない．**

　頸静脈は，右心系の状態をよく反映することからアセスメントの意義がある．特に内頸静脈は，右心内圧を反映しているため，頸静脈圧測定で使われる静脈である．内頸静脈は，胸鎖乳突筋の内側にある深在系静脈であるため，通常はその拍動は見えにくい．外頸静脈は，より表在性なので拍動が見えやすい．

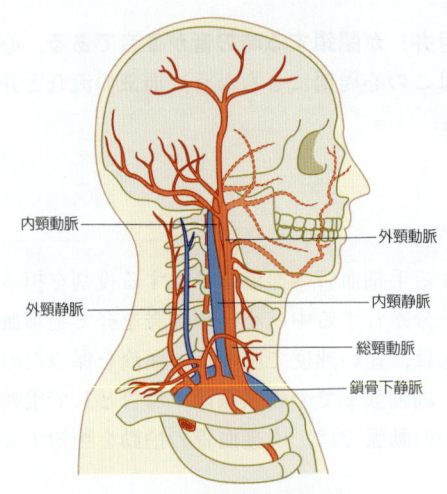

図Ⅳ-42　頸部の血管

（藤本　淳編，吉塚光明（1998）看護テキスト　解剖学　第2版，p.98，ヌーヴェルヒロカワより転載，一部改変）

❷ 心臓・循環系のフィジカルアセスメント
〔1〕主観的情報
(1) **胸痛**：胸部・肺のアセスメントの項と同様，胸痛がある場合は，その発症状況（いつから起こったのか，誘因・原因の有無），痛みの部位，痛みの性質，持続時間について聞いていく．
(2) **呼吸困難**：心臓と肺は非常に密接な関係があるため，心臓の問題から呼吸困難を引き起こすことも多い．いつからどのような状況で起こったのか（労作時・安静時・夜間），呼吸困難の程度，頻度等を詳しく聞いていく．
(3) **倦怠感**：いつから起こったのか，1日のうちにいつ起こりやすいか，その頻度．
(4) **浮腫（むくみ）**：浮腫は自覚しやすい症状である．いつから，どの部位に，どのような状況で起こるのか（1日中か，特定の時間帯か），関連する症状があるか．
(5) **上肢・下肢の皮膚の変化**：発赤，潰瘍等の皮膚障害があるかどうか．
(6) **下肢の痛みの有無**：痛みがある場合は，いつから，どのような痛みか．間欠性跛行の有無．
(7) **心臓・血管系の既往歴**：高血圧，高コレステロール血症，糖尿病の有無，心疾患や血管系の疾患の既往の有無．
(8) **家族歴**：家族に高血圧，心疾患，血管系の疾患があるかどうか．

〔2〕客観的情報
1. 末梢血管系のフィジカルアセスメント
　循環系のフィジカルアセスメントの基本は，バイタルサインの項目でもある脈拍測定，血圧測定である．この2つで，対象の循環動態のかなりの部分がわかるので，**どんな場合でも最初にまず脈拍測定，血圧測定を行う**．

表Ⅳ-5 脈拍の強さの分類

脈拍の強さ	触れ方の特徴
0	脈拍は触知できない
1＋	脈拍が弱く，触知困難である
2＋	脈拍が正常に触知可能．すぐに消失しない
3＋	脈拍が通常より強く，指に弾むように触れる

内容・方法・正常所見	異常例
(1) 脈拍測定，血圧測定 【脈拍測定】 　脈拍測定部位は，上肢，下肢では図Ⅳ-43のとおりである．通常は，橈骨動脈で測定するが，下肢の血行動態を診るためには，下肢の脈拍測定が不可欠であり，いつでもすぐに触診できるよう，脈拍測定部位を正しく理解する必要がある． 　脈拍測定で診るポイントは，数，リズム，強さ，左右差・上下肢の差などである．強さについては，表Ⅳ-5のように判断する．正常な場合，数は成人で60〜80／分，リズムは規則正しく，強さ2＋，左右差，上下肢の差はない．測定は，1分間測定する．特に不整脈がある場合や，60／分以下の徐脈の場合は，必ず1分間測定する必要がある． 【血圧測定】 　通常は，上腕動脈で血圧計を用いて測定する．収縮期圧が90mmHg以上保たれていれば，循環動態は保たれているということになる．平均血圧は，1心周期における平均の血圧をあらわし，拡張期血圧＋（収縮期血圧－拡張期血圧）×1／3の式で求められる．	数が成人で100／分以上（頻脈） 　　　　　　60／分以下（徐脈） 結滞，リズム不整がある． 強さが0，1＋，3＋ 明らかな左右差や上下肢の差が認められる． 収縮期血圧＝80mmHg以下 　→ショック 収縮期血圧＝140〜159，拡張期血圧＝90〜99 　→グレード1高血圧（軽症） 収縮期血圧＝160〜179，拡張期血圧＝100〜109 　→グレード2高血圧（中等症） 収縮期血圧≧180，拡張期血圧≧110　→グレード3高血圧（重症）

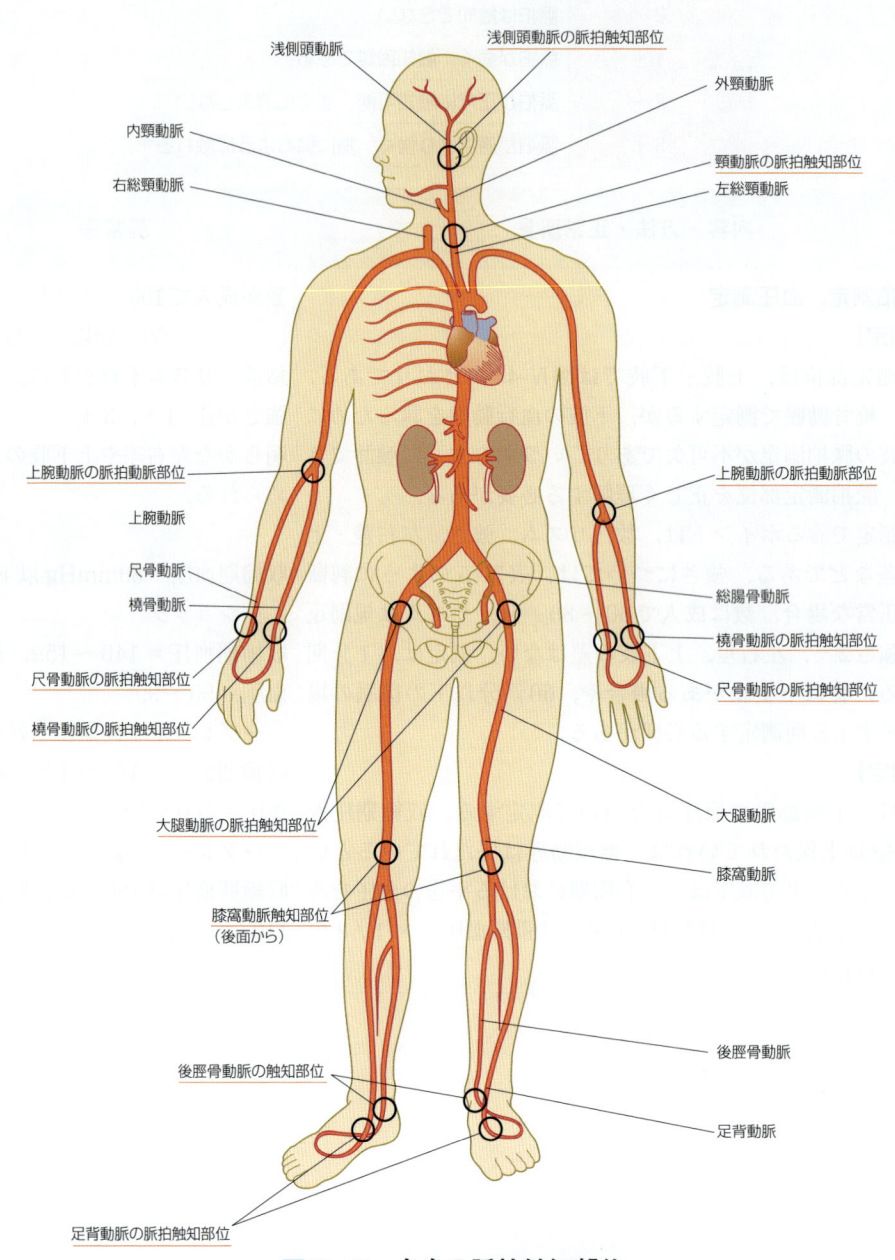

図Ⅳ-43　全身の脈拍触知部位

内容・方法・正常所見	異常例
(2) 上肢・下肢の視診，触診	
①**皮膚の色調変化，腫脹，発赤，潰瘍，皮膚障害の有無**：血行障害があると，その部位の皮膚に発赤，潰瘍等が起こることが多いため，上肢，下肢ともに皮膚の観察を行う．	皮膚の色調変化，腫脹，発赤，潰瘍など皮膚障害がある
②**爪の形状の観察**：正常では爪床はピンク色，肥厚なし．	爪床の蒼白さ→チアノーゼを示唆 慢性呼吸不全・心疾患→ばち状指
③**皮膚温**：正常では，皮膚温に左右差はないが，血行障害があると，部分的に冷感・熱感を生じるため，手の甲部（手背側）を用いて，上肢・下肢とも左右対称性に，末梢から中枢側に向かって触診を行う（図Ⅳ-44(a)）．	皮膚の異常な熱感，冷感 温度の左右差がある
④**浮腫の有無**：浮腫は下肢に出現しやすい．検査する部位は，脛骨，足背部であり，拇指を用いて，少なくとも5秒間圧迫し，指を離したあとの圧痕を診る（図Ⅳ-44(b)）．	浮腫あり
⑤**主な動脈の触診**：脈拍測定はすでに行っているが，下記の各動脈において，左右差の有無を診る． ・**上肢の動脈**：橈骨動脈（図Ⅳ-44(c)），尺骨動脈，上腕動脈（図Ⅳ-44(d)） ・**下肢の動脈**：大腿動脈，膝窩動脈（図Ⅳ-44(e)），足背動脈，後脛骨動脈（図Ⅳ-44(f)）	明らかな左右差がある リズム不整がある
⑥**ふくらはぎの触診**：深部静脈炎時，熱感，痛みや腫瘤が出現するため，触診で確認する．	ふくらはぎの熱感，腫瘤，圧痛がある

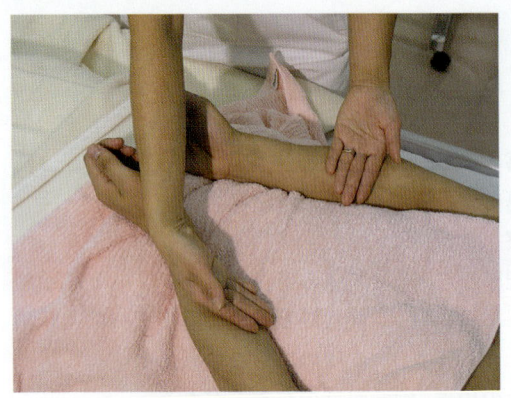

図Ⅳ-44(a) 皮膚温の触知：手の甲部を用いて末梢から中枢に向かって触診する

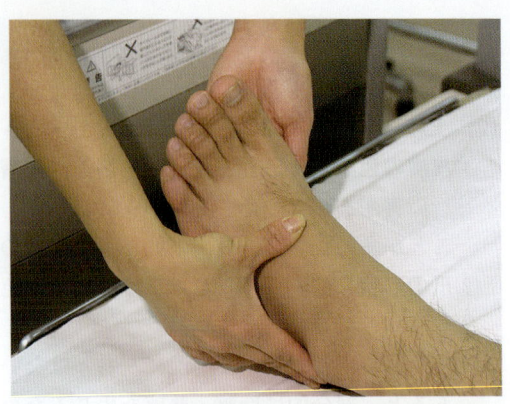

図Ⅳ-44(b) 浮腫の触診：拇指を用いて少なくとも5秒間圧迫し，圧痕を診る

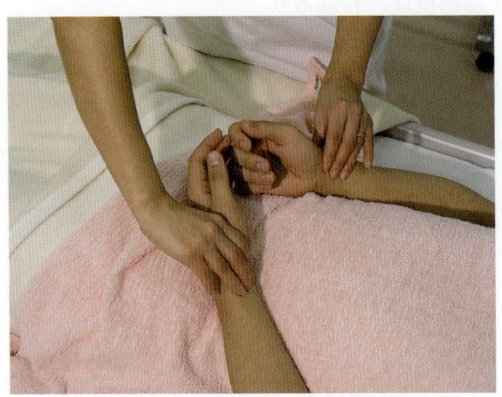

図Ⅳ-44(c) 動脈の触診―橈骨動脈の触診

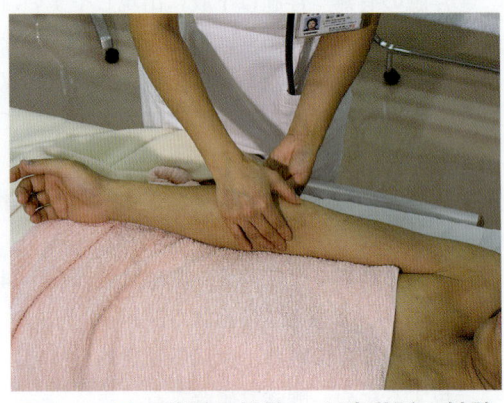

図Ⅳ-44(d) 動脈の触診―上腕動脈の触診

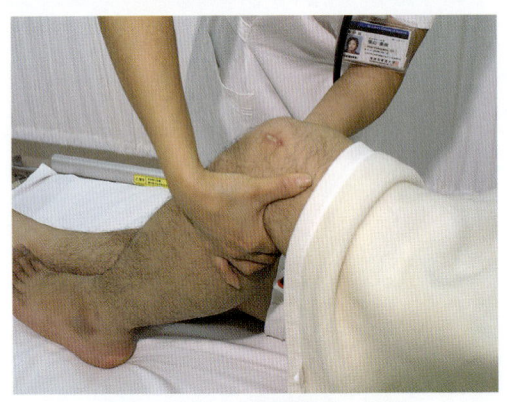

図Ⅳ-44(e) 膝窩動脈の触診

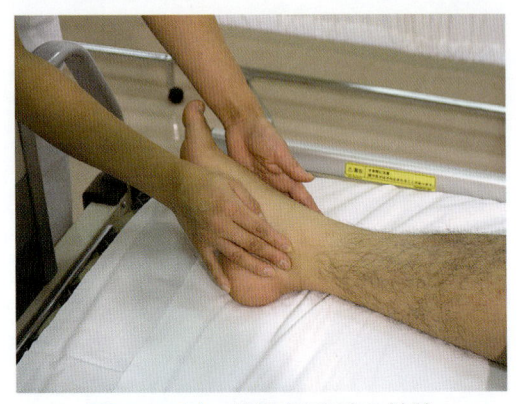

図Ⅳ-44(f) 後脛骨動脈の触診

2．頸部の血管系のアセスメント

内容・方法・正常所見	異常例
(1) 頸動脈の触診 　前述したとおり，頸動脈は心臓の状態をよりよく反映するため，脈拍測定の意義は大きい．ただし触診する際は，以下のことに注意して行う（図Ⅳ-45(a)）． ・頸動脈洞の圧迫を避けるため，首の下半分で行うこと：気管と胸鎖乳突筋の間で頸動脈を探して触診する（※頸動脈洞の圧迫→血圧↓，脈拍↓を起こし危険！）． ・脳の虚血を防ぐため，必ず左右片方ずつ行う． ・診るポイントは，脈拍測定と同様，数，リズム，強さ，左右差の有無などである．	数の異常（頻脈，徐脈） 脈拍が弱い，左右差がある リズム不整がある
(2) 頸静脈圧測定 　内頸静脈は，右心内圧を反映するため，頸静脈圧を測定することにより，中心静脈圧（CVP）測定を行わなくても簡便に圧を推定できる． 　患者にベッド上に仰臥位になってもらい，ベッドの頭部を45度挙上する．右側から内頸静脈の怒張あるいは拍動を見つけ，怒張（拍動）の先端が胸骨角から何cmの高さにあるかを測定する（図Ⅳ-45(b)）． ※左側の内頸静脈は頸動脈の拍動の影響を受けやすいため，右側が測定に適している． ※内頸静脈は深在性である．胸鎖乳突筋の内側をよく診る．より頸部の外側で体表近くに拍動しているのは，外頸静脈である． 正常範囲：胸骨角から3 cmを超えない．	頭部45度挙上で3 cm以上 特に4.5cm以上のときは右心内圧が相当高いと考えてよい（心不全を示唆）

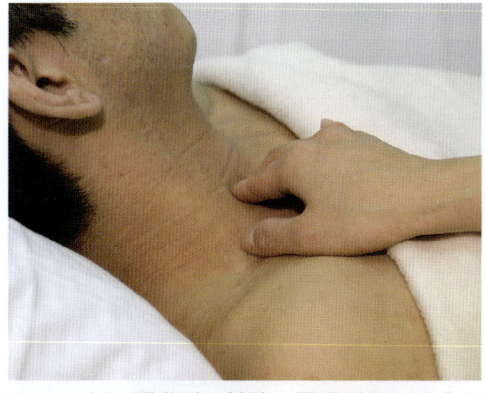

図Ⅳ-45(a) 頸動脈の触診：頸動脈洞の圧迫を避けるため頸の下半分で行うこと

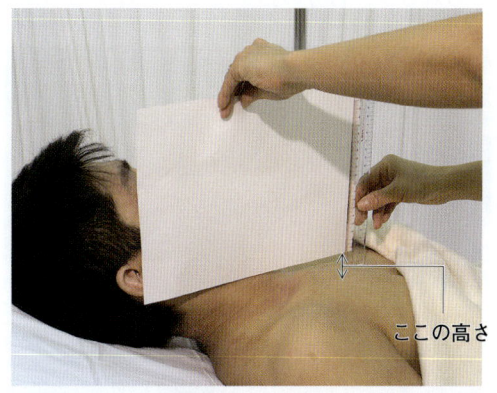

図Ⅳ-45(b) 頸静脈圧の測定：胸骨角からの高さを測定する

3．心臓のフィジカルアセスメント

内容・方法・正常所見	異常例
(1) **心臓の視診**：胸郭の左右対称性，心尖拍動が見えるかどうか，あればその位置を確認する． ※心尖拍動は，正常では左鎖骨中線上第5肋間付近にある．正常でも半数の人は拍動が表面からは確認できない．	異常に大きな拍動は心室の肥大を示唆する場合がある．
(2) **心臓の触診**：触診では，スリルの有無と心尖拍動の2つを確認する． **スリルの有無**：大きな心雑音は，手で触れた場合でも振動として感じられるが，これを「スリル」とよぶ．スリルは大きな振動であるので，指先ではなく，指の付け根付近を用いて触診する（第2章「触診」の項参照）．後述の心音聴取部位である，大動脈弁領域，肺動脈弁領域，三尖弁領域，僧帽弁領域の4ヶ所それぞれに，指の付け根付近を当て，振動を感じるかどうか確認する（図Ⅳ-46(a)）． **正常所見**：何も触知しない．心尖拍動部位のみで，心尖拍動を触知する．	大動脈弁領域，肺動脈弁領域，三尖弁領域，僧帽弁領域のいずれかで振動（スリル）を触知する→大きな心雑音の存在を意味する．
心尖拍動：位置と触れ幅を確認する．心尖拍動は，最大拍動部位（PMI）ともよばれる．正常では，第5肋間の左鎖骨中線上か，やや内側（胸骨中央線から約7〜9cm程度）で触れるはずであるが，この位置を確認することにより，心肥大や，心臓の拡大の可能性がわかるため，アセスメントの意義は大きい．仰臥位で触れにくければ，やや左側臥位に傾いてもらい（拍動点をより胸壁に近づけ触れやすくする），第5肋間，左鎖骨中線付近を指先で探る．触れたら，その位置と触れ幅を確認する．触れ幅は，拍動がどのくらいの幅で触れられるか，自分の指を使って確認する（図Ⅳ-46(b)）．	心尖拍動の位置が左記より下方，左方にずれている→心肥大，左室拡大の可能性を示唆する． 触れ幅が2cm以上 　→心肥大の可能性を示唆する．

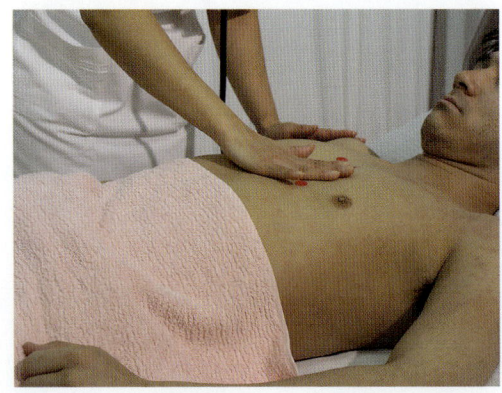

図Ⅳ-46(a) 心臓の触診―スリルの触診：指の付け根付近で振動の有無を確認する

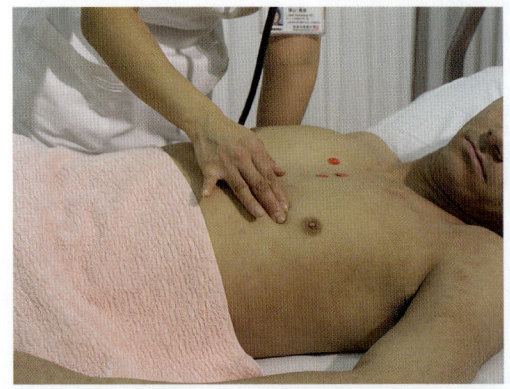

図Ⅳ-46(b) 心臓の触診―心尖拍動の触診（触れ幅の確認）拍動がどの位の幅で触れられるかを触診する
※赤いシールは心音聴取部位

内容・方法・正常所見	異常例
正常所見：心尖拍動の位置が第5肋間，左鎖骨中線上かやや内側．触れ幅は，指2本分以内（2 cm以内）	
(3) **心音の聴診**：心音の聴診は，心臓のアセスメントにおいて最も重要である．まず心音の聞き分けができるよう，経験を積むことが必要である． 【心音聴取部位と正常心音】 　心音聴取部位は，図Ⅳ-47のとおり，5ヶ所である．患者には座位か仰臥位になってもらい，聴診器の膜式を用いて聴診部位を順番に聴診していく（図Ⅳ-48(a)(b)）． 　　第2肋間胸骨右縁；大動脈弁領域　＝Ⅰ音＜Ⅱ音 　　第2肋間胸骨左縁；肺動脈弁領域　＝Ⅰ音＜Ⅱ音 　　第3肋間胸骨左縁；エルブの領域　＝Ⅰ音＜Ⅱ音　または 　　　　　　　　　　　　　　　　　　Ⅰ音＝Ⅱ音 　　第5肋間胸骨左縁；三尖弁領域　　＝Ⅰ音＞Ⅱ音 　　第5肋間左鎖骨中線上（心尖拍動部位）＝Ⅰ音＞Ⅱ音 　聴くポイントは，異常心音（過剰心音，心雑音）がないかどうかである．前述したとおり，**心音は正常ではⅠ音，Ⅱ音の2つであり，Ⅰ音は房室弁（三尖弁，僧帽弁）が閉鎖するときの音，Ⅱ音は動脈弁（大動脈弁，肺動脈弁）が閉鎖するときの音である．過剰心音や心雑音は聴取されない**．Ⅱ音のみ，吸気時	・Ⅰ音の亢進：僧帽弁狭窄（左房圧の上昇）や甲状腺機能亢進症（左室収縮力増強）など． ・Ⅰ音の減弱：僧帽弁閉鎖不全や急性心筋梗塞など（左室収縮力の低下時）． ・Ⅱ音の亢進：肺動脈圧の上昇など（肺高血圧時）． ・Ⅱ音の減弱：大動脈弁狭窄や肺動脈弁狭窄など． 過剰心音（Ⅰ音・Ⅱ音の分裂，Ⅲ音，Ⅳ音）． 心雑音が聴取される． ・呼気時のⅡ音の分裂：肺動脈弁閉鎖遅延または大動脈早期閉鎖など（肺動脈弁狭窄，僧帽弁閉鎖不全時）．

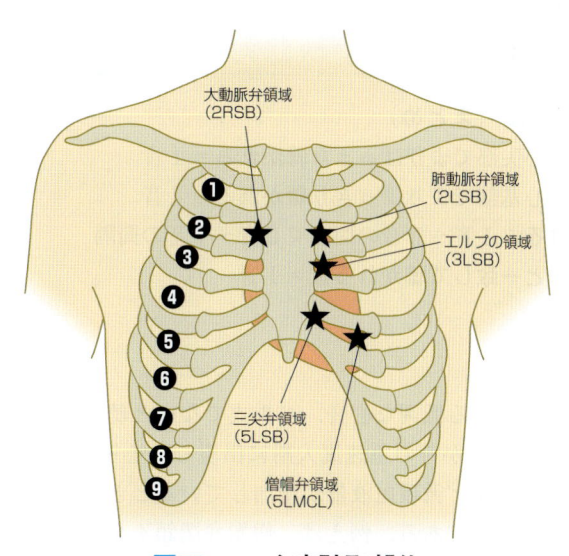

図Ⅳ-47　心音聴取部位

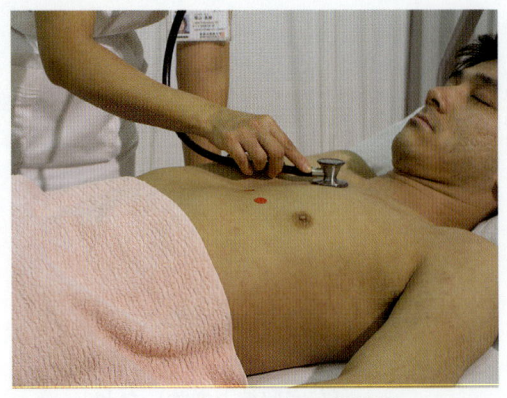

図Ⅳ-48(a) 心音の聴診①　　　図Ⅳ-48(b) 心音の聴診②

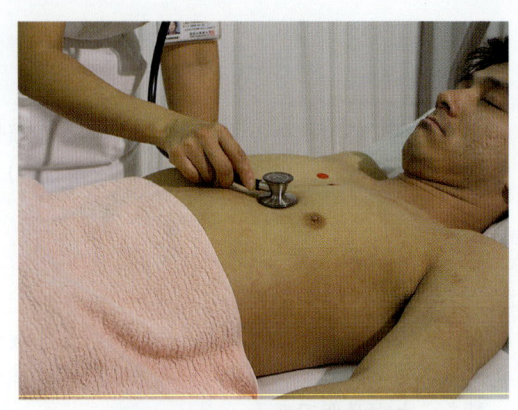

内容・方法・正常所見	異常例
に分裂が聴かれる場合があり，これをⅡ音の生理的分裂という．Ⅰ音，Ⅱ音の区別は，1つは聴取部位との関係であり，動脈弁に近い部位，つまり心基部＝大動脈弁領域，肺動脈弁領域，エルブの領域では通常Ⅱ音の方がⅠ音より強く聴こえる．逆にⅠ音は，心尖部付近＝三尖弁領域，僧帽弁領域でより強く聴こえるはずである． 　Ⅰ音とⅡ音の間が心室の収縮期，Ⅱ音とⅠ音の間が心臓の拡張期にほぼ相当している．心臓の収縮－拡張の長さは等しいわけではなく，収縮期〜拡張期の間は，拡張期〜収縮期より短い．このことからⅠ音とⅡ音の鑑別方法のもう1つとして，Ⅰ音〜Ⅱ音の間隔がⅡ音〜Ⅰ音の間隔より短いことを利用することもできる． 　さらに頸動脈の触診をしながら聴診すると，脈拍の触知と一致して聴かれる音がⅠ音である．	

心音のⅠ音，Ⅱ音の鑑別法（まとめ）
　①聴診部位との関係：心尖部でよりはっきり聴かれる＝Ⅰ音
　　　　　　　　　　　心基部でよりはっきり聴かれる＝Ⅱ音
　②音の間隔で聴き分ける：Ⅰ音〜Ⅱ音の間隔＜Ⅱ音〜Ⅰ音の間隔
　③頸動脈の触診時，脈と一致して聴かれる音＝Ⅰ音

【異常心音】
①過剰心音＝Ⅲ音，Ⅳ音
・Ⅲ音：Ⅱ音のあとに聴かれる低調な心音．ベル式でないと聴取できない．心尖部で最もよく聴取される．Ⅲ音は，心房からの急速流入期に出現し，心室の拡張負担をあらわしている．正常でも，妊婦や子どもなど循環血液量が増加しているときには聴こえることがあるが，40歳以上で聴取されれば異常である．例えば，僧帽弁閉鎖不全症やうっ血性心不全時に聴取される．

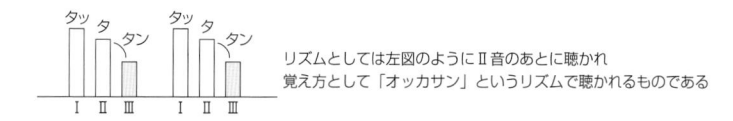

リズムとしては左図のようにⅡ音のあとに聴かれ
覚え方として「オッカサン」というリズムで聴かれるものである

・Ⅳ音：拡張後期に聴かれる低調な音であり，やはりベル式でないと聴取できない．心房から心室への血液の流入に抵抗がかかったときに出現し，例えば高血圧，肺動脈弁狭窄，大動脈弁狭窄，左室肥大時に見られる．

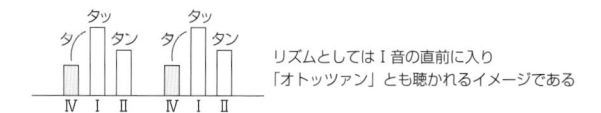

リズムとしてはⅠ音の直前に入り
「オトッツァン」とも聴かれるイメージである

②心雑音

血液がスムーズに流れていれば雑音は生じない．雑音の存在は，血液の流れに異常が起きていることを示している．代表的なものは弁の異常であり，弁の狭窄や閉鎖不全時に雑音が生じる．心雑音がⅠ音とⅡ音の間にあれば「収縮期雑音」，Ⅱ音とⅠ音の間であれば「拡張期雑音」ということになる．雑音が聴取されたら，その部位と，収縮期，拡張期のいずれにどの程度の雑音が聴取されたかを記録しておく．

7 乳房のフィジカルアセスメント

1 フィジカルアセスメントに必要な乳房の形態機能の基礎知識

[1] 乳房の形態機能

　乳房は垂直方向には大胸筋から前鋸筋，およそ第2，または第3肋骨から第6，7肋骨の間，水平方向には胸骨線と中腋窩線の間に位置する，左右一対の半球状に隆起した器官である．また性ホルモンの標的器官であり，女性では思春期以降に発達し，性周期によって形態は変化する．妊娠中には，乳腺組織が発達して増大し，乳汁を分泌し子どもの発育を助ける作用も持つ．

　表面上の形態は，乳房，中心に位置する乳頭，その周囲約1〜2cmの乳輪からなる．乳輪には皮脂腺である乳輪腺（モントゴメリー線）が発達しており，小結節として認められる．乳頭に各乳腺葉からの乳管が集まって開口する（図Ⅳ-49）.

　乳房は，大きく腺組織，支持靭帯を含む線維性組織，脂肪組織からなっている．腺組織は，乳頭から放射線状に伸びる小葉からなる15〜20の乳腺葉である．それぞれの乳腺葉は，乳汁を産生する小葉腺房の集合である．脂肪は乳房の大部分を構成し，主に乳腺葉周囲に多く存在する．この乳房を支持するのが支持靭帯束（クーパー靭帯）であり，胸壁筋肉構造に付着し，乳房を支持している．乳がんのときは支持靭帯束が萎縮し，皮膚表面の陥没，窪みを形成するため，これが乳がん発見の手がかりの1つとなる．

　男性の乳房は，乳頭，乳輪，それに隣接する胸部に続くほぼ平坦な組織からなる．

　乳がんは女性のみではなく，男性にも起こり得るためアセスメントは必要である．

[2] リンパ節

　乳房にはいくつかのリンパ系がある．乳がんではリンパ節転移が起こるため，リンパの流れを知り，アセスメントすることが大切である．約75％は腋窩リンパ節に流れ込み，25％が胸骨の裏側に流れ込むといわれている．この流れを理解して，腋窩部の触診を行う．

図Ⅳ-49 乳房

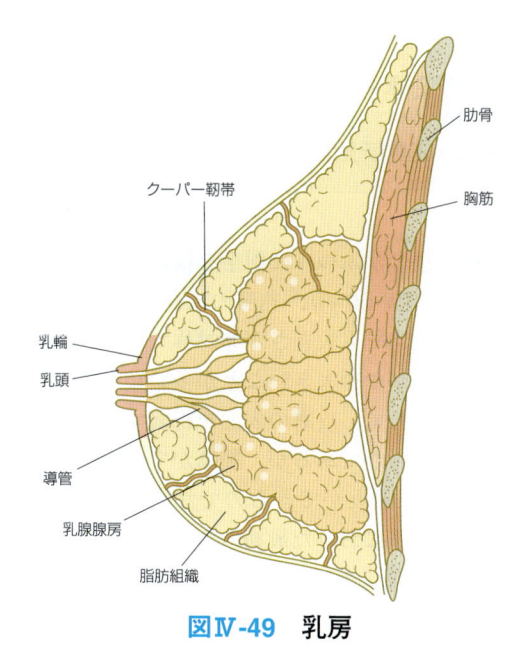

（藤本　淳編，柴田洋三郎（1998）看護テキスト　解剖学　第2版，p.170，ヌーヴェルヒロカワより転載，一部改変）

❷ 乳房，腋窩部のフィジカルアセスメント
〔1〕主観的情報
1．乳房に関して
　(1) 乳房，乳房周囲の痛みの有無：あれば部位，いつからどのような痛みか
　　　何か特定の活動・運動に関係あるか
　(2) 腫瘤の有無：あればいつ気づいたか，月経周期との関係，皮膚のほかの症状の有無
　(3) 乳頭からの分泌物の有無：あればいつ気づいたか，分泌物の性状，量
　(4) 乳房の皮膚の発赤：あればいつ気づいたか，どの部位か，広がりはどうか
　(5) 腫脹：いつからか，月経周期との関係
　(6) 乳房に関する既往歴，外科的治療の有無
　(7) その他乳がんのリスクファクター（初経開始年齢，閉経年齢，妊娠・出産の経験，経口避妊薬・女性ホルモン剤の使用）
　(8) 乳がんに関する家族歴：家族（母親，祖母，姉妹等3親等内）に乳がんを発症した人がいるかの有無
　(9) 乳房の自己診察をしているかどうか：行っていれば頻度と行う時期，方法
2．腋窩部に関して
　(1) 腋の下の圧痛，腫脹，腫瘤や皮膚の異常の有無：あればいつからか

〔2〕客観的情報
1．乳房のフィジカルイグザミネーション

内容・方法・正常所見	異常例
(1) 視診 　① **乳房の外観の視診**：最初は患者がふつうに両手を横にたらした状態で，視診を行う（図Ⅳ-50(a)）．乳房の大きさ，形の左右対称性を観察する．正常でも大きさが非対称であることは多い（通常，左側の乳房がやや大きいことが多い）．	
② **皮膚の状態**：両方の乳房に関して，皮膚の表面を視診する．正常では皮膚の表面はなめらかであるが，腫瘍ができると皮膚のひきつれやえくぼ様陥没ができるので注意する．この確認のためには，手を横においた最初の体位（図Ⅳ-50(a)）の次に，患者の手を腰に当てる（図Ⅳ-50(b)），ゆっくり上に上げる（図Ⅳ-50(c)），という3つの体位をとってもらう．正常所見では表面はなめらかで，腫脹，発赤，潰瘍，発疹，瘢痕形成等の皮膚異常はない．	皮膚のひきつれ，えくぼ様陥没，腫脹，発赤，発疹，潰瘍等
③ **乳輪と乳頭部の視診**：大きさ，色調，形，分泌物の有無について視診を行う．正常所見では大きさは左右対称か，わずかな左右差．色調はピンク色で，発赤はない．乳頭と乳輪は円形か楕円形．妊娠後期〜授乳期以外は分泌物はない．	左右差が大きい．炎症を示す発赤がある．乳頭の陥没，皮膚の潰瘍等病変がある．膿性，血性の分泌物がある．
(2) 触診 　**乳房の触診**：乳房の触診は，乳がんの発見のために非常に重要である．図Ⅳ-51のように，乳房を4つの領域に分け，どの部も見落としがないように，系統的に触診を行うことが大切である．特に乳がんの好発部位は上外側領域であり，スペンスの尾部とよばれる腋窩部も含めて十分に触診することが必要である．患者には，仰臥位になってもらい，触診する乳房の背部にタオル等をしいておく．診察する側の手は上にあげてもらう．触診時は，自分の第2，3，4指の腹を用いて，探るような動きで腫瘤・しこり，圧痛の有無を検査する．系統的に，見落としがないように行うために，図Ⅳ-52(a)(b)のような方法がある．**もし腫瘤を見つけたら，その大きさ，位置，性状をよく観察し，記録する．** 　**乳輪，乳頭の触診**：拇指と第2指で乳頭を軽くつまむように触診し，分泌物の有無を診る． 　正常では，妊娠後期〜授乳期以外，分泌物は見られない．	

Ⅳ　フィジカルアセスメント

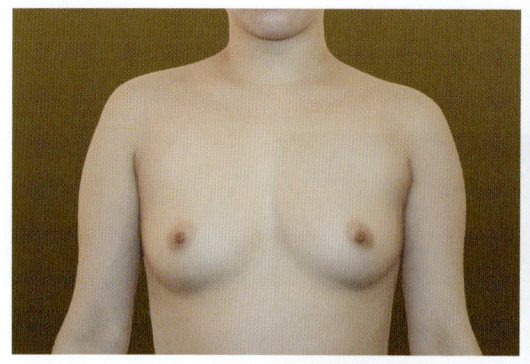

図Ⅳ-50（a）　視診A：両手を自然に横においた状態

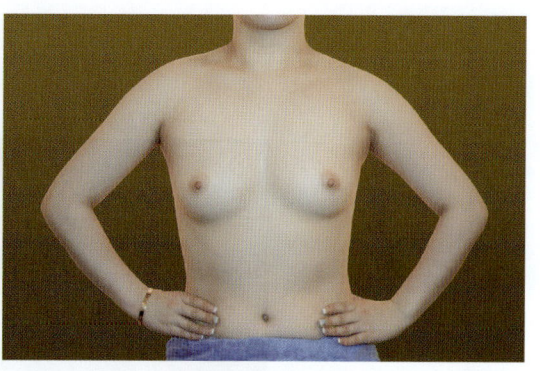

図Ⅳ-50（b）　視診B：手を腰にあてた状態

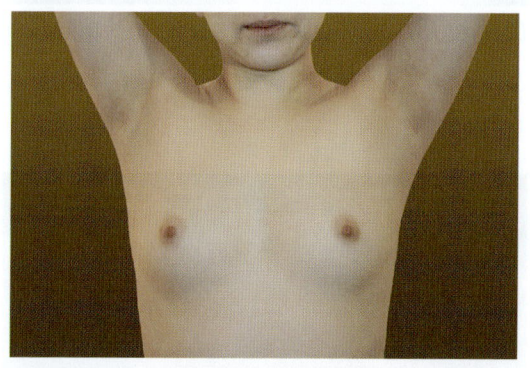

図Ⅳ-50（c）　視診C：手をゆっくり上に上げてもらう

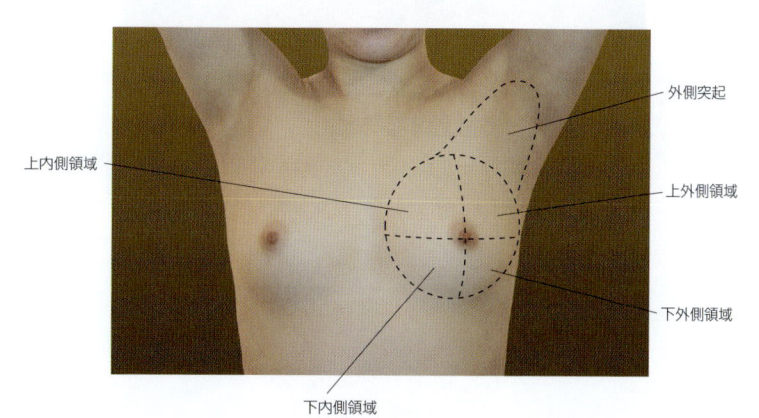

外側突起
上内側領域
上外側領域
下外側領域
下内側領域

図Ⅳ-51　乳房の触診：アセスメント時の5つの区分

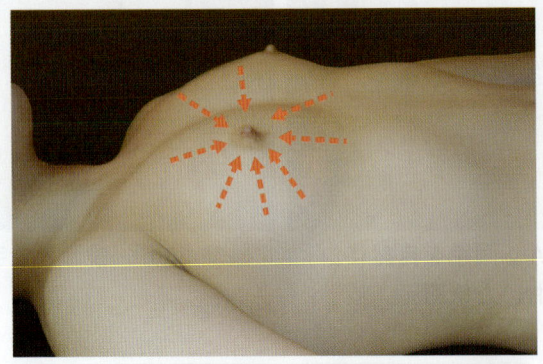

図Ⅳ-52(a) 乳頭に向かって内側に放射線状に触診する方法

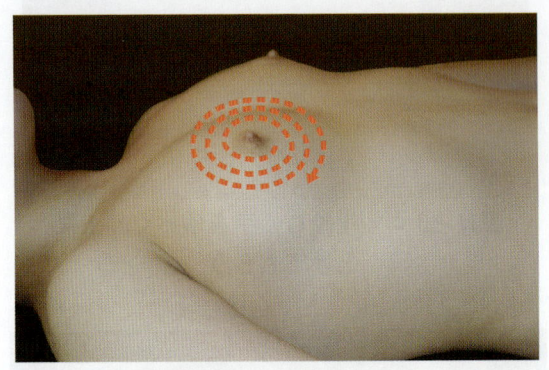

図Ⅳ-52(b) 乳頭からうずまき状に外側に向かって触診する方法

2．腋窩のフィジカルイグザミネーション

内容・方法・正常所見	異常例
（1）視診 　患者には座位をとってもらう．上肢を片側ずつ挙上してもらい，腋窩の発疹，皮膚の病変の有無を診る．	
（2）触診 　患者の上肢の筋の緊張をとりリラックスするよう，触診する側の上肢を支えながら，利き手の第2，3，4指で腋窩の触診を行う．左の腋窩を触診するときは，患者の上肢を看護師の左手で支え，右手で触診する（図Ⅳ-53）． 　リンパの流れをイメージしながら，最初に腋窩奥，一番高い部分に指を入れるように触診し，中心腋窩リンパ節を触診する．次いで後腋窩線上にそって肩甲骨下リンパ節を触診し，前腋窩線にそって，胸筋リンパ節を触診する．外側リンパ節は，患者の上腕内側にそって触診する．正常では，リンパ節は触知しないか，触れても，可動性のある圧痛のない小さな柔らかいリンパ節である．触れた場合，その部位，大きさ，圧痛の有無を記録する（頸部リンパ節の触診の項参照）．	大きく，圧痛があり，硬いリンパ節を触知する．

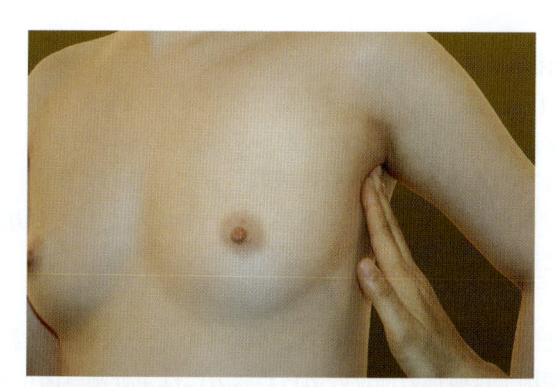

図Ⅳ-53　腋窩の触診：利き手の第2・3・4指の指先で触診する

8 腹部・消化器系のフィジカルアセスメント

1 フィジカルアセスメントに必要な腹部・消化器系の形態機能の基礎知識

　食物は口から入って消化・吸収の長い道のりを経て，栄養素は各組織で代謝され，老廃物は肛門から体外に排出される．この過程が円滑に行われているかどうかを把握することは，看護援助を提供するうえで重要な情報になってくる．消化・吸収，排泄機能に関する情報，消化管の腫瘍や狭窄などの通過障害等の器質異常に関する情報を収集するために，腹部・消化器系のフィジカルアセスメントを実施する．

　腹腔内には消化器以外に泌尿器，生殖器などのさまざまな臓器が存在する．腹部のフィジカルアセスメントを実施する際には，腹腔内にある消化管をイメージし，他の臓器との位置関係を考慮しながら進めるとよい．

(1) 腹部消化管の形態機能

　消化管とは口から咽頭，食道，胃，小腸，大腸，肛門までの全長9m（身長の約6倍）にも及ぶ1本の管であり，通常，口から入った食物は24～72時間の後に便として排出される．食物は栄養素の形にまで小さくなり，血管やリンパ管に吸収されてはじめて体内に入ったといえる．消化管は消化，分泌，吸収，排泄しながら食物を運搬する機能を果たしており，管状器官でありながらそこで行われる機能に適した構造を持っている（図Ⅳ-54）．

(2) 4分割と9分割

　観察した結果を情報として共有するためには，部位や状態を医療従事者間で共通する名称で表現する必要がある．わが国では腹部の部位のあらわし方には4分割（図Ⅳ-55(a)）と9分割（図Ⅳ-55(b)）の2種類の分け方が使われているが，現在では4分割が多く用いられている．部位を詳細に示すことができる9分割についても紹介する．

(3) 腹部臓器の位置

　腹部のどの位置にどのような臓器が存在するかイメージしながらフィジカルイグザミネーションを進めることが重要である（図Ⅳ-56(a)）．

(4) 血管の位置

　腹部のどの位置にどの血管が存在するかイメージしながらフィジカルイグザミネーションを進めるとよい（図Ⅳ-56(b)）．

Ⅳ フィジカルアセスメント

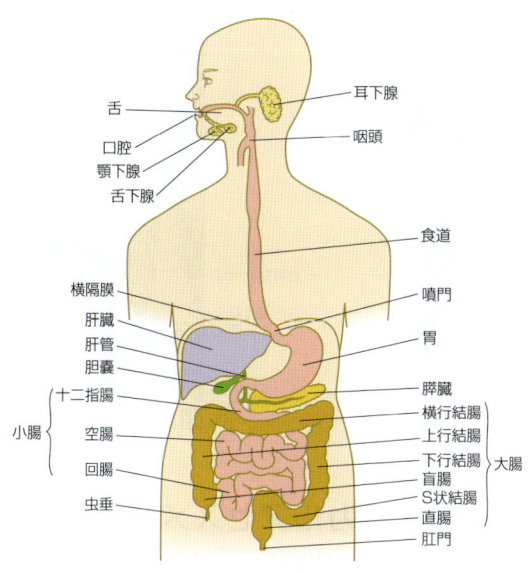

図Ⅳ-54　消化管の全体像

（藤本　淳編，柴田洋三郎（1998）解剖学第2版, p.133, ヌーヴェルヒロカワより転載）

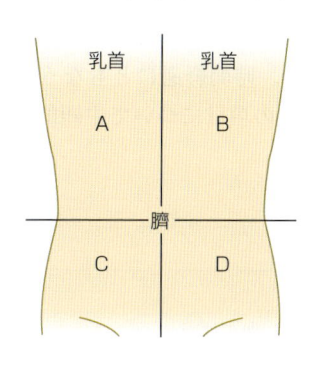

A：右上腹部
　〔○肝臓・胆のう　○幽門　○十二指腸　○膵頭
　　○右副腎　○右腎臓の一部　○結腸の右結腸曲
　　○上行・横行結腸の一部〕

B：左上腹部
　〔○肝臓の左葉　○脾臓　○胃　○膵臓　○左副
　　腎　○左腎臓の一部　○結腸の左結腸曲
　　○横行・下行結腸の一部〕

C：右下腹部
　〔○右腎臓下極　○盲腸　○虫垂　○上行結腸の
　　一部　○膀胱　○子宮　○右精索　○右尿管〕

D：左下腹部
　〔○左腎臓下極　○S状結腸　○下行結腸の一部
　　○膀胱　○卵巣　○子宮　○左精索　○左尿管〕

図Ⅳ-55（a）　4分割と各領内にある主な臓器

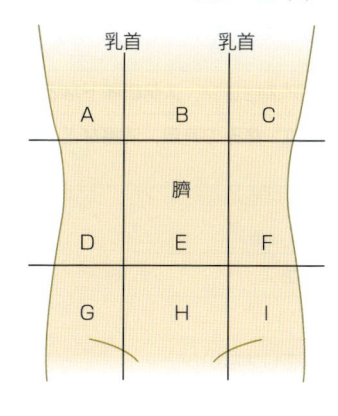

A：右季肋部
　〔○肝臓の右葉　○胆のう　○十二指腸の一部
　　○結腸の右結腸曲　○右腎臓の一部　○副腎〕

B：心窩部
　〔○胃の幽門下部　○十二指腸　○膵臓　○肝臓の一部〕

C：左季肋部
　〔○胃　○脾臓　○膵臓　○結腸の左結腸曲
　　○左腎臓の一部〕

D：右側腹部
　〔○上行結腸　○右腎臓の下部　○十二指腸と空腸
　　の一部〕

E：中腹部
　〔○腸間膜　○十二指腸下部　○空腸と回腸〕

F：左側腹部
　〔○下行結腸　○左腎臓の下部　○空腸と回腸の一部〕

G：右腸骨窩部
　〔○盲腸　○虫垂　○右尿管　○右精索　○右卵巣〕

H：下腹部
　〔○回腸　○膀胱　○子宮〕

I：左腸骨窩部
　〔○S状結腸　○左尿管　○左精索　○左卵巣〕

図Ⅳ-55（b）　9分割と各領内にある主な臓器

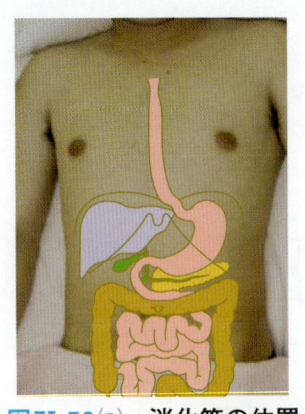

図Ⅳ-56(a)　消化管の位置

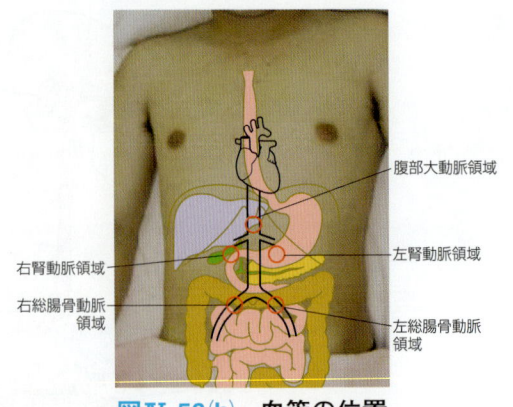

図Ⅳ-56(b)　血管の位置
- 腹部大動脈領域
- 右腎動脈領域
- 左腎動脈領域
- 右総腸骨動脈領域
- 左総腸骨動脈領域

❷ 腹部・消化器系のフィジカルアセスメント

他の部位と同様に，主観的情報，客観的情報について情報収集を行い，分析・解釈していく．

〔1〕主観的情報

消化器系に起こっている問題を推測するためには，フィジカルイグザミネーションから得られる客観的情報のみならず，食事に関する情報，排泄時の様子，時間経過にともなう消化器症状の変化など，本人に語ってもらう必要がある．表Ⅳ-6，表Ⅳ-7の項目について主観的情報を収集する．

表Ⅳ-6　主観的情報

1)	栄養状態	食欲不振，体重の増減
2)	食習慣	食事の回数，内容，1回量，空腹感，満腹感
3)	胃腸症状	嚥下困難，悪心，嘔吐（回数，吐物の色・性状），消化不良
4)	排便習慣	回数，性状（便秘，下痢，血便），色，におい，排便時の痛み，排便時の出血 下剤・浣腸の使用の有無
5)	痛み	部位，性質，パターン，食物摂取との関係
6)	薬剤の使用	消化器に影響を与える薬剤服用の有無（消炎剤，アスピリン，ステロイドなど）
7)	既往歴	肛門疾患の手術の既往，術式，術創の大きさ・部位・痛みの有無，潰瘍などの病気の既往，胃・腸の検査と結果

表Ⅳ-7　質問の例

栄養状態−食欲	食事はおいしく食べられているか
痛み	おなかが痛むことはないか
胃腸症状	食べ物が喉に引っかかるような感じはないか 胸やけがすることはないか 吐き気がしたり，吐いたりしたことはないか
排便習慣	便秘や下痢はしていないか
便の性状	便に血が混じったり，黒い便がでることはないか 便が白っぽかったりしたことはないか

〔2〕客観的情報
腹部のフィジカルイグザミネーション
腹部のフィジカルイグザミネーションに際しては以下の点に留意して行う．
①**患者の準備，体位**（腹壁の緊張をとる体位）

　尿で膀胱が満たされていると判断がゆがめられ，また患者にとっても苦痛となるため，排泄を済ませているか確認する．患者には仰臥位をとってもらい，胸から恥骨結合部まで腹部を露出する．バスタオルなどを用いて，不必要な露出を避ける．**腹部のフィジカルイグザミネーションでは，腹腔内の臓器を触診する必要があるが，このためには患者に腹壁の緊張をとってもらうことが重要である**．仰臥位で膝を軽く曲げ，手は自然に横においてもらう（頭の下で組むと腹壁の緊張につながるため避けること）．

②**看護師の位置**

　患者の右側からフィジカルイグザミネーションを行う．

③**腹部のフィジカルイグザミネーションの順番**

　腹部に触れることで腸蠕動が亢進してしまわないように，視診，聴診，打診，触診の順で行う（聴診を打診，触診の前に行う）．腹部の4または9領域についてもれのないように系統的に進める．

④**表情にも注意する**

　患者の緊張を和らげる配慮を行う．患者は苦痛を言葉にしないまでも顔にでることもあるので，表情も観察しながら診察を進めていく．またつねに声かけを行い，患者の緊張を和らげることが大切である．

(1) 視診

腹部を外から観察することによって，さまざまな情報を得ることができる．

内容・方法・正常所見	異常例
皮膚の異常の有無：正常でも細い静脈が観察できる．皮膚には白色の線条をともなうことがある．発疹や病変がないか観察する．腹部の輪郭と形状を診る．	皮下静脈が怒張し，隆起している場合は，下大静脈閉塞，肝硬変などが疑われる． 変色，暗紫色の線条（暗紫色の皮膚線）は，妊娠線といわれるもので経産婦，肥満，腹水の場合に見られる．
腹部全体の観察：輪郭は上からの観察だけでなく，腹壁を横から見て判断するとよい． 外形は丸みを帯びて左右対称，不自然な凹凸を認めないのが正常である． 膨隆あるいは陥没していないか，非対称になっていないか観察する．	腫瘤，ヘルニア，腹水，ガスの貯留による腹部膨満． 腸閉塞，脊柱彎曲の場合，どちらかに偏っている．
臍の観察：正常では陥没していて腹部の中央に位置する．色調は皮膚と同じピンク色や肌色をしている．炎症（発赤），痂皮	位置が偏位，臍の突出．

内容・方法・正常所見	異常例
形成，変色していないか観察する．	炎症，発赤，痂皮形成，変色している．
腹部大動脈の拍動と腸の蠕動運動：はずむような蠕動や拍動が見られないか観察する．正常では表面には動きがない，または大動脈の上に軽い蠕動が見られることがある．	規則的な動脈性拍動は腹部大動脈瘤が疑われる．膨隆振動が認められる場合は腸閉塞が疑われる．

(2) 聴診

聴診器の膜式で腹部の皮膚を軽く圧迫し，それぞれの領域で腸蠕動音（グル音）を聞く．続いてベル式で血管音を聴取する．4領域（9領域）について時計回りに聴診を進めていくとよい（図Ⅳ-57(a)(b)）．

内容・方法・正常所見	異常例
腸蠕動音：通常はぐるぐるという高ピッチで不規則な流れるような音が5〜35回／分程度，腹部全体で同じように聞かれる．部位によって強弱がある．食物の存在によって容易に変化するので，空腹なのか食後なのか配慮する必要がある．	麻痺性イレウスや腹膜炎では「蠕動音減弱」，5分間聴取しても聞こえない場合は「蠕動音消失」，下痢やイレウスでは「蠕動亢進（腹鳴）」を呈する．
血管音：腹部の大きな動脈では血流音が聴取できることがある．腹部大動脈と腎動脈は深いところを走っているので強く押しあてる必要がある（図Ⅳ-57(b)）．正常では血管雑音は聴取されない．	動脈瘤や血管拡張・狭窄など動脈内で部分的に乱気流を起こしている場合はビュイビュイといった血管雑音として聞こえる．大動脈，腎動脈，または腸骨動脈上で聴取されることがある．

※雑音が聞かれたときは血管狭窄や動脈瘤が疑われるため，腹部の触診はしない

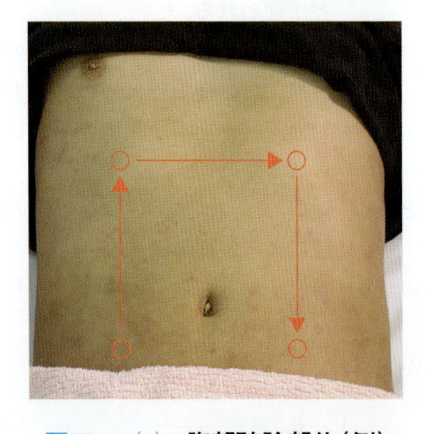

図Ⅳ-57(a) 腹部聴診部位（例） 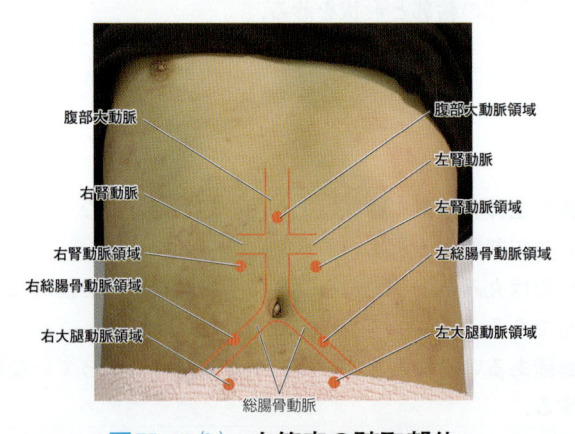　　**図Ⅳ-57(b)** 血管音の聴取部位

もれなく観察するために，右下から時計回りに進めるなど，自分なりにやりやすい順序を決めていつもそのとおりに行うとよい

(3) 打診

皮膚表面を打診した場合，空気の含まれ具合で響いてくる音が異なり，実質臓器上では濁音，中空臓器上では鼓音がする．このことを念頭において，本来響いてくるはずの音と実際に響いてきた音を比較するように進める．

内容・方法・正常所見	異常例
一般的な打診：系統的に腹部を観察するために，4領域や9領域を時計回りに進めていくなど自分なりの順序を決めておくと，もれなく診察できる．濁音，鼓音の聞き分けによって肝臓の大きさ，胃の大きさ，腸の含気量，腹水，炎症の有無などを推察することができる． **鼓音**：胃，腸，空の膀胱，腹部大動脈，胆嚢などの管状の中空臓器． **濁音**：肝臓，脾臓，膵臓，腎臓，子宮などの中身が充実している実質臓器．	
肝臓の大きさの推定：息を深く吸って止めてもらい，右鎖骨中線上で乳頭下2横指のところから打診を始め，肺野で共鳴音が聞かれた後，濁音に変わる位置に印をつける（肝臓の上縁）．右鎖骨中線上臍下3横指のところから頭側に向かって打診を始め，鼓音から濁音に変わった位置に印をつける（肝臓の下縁）．2つの印の距離を測る（図Ⅳ-58）．これは肝臓の右側の幅を示すが，正常値は6〜12cmである（女性で下限に近く，男性はより大きい）．肝臓の左側は幅が狭く，肋骨で囲まれた空間にあるため，観察することは困難である．	12cm以上（肝肥大）

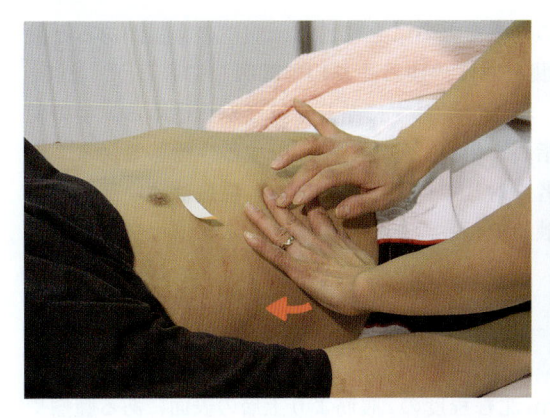

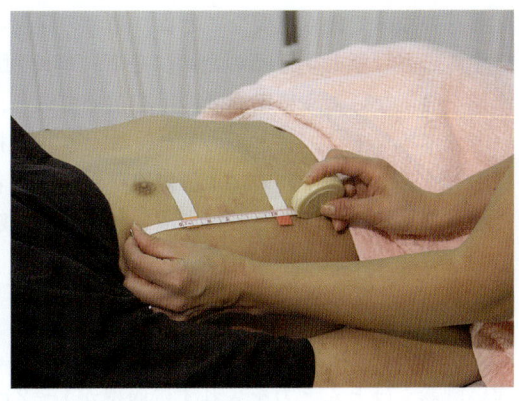

図Ⅳ-58　肝臓の大きさの推定（打診による方法）

内容・方法・正常所見	異常例
肝臓・脾臓・腎臓の叩打診：例えば腎臓の叩打診では，診察者の一方の手掌を背部の第12肋骨付近に置き，その上をもう一方の手を拳にして軽く叩く．肝臓，脾臓も同様に臓器の位置に片方の手を置き，その上をもう片方の拳で軽く叩く．腹腔内の炎症性疾患を有する部位では，軽く打診しただけでも痛みを訴えることがある．	痛みを訴える場合はその部位の臓器（肝臓，胆嚢，腎臓）の炎症を疑う．
腹水貯留の確認（波動テスト）：腹壁に対して縦方向に補助者の手を置き，実施者の片手を腹壁の側面にそわせ，もう一方の手で反対側の腹壁側面を軽く叩く．肥満ならば波動は伝わらないが，腹水貯留ならば波動が腹壁を横切って（補助者の手を越えて）伝わっていく（図Ⅳ-59）．	

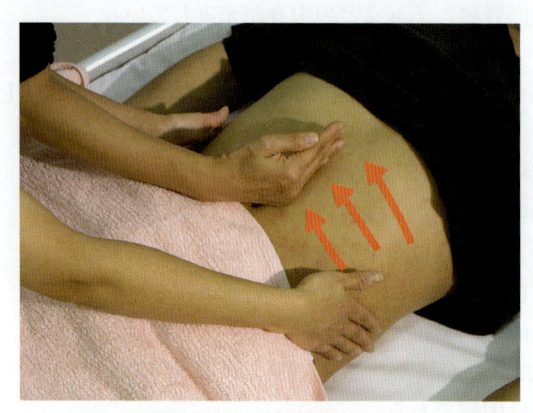

図Ⅳ-59　波動テスト

(4) 触診

　腹部の触診で最も重要なことは，患者の腹壁の緊張をとることである．腹壁の緊張があると触診することは難しい．そのために患者に軽く両膝を曲げ，ゆっくり口で呼吸してもらう．また，冷感を与えないように実施者の手を温めておき，不意に触れずに話しかけながら進める．手の使い方のポイントは，利き手の第2，3，4指の指腹を用い，やさしく回転する．動きで探るように触診する．肥満や筋肉によって腹壁が厚い患者に対しては両手を用いる．腫瘤は硬い部分として触れる．触診の順序としては浅い触診→深い触診で行う．また，圧痛のある部位は必ず最後に触診する．

内容・方法・正常所見	異常例
浅い触診：ほとんど力を入れずに腹壁が1〜2 cm沈む程度の強さで各領域を触る（図Ⅳ-60(a)）．表面の圧痛，抵抗のほか，浅い位置にある腫瘤の感知，炎症の存在を推察することができる．正常では腫瘤，圧痛なくやわらかい．	腹筋より上層の表面にある腫瘤や炎症部位は硬く触れる（筋性防御*），圧痛がある．

＊　腹腔内の炎症時，腹壁を手で圧迫すると，腹筋が急に収縮して指を下からつき上げるような現象．

内容・方法・正常所見	異常例
深い触診：腹壁が3～5 cm沈む程度の強さで，各領域で円を描くように触る．深い部分での便塊，腫瘤等を感知することができる（図Ⅳ-60(b)）．正常では腫瘤や腹壁の硬直（筋性防御）は見られない．剣状突起下，盲腸，S状結腸以外の圧痛なし．	恥骨付近で過緊満の膀胱を触れたり，左下腹部で便塊が硬く触れたり，腹部腫瘤が硬く触れることがある．圧痛，筋性防御がある．
肝辺縁の触診：実施者の左手を患者の背部肝臓の高さに入れ，軽く持ち上げるように支持する．患者に腹式呼吸をしてもらう（ポイント）．患者の吸気時に，検者の右手を右肋骨下縁に向けて差し込むように触れる（図Ⅳ-61）．正常の肝臓は硬めで表面は滑らかで丸みがある．圧痛はない（ただし正常の大きさの肝臓は触れないことが多い）．	肝臓の辺縁が不整，腫瘤がある，圧痛がある．
限局性圧痛と反跳痛（ブルンベルグ徴候）：腹壁を実施者の指で圧迫したときに痛みを感じることを圧痛といい，限られた一点の圧痛を限局性圧痛という（図Ⅳ-62）．また，押した手を素早く離したときの痛みを反跳痛（図Ⅳ-63）といい，腹膜炎の徴候である（ブルンベルグ徴候）．　圧痛や反跳痛が見られる場合も，その他の検査結果とあわせて判断しなければ，虫垂炎と確定することはできない．	炎症，イレウス，潰瘍，腫瘤などがある場合は押したときに痛みを感じる．マックバーネー点やランツ点の圧痛を認める場合，虫垂炎の疑いがある．

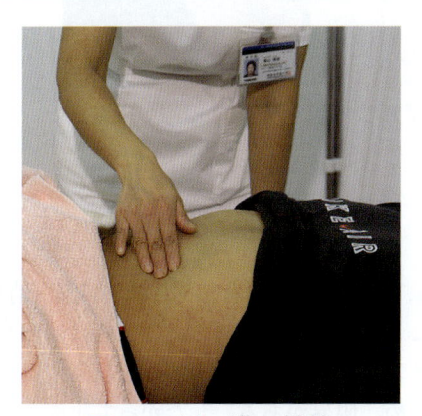

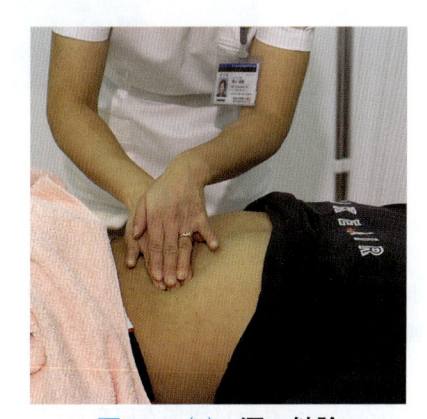

図Ⅳ-60(a) 浅い触診

図Ⅳ-60(b) 深い触診

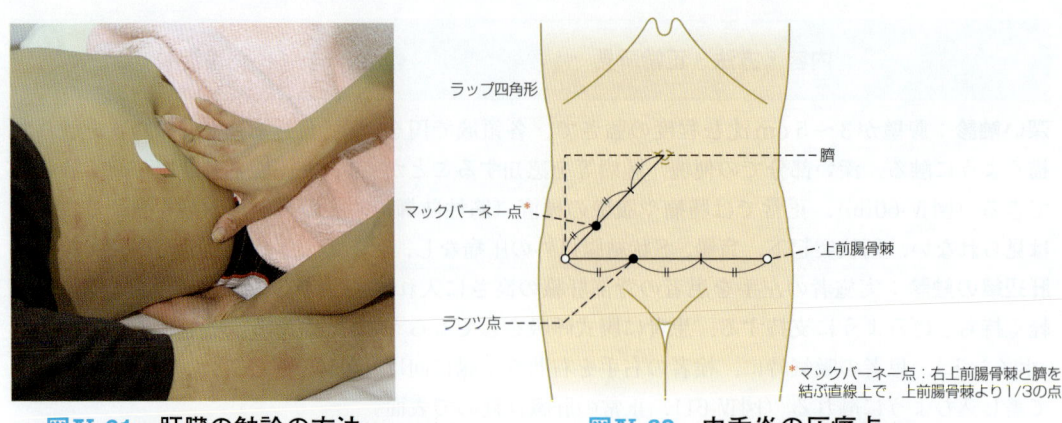

図Ⅳ-61　肝臓の触診の方法

図Ⅳ-62　虫垂炎の圧痛点

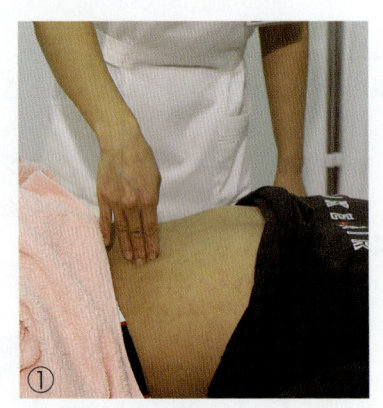

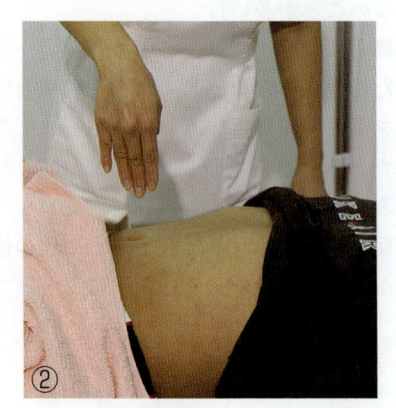

*マックバーネー点：右上前腸骨棘と臍を結ぶ直線上で，上前腸骨棘より1/3の点

図Ⅳ-63①，②　反跳痛（ブルンベルグ徴候）

3 生活上の問題の把握

　食事，排泄は日常生活の中でも大きな位置を占める．食事，排泄に影響を及ぼす腹部（消化管）に問題がある場合は，ただちに生活に支障をきたすことになる．腹部の苦痛は他者には伝わりにくい．看護問題の抽出のために，フィジカルアセスメントによって多くの情報を収集することは可能であるが，それらは腹部表面からの推測であるため，限界がある．したがって腹部のアセスメントでは，検体を採取して行う検査や器械・器具を使用して行う検査等の結果を合わせて判断するとより正確な判断になる．

9 筋・骨格系のフィジカルアセスメント

1 フィジカルアセスメントに必要な筋・骨格系の形態機能の基礎知識

　人間が円滑に運動できるのは，骨・関節・骨格筋が運動器としてよい関係を保ち，神経系の調節をうけて，正常に機能できるからである．筋骨格系（運動系）では，脳神経系との関連が大きく，アセスメントも重なる部分が多い．患者の負担を少なくするためにも，筋骨格系と脳神経系のアセスメントは通常は同時に行う場合が多い．

　筋骨格系の機能状態は，ADL（日常生活活動）に非常に大きな影響を与える．患者の日常生活援助を支援する看護師にとって，筋骨格系のアセスメントは，患者の日常生活活動を把握するうえで非常に重要な手段である．

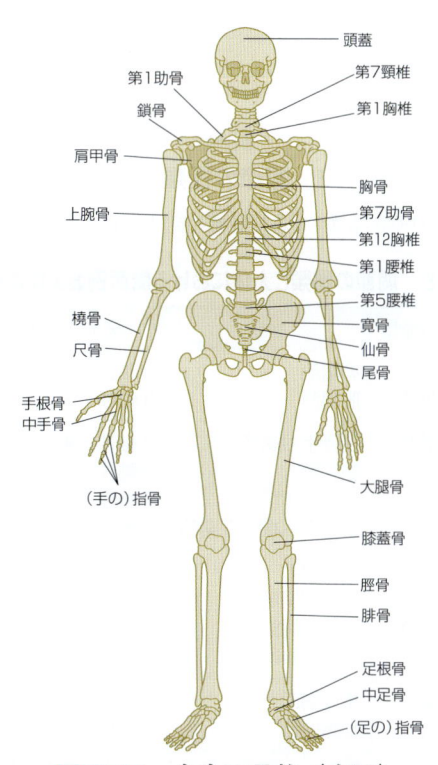

図Ⅳ-64　全身の骨格（全面）

（藤本　淳編，長島聖司（1998）看護テキスト 人体の構造と機能 解剖学第2版，p.34，ヌーヴェルヒロカワより転載）

〔1〕骨格

成人の骨は，約200個の骨で構成されている．骨が集まって骨格を作る．骨には，①身体各部の支柱となってからだの外形を保持する基礎となる②骨格により臓器を保護する③筋の作用をうけて関節とともに受動的運動器となるなどの働きがある（図Ⅳ-64）．

〔2〕筋肉

筋肉には，骨格筋（随意筋），平滑筋（不随意筋，胃や腸などを形成），心筋がある．

骨格筋は，筋線維に横に走る細かい縞様の筋があるため，横紋筋ともよばれる．体重の約40％を占め，体性神経の支配下で骨と協力して体を支え，身体各部の運動を行う．また，筋収縮の際にエネルギー消費にともない熱を産生する．すべての骨格筋は，2ヶ所以上で骨または結合組織に付着しており，骨格筋が関節を越えて収縮するとき身体の運動が生じる．

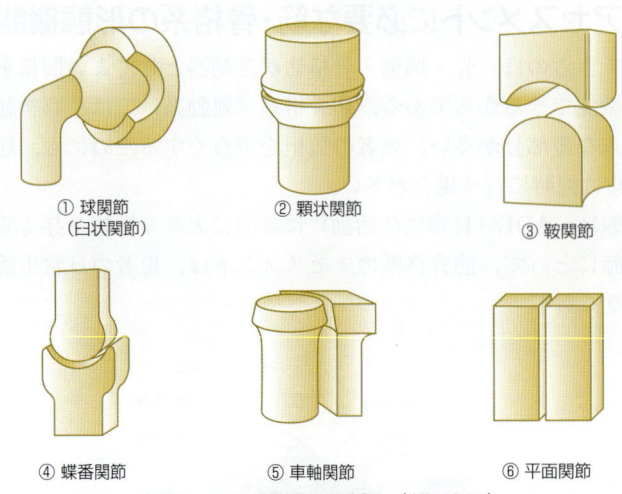

① 球関節（臼状関節）　② 顆状関節　③ 鞍関節
④ 蝶番関節　⑤ 車軸関節　⑥ 平面関節

図Ⅳ-65　関節の種類（模型図）

（藤本　淳編，長島聖司（1998）看護テキスト 解剖学第2版，p.33，ヌーヴェルヒロカワより転載）

表Ⅳ-8　関節の種類と人体における関節例および運動性

関節の種類	例	軸性	運動性
球関節	肩関節	3軸性	＋＋＋＋
臼状関節	股関節	3軸性	＋＋＋
顆状関節	橈骨手根関節	2軸性	＋＋
	顎関節	2軸性	＋＋
	環椎後頭関節	2軸性	＋＋
鞍関節	母指の手根中手関節	2軸性	＋＋
蝶番関節	腕尺関節	1軸性	＋
	指節間関節	1軸性	＋
車軸関節	上橈尺関節	1軸性	＋
	正中環軸関節	1軸性	＋
平面関節	椎間関節	ほとんど運動性なし	
半関節	仙腸関節	ほとんど運動性なし	

（藤本　淳編，長島聖司（1998）看護テキスト 解剖学第2版，p.36，ヌーヴェルヒロカワより転載）

〔3〕関節

　関節とは，2つ以上の骨が接する部分で，可動性により，不動関節（運動がほとんどできない関節），半関節（わずかな運動が可能），可動関節（可動性のある関節）の3つに分類される．また，可動関節は，形状により6種類に分けられる（図Ⅳ-65，表Ⅳ-8）．関節は，骨と骨とをつなぎ，運動をスムーズに行う役割を果たし，可動域を設けることで運動の方向や範囲に制限を加え，筋肉やほかの組織の損傷を防ぐ．

○関節運動[1]
- **屈曲**：関節が屈し2つの骨がなす角度を小さくする運動
- **伸展**：関節を伸ばし角度を大きくする運動
  　例）**肘関節−屈曲**：前腕と上腕が近づく運動．**伸展**：前腕と上腕が遠ざかる運動
- **外転**：体軸または体肢の軸から遠ざかる方向への運動
- **内転**：体軸または体肢の軸に近づける方向への運動
  　例）**肩関節−外転**：上肢を側方へ引き上げる運動．**内転**：側方にあげた上肢を引き下げる運動
- **回転（回旋）**：身体のある部分の長軸を運動軸として回転する運動．内側回転（内旋）と外側回転（外旋）がある
  　例）**頸部−外旋**：首を横に向ける運動．**内旋**：横に向けた首を内側に回転する運動
- **回内と回外**：体肢（特に前腕）の回転運動にのみ用いられる．回内は手掌を伏せるように内方へ回す運動．回外はその逆の運動

2 筋・骨格系のフィジカルアセスメント

〔1〕主観的情報

(1) **症状**：関節・筋肉の痛み・こわばり・腫脹・熱感の有無，関節可動域の制限．痛みがある場合は，部位・性質・発生時期・持続性・悪化および改善要因
(2) **既往歴**：筋骨格系の疾患の有無，治療経過
(3) **家族歴**：リウマチ，骨粗鬆症，関節炎など

〔2〕客観的情報

　筋骨格系のフィジカルアセスメントでは，骨・関節・筋の視診と触診，関節可動域（ROM）テスト，筋力（MMT）のアセスメントを行う．骨・関節・筋のアセスメントは，必ず左右の比較を行う．患者にアセスメントの際は，どのように身体を動かすかを，検者が実際にやってみせ，まねをしてもらうとよい．患者が自分で動かせない（自動運動不可）場合は検者が動かしてみる必要があるが，その場合は「他動運動」によるデータであることを明記する．患者からの訴え（主観的情報）をふまえ，痛みや可動域の制限のある関節に無理を与えることなく情報を収集する．

(1) **姿勢と歩行**

　患者が診察室に入ってきたときから，歩行状態，いすに座る様子など，立位および立位保持の状態を観察する．

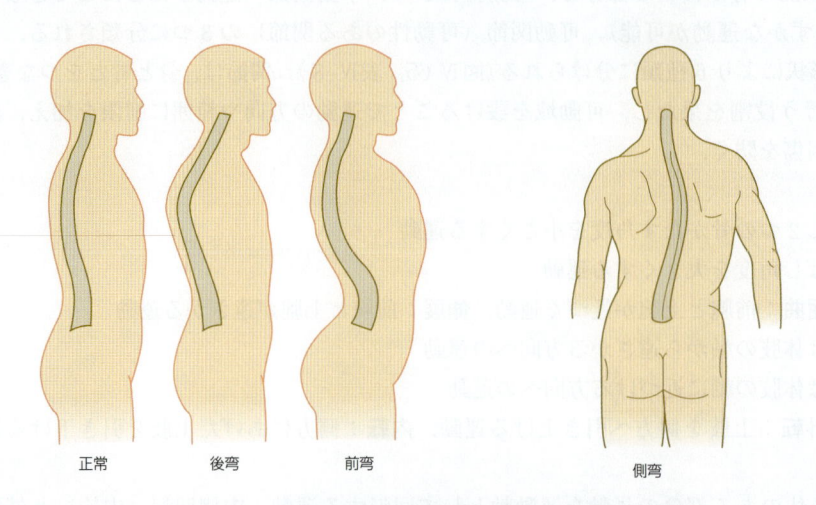

(2) 脊椎（図Ⅳ-66）

図Ⅳ-66　脊柱の前弯・後弯・側弯

内容・方法・正常所見	異常例
①視診：脊柱の形態を，立位で背面と側面から観察する． ・脊椎の前弯・後弯状態：直立位で側面から腰椎の凹状，胸椎の円形の有無を観察する（図Ⅳ-66）． ・脊柱の側弯状態：患者に前屈してもらい背部の高さの違いを左右で比較する．正常の場合，脊柱は正中位である（図Ⅳ-66）． ②触診：脊椎にそって触診をし，圧痛の有無を観察する．	脊椎前弯：腰椎の異常な凹み 脊椎後弯：胸椎の異常な円形 左右の高さの違いがある→脊柱側弯症（図Ⅳ-66） 脊柱側弯症は，思春期の女性に多い． 外傷がなく，背部痛を訴える場合，転移性骨腫瘍・骨粗鬆症などによる病的骨折の可能性がある．

(3) 各関節部位のアセスメント
①視診と触診

視診では，関節の形，安定性，皮膚色，左右対称性を観察する．加えて，奇形，膨隆，筋萎縮の有無を確認する．

触診では，熱感，腫脹，結節圧痛，関節摩擦音の有無を観察する．

正常では，関節の変形はなく，左右対称であり，熱感，腫脹，圧痛等は見られない．

- **肩関節**：圧痛，腫脹，熱感がある場合，関節炎(arthritis)，滑液囊炎（bursitis）などが考えられる．
- **肘関節**：皮膚の発赤，熱感，腫脹がある場合，外傷や関節炎による肘頭の滑液囊炎が考えられる．圧痛，腫脹，結節，関節可動域の制限がある場合，リウマチ性の関節炎の可能性がある．
- **手関節**：腫脹，圧痛，結節が見られる場合，リウマチ性の関節炎が考えられる．圧痛がなく丸く腫れていて液体を含んだ結節腫（ganglion）が，手首ではよく見られる．指関節の硬く痛みがない結節は，骨粗鬆症で見られる．
- **股関節**：不安定で変形がある場合，骨折の可能性がある．
  圧痛，浮腫，関節可動域の制限，関節摩擦音（関節炎やその他の状態で，骨あるいは不整変性軟骨面がこすれることで生じる音または振動）が見られる場合，股関節の炎症や変形性股関節症が考えられる．
- **膝関節**：圧痛，熱感があり関節が柔らかい場合，関節滑膜炎（synovitis）の可能性がある．
  腫脹し，関節内に液の貯留が考えられる場合，Bulgeテスト[*]を行う．
- **足関節**：足の拇指が，赤く熱感があり痛みをともなっている場合，痛風の可能性がある．足根関節の後面の結節では，リウマチ性関節炎が疑われる．中足指節関節に痛みと圧痛がある場合，関節の炎症，リウマチ性関節炎が考えられる．

---

[*] 患者に仰臥位になってもらい，膝関節の上部を3〜4回叩き，液を移動させる．次に，膝関節の外側を軽く叩き（または，押さえ），膝関節部位に，液の波動によるふくらみがでるかどうかを診る．少量（4〜8mℓ）の液の貯留でも波動が見られる．

②関節可動域（ROM：range of motion）

各関節で可動域を測定する．検者は，各関節の動きを自ら示し，患者にまねしてもらう．正確な角度測定が必要な場合，角度計を使用する（図Ⅳ-67）．自動運動に制限がある場合，他動運動による関節可動域も確認する（表Ⅳ-9）．

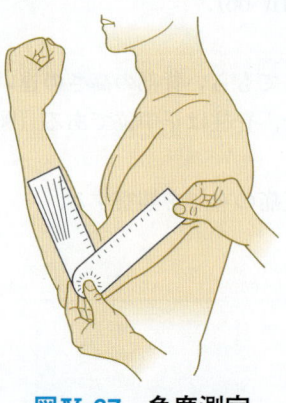

図Ⅳ-67　角度測定

表Ⅳ-9　関節可動域表示および測定法

A. 上肢

部位名	運動方向	参考可動域角度	基本軸	移動軸	測定部位および注意点	参考図
肩甲帯 shoulder girdle	屈曲 flexion	20	両側の肩峰を結ぶ線	頭頂と肩峰を結ぶ線		
	伸展 extension	20				
	挙上 elevation	20	両側の肩峰を結ぶ線	肩峰と胸骨上縁を結ぶ線	背面から測定する	
	引き上げ（下制） depression	10				
肩 shoulder（肩甲帯の動きを含む）	屈曲（前方挙上） forward flexion	180	肩峰を通る床への垂直線（立位または坐位）	上腕骨	前腕は中間位とする 体幹が動かないように固定する 脊柱が前後屈しないように注意する	
	伸展（後方挙上） backward extension	50				
	外転（側方挙上） abduction	180	肩峰を通る床への垂直線（立位または坐位）	上腕骨	体幹の側屈が起こらないように，90°以上になったら前腕を回外することを原則とする →［その他の部位］参照	
	内転 adduction	0				
	外旋 external rotation	60	肘を通る前額面への垂直線	尺骨	上腕を体幹に接して，肘関節を前方90°に屈曲した肢位で行う 前腕は中間位とする →［その他の部位］参照	
	内旋 internal rotation	80				
	水平屈曲 horizontal flexion (horizontal abduction)	135	肩峰を通る矢状面への垂直線	上腕骨	肩関節を90°外転位とする	
	水平伸展 horizontal extension (horizontal abduction)	30				
肘 elbow	屈曲 flexion	145	上腕骨	橈骨	前腕は回外位とする	
	伸展 extension	5				
前腕 forearm	回内 pronation	90	床への垂直線	手指を伸展した手掌面	肩の回旋が入らないように肘を90°に屈曲する	
	回外 supination	90				
手 wrist	屈曲（掌屈） flexion(palmar flexion)	90	橈骨	第2中手骨	前腕は中間位とする	
	伸展（背屈） extension (dorsi flexion)	70				
	橈屈 radial deviation	25	前腕の中央線	第3中手骨	前腕を回内位で行う	
	尺屈 ulnar deviation	55				

表Ⅳ-9 関節可動域表示および測定法(つづき)

B. 手指

部位名	運動方向	参考可動域角度	基本軸	移動軸	測定部位および注意点	参考図
母指 thumb	橈側外転 radial abduction	60	示指(橈骨の延長上)	母指	以下の手指の運動は，原則として手指の背側に角度計を当てる運動は手掌面とする	
	尺側内転 ulnar adduction	0				
	掌側外転 palmar abduction	90			運動は手掌面に直角な面とする	
	掌側内転 palmar adduction	0				
	屈曲(MP) flexion	60	第1中手骨	第1基節骨		
	伸展(MP) extension	10				
	屈曲(IP) flexion	80	第1基節骨	第1末節骨		
	伸展(IP) extension	10				
指 fingers	屈曲(MP) flexion	90	第2〜5中手骨	第2〜5基節骨	→［その他の部位］参照	
	伸展(MP) extension	45				
	屈曲(PIP) flexion	100	第2〜5基節骨	第2〜5中節骨		
	伸展(PIP) extension	0				
	屈曲(DIP) flexion	80	第2〜5中節骨	第2〜5末節骨	DIPは10°の過伸展を取りうる	
	伸展(DIP) extension	0				
	外転 abduction		第3中手骨延長線	第2,4,5指軸	中指の運動は橈側外転，尺側外転とする →［その他の部位］参照	
	内転 adduction					

表Ⅳ-9 関節可動域表示および測定法（つづき）

C. 下肢

部位名	運動方向	参考可動域角度	基本軸	移動軸	測定部位および注意点	参考図
股 hip	屈曲 flexion	125	体幹と平行線	大腿骨（大転子と大腿骨外果の中心を結ぶ線）	骨盤と脊柱を十分に固定する 屈曲は背臥位、膝屈曲位で行う 伸展は腹臥位、膝伸展位で行う	
	伸展 extension	15				
	外転 abduction	45	両側の上前腸骨棘を結ぶ線の垂直線	大腿中央線（上前腸骨棘より膝蓋骨中心を結ぶ線）	背臥位で骨盤を固定する 下肢は外旋しないようにする 内転の場合は、反対側の下肢を屈曲挙上してその下を通して内転させる	
	内転 adduction	20				
	外旋 external rotation	45	膝蓋骨より下ろした垂直線	下腿中央線（膝蓋骨中心より足関節内外果中央を結ぶ線）	背臥位で、股関節と膝関節を90°屈曲位にして行う 骨盤の代償を少なくする	
	内旋 internal rotation	45				
膝 knee	屈曲 flexion	130	大腿骨	腓骨（腓骨頭と外果を結ぶ線）	股関節を屈曲位で行う	
	伸展 extension	0				
足 ankle	屈曲（底屈）flexion (plantar flexion)	45	腓骨への垂直線	第5中足骨	膝関節を屈曲位で行う	
	伸展（背屈）extension (dorsi flexion)	20				
足部 foot	外がえし eversion	20	下腿軸への垂直線	足底面	足関節を屈曲位で行う	
	内がえし ineversion	30				
	外転 abduction	10	第1、第2中足骨のあいだの中央線	同左	足底で足の外縁または内縁で行うこともある	
	内転 adduction	20				
拇指（趾） great toe	屈曲(MP) flexion	35	第1中足骨	第1基節骨		
	伸展(MP) extension	60				
	屈曲(IP) flexion	60	第1基節骨	第1末節骨		
	伸展(IP) extension	0				
足指 toes	屈曲(MP) flexion	35	第2〜5中足骨	第2〜5基節骨		
	伸展(MP) extension	40				
	屈曲(PIP) flexion	35	第2〜5基節骨	第2〜5節骨		
	伸展(PIP) extension	0				
	屈曲(DIP) flexion	50	第2〜5中節骨	第2〜5末節骨		
	伸展(DIP) extension	0				

表Ⅳ-9　関節可動域表示および測定法（つづき）

D. 体幹

部位名	運動方向		参考可動域角度	基本軸	移動軸	測定部位および注意点	参考図
頸部 cervical spine	屈曲（前屈）flexion		60	肩峰を通る床への垂直線	耳孔と頭頂を結ぶ線	頭部体幹の側面で行う 原則として腰かけ坐位とする	
	伸展 extension		50				
	回旋 rotation	左回旋	60	両側の肩峰を結ぶ線への垂直線	鼻梁と後頭結節を結ぶ線	腰かけ坐位で行う	
		右回旋	60				
	側屈 lateral bending	左側屈	50	第7頸椎棘突起と第1仙椎の棘突起を結ぶ線	頭頂と第7頸椎棘突起を結ぶ線	体幹の背面で行う 腰かけ坐位とする	
		右側屈	50				
胸腰部 thoracic and lumbar spines	屈曲（前屈）flexion		45	仙骨後面	第1胸椎棘突起と第5腰椎棘突起を結ぶ線	体幹側面より行う 立位、腰かけ坐位または側臥位で行う 股関節の運動が入らないように行う →[その他の部位] 参照	
	伸展（後屈）extension		30				
	回旋 rotation	左回旋	40	両側の後上腸骨棘を結ぶ線	両側の肩峰を結ぶ線	坐位で骨盤を固定して行う	
		右回旋	40				
	側屈 lateral bending	左側屈	50	ジャコビー(Jacoby)線の中点に立てた垂直線	第1胸椎棘突起と第5腰椎棘突起を結ぶ線	体幹の背面で行う 腰かけ坐位または立位で行う	
		右側屈	50				

E. その他の部位

部位名	運動方向	参考可動域角度	基本軸	移動軸	測定部位および注意点	参考図
肩 shoulder（肩甲骨の動きを含む）	外旋 external rotation	90	肘を通る前額面への垂直線	尺骨	前腕は中間位とする 肩関節は90°外転し、かつ肘関節は90°屈曲した肢位で行う	
	内旋 internal rotation	70				
	内転 adduction	75	肩峰を通る床への垂直線	上腕骨	20°または45°肩関節屈曲位で行う 立位で行う	
母指 thumb	対立 opposition				母指先端と小指基部（または先端）との距離(cm)で表示する	
指 fingers	外転 abduction		第3指中手骨延長線	第2, 4, 5指軸	中指先端と第2, 4, 5指先端との距離(cm)で表示する	
	内転 adduction					
	屈曲 flexion				指尖と近位手掌皮線(proximal palmar crease)または遠位手掌皮線(distal palmar crease)との距離(cm)で表示する	
胸腰部 thoracic and lumbar spines	屈曲 flexion				最大屈曲は、指先と床の間の距離(cm)で表示する	

F. 顎関節

顎関節 temporomandibular joint	・開口位で上顎の正中線で、上歯と下歯の先端とのあいだの距離(cm)で表示する ・左右偏位(lateral deviation)は上顎の正中線を軸として下歯列の動きの距離を左右ともcmで表示する ・参考値は上下第1切歯列対向縁線間の距離5.0cm、左右偏位は1.0cmである

（日本整形外科学会，日本リハビリテーション医学会関節可動域合同委員会（1995）資料より転載）

③徒手筋力テスト

徒手筋力テスト（MMT：manual muscle test）の判定（表Ⅳ-10）

　まず，自動運動が可能かどうかを観察し，その後，力を加えて判断する．加える力は一定とし，左右差の有無を診る．この検査を行うためには下記の検査を行う筋の作用をよく理解し，**検者は反対方向に力を加えて評価する**．通常は，まず自動運動ができればMMT 3以上，自動運動不可なら2以下と見る．

表Ⅳ-10　徒手筋力テスト（MMT, manual muscle test）

スケール	状況	基準
5	十分な力に対抗して動かせる	normal
4	いくつかの力に対抗して動かせる	good
3	力を加えなければ，重力に打ち勝って動かせる	fair
2	重力を解除した状態で動かせる	poor
1	筋の収縮が見られる	trace
0	筋の収縮も見られない	zero

〈主な筋の作用〉
- 肩（僧帽筋）：肩の挙上（図Ⅳ-68(a)）
- 三角筋：肩関節の外転（図Ⅳ-68(b)）
- 上腕二頭筋：肘関節の屈曲（図Ⅳ-68(c)）
- 上腕三頭筋：肘関節の伸展（図Ⅳ-68(d)）
- 橈側手根筋：手関節の橈側屈曲
- 中殿筋・小殿筋：股関節の外転（図Ⅳ-68(e)）
- 股関節の内転筋群：股関節の内転（図Ⅳ-68(f)）
- 大腿二頭筋・下腿三頭筋：膝関節の屈曲（図Ⅳ-68(g)）
- 大腿四頭筋：膝関節の伸展（図Ⅳ-68(h)）
- 腓腹筋：足部の底屈（図Ⅳ-68(i)）

※矢印は患者が筋を動かす方向を示す．検者は反対方向に力を加える

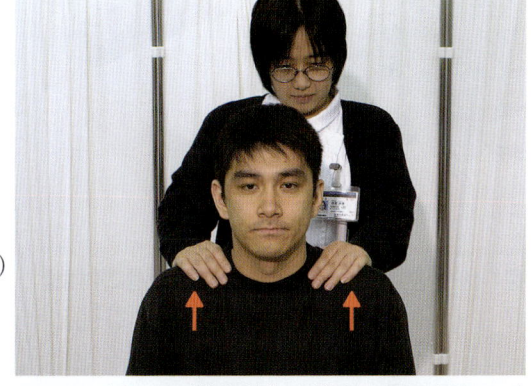

図Ⅳ-68(a)　肩（僧帽筋）：検者が肩を押し下げる動きに対応して肩を上げてもらう

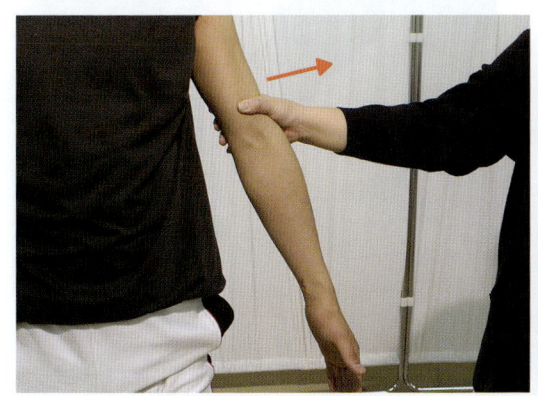

図Ⅳ-68(b)　三角筋：検者が上肢を押す動きに対応して，肩関節を外転して（手を横にあげて）もらう

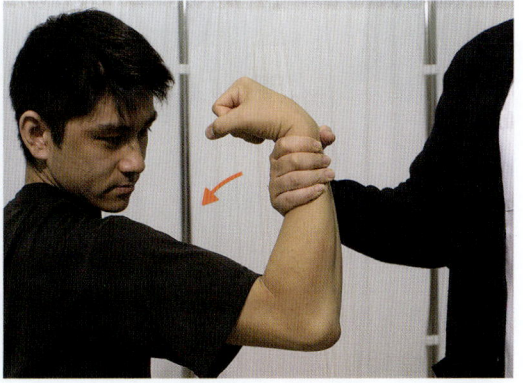

図Ⅳ-68(c)　上腕二頭筋：検者が肘を伸ばす動きに対応して肘を屈曲してもらう

※矢印は患者が筋を動かす方向を示す．検者は反対方向に力を加える

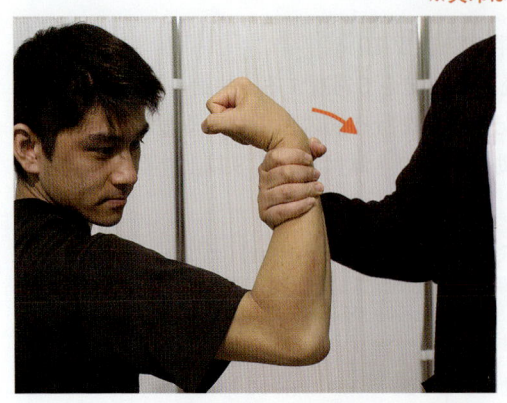

図Ⅳ-68(d)　上腕三頭筋：検者が肘を屈曲させる動きに対抗して伸展してもらう

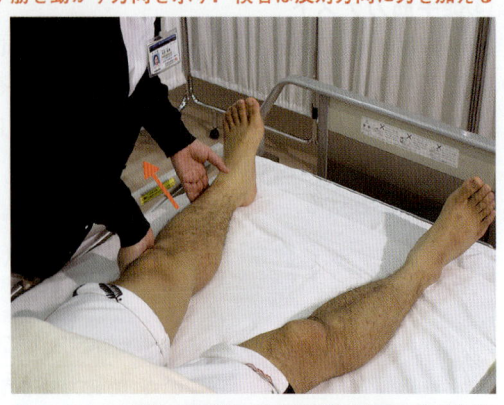

図Ⅳ-68(e)　中殿筋・小殿筋：検者が下肢を内側に押す動きに対応して，股関節を外転して(足を広げて)もらう

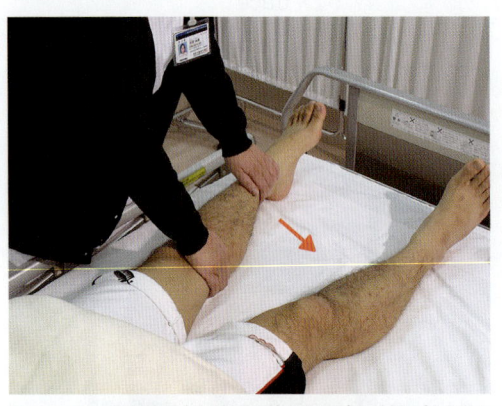

図Ⅳ-68(f)　股関節の内転筋群：検者が下肢を外側に押す動きに対応して，股関節を内転して(足をとじて)もらう

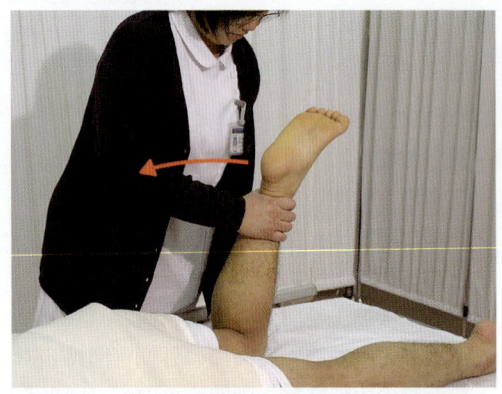

図Ⅳ-68(g)　大腿二頭筋・下腿三頭筋：腹臥位になってもらい，検者が膝関節を伸展させる動きに対抗して膝関節を屈曲してもらう

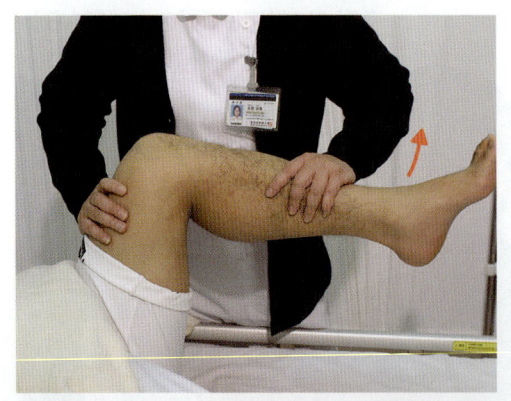

図Ⅳ-68(h)　大腿四頭筋：仰臥位になってもらい，検者が膝関節を屈曲させる動きに対抗して，膝関節を伸展して(足を伸ばして)もらう

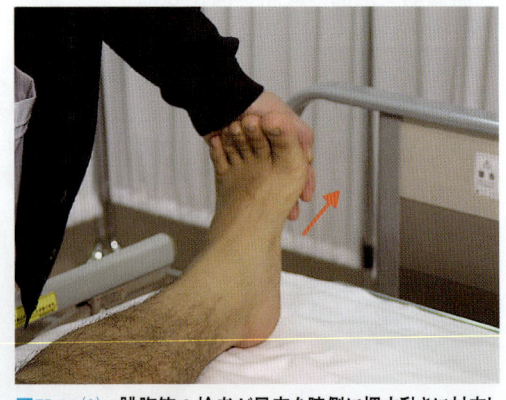

図Ⅳ-68(i)　腓腹筋：検者が足底を膝側に押す動きに対応して，足部を底屈して(検者の手を押して)もらう

10 神経系のフィジカルアセスメント

1 フィジカルアセスメントに必要な神経系の形態機能の基礎知識

[1] 脳・神経系

神経系は，中枢神経系と末梢神経系の2つに分類される（図Ⅳ-69）.

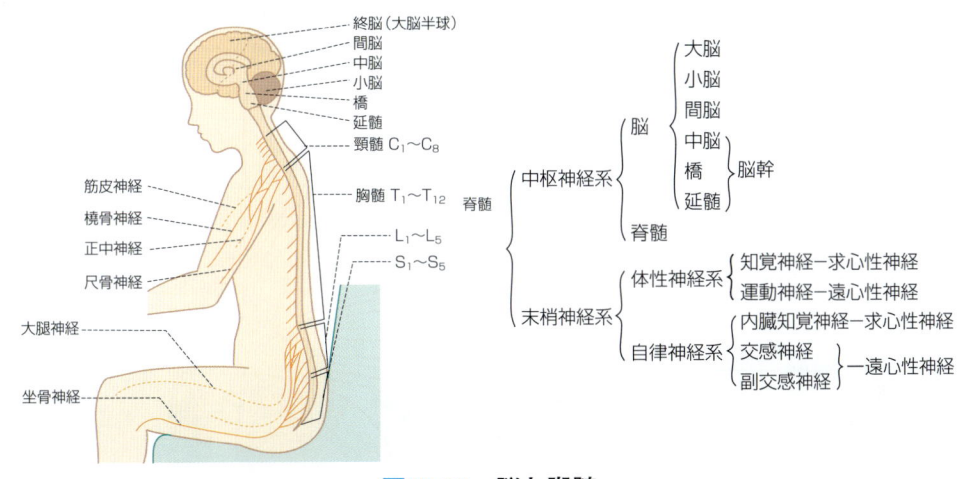

図Ⅳ-69　脳と脊髄

(中野昭一編（2000）図解生理学第2版，p.380，医学書院より転載，一部改変)

(1) 中枢神経系

　頭蓋腔，脊柱管を占める脳と脊髄からなる．脳は，延髄，橋，中脳，間脳（視床，視床下部），小脳，終脳（大脳半球）に分けられ，終脳と小脳，間脳を除いた部分を脳幹という．脊髄は，頸髄，胸髄，腰髄，仙髄，尾髄に分けられる．

　中枢神経系は，神経系の統合であり，指令本部として働いている．すなわち，感覚刺激を整理解釈し，過去の経験と現在の状況を勘案して，どのように反応するかを決定する．人間が人間らしくあるための中枢である．

　脳幹は，呼吸・循環などの生命活動を支配する重要な部位であり，すべての求心性神経線維と遠心性神経線維が集合した通路である．

第Ⅲ神経（動眼神経）〜第Ⅻ神経（舌下神経）は中脳・橋・延髄からでていて，それらの神経核が存在する．間脳は，視床，視床下部領域の総称である．視床は，身体内あるいは外界のあらゆる知覚刺激の情報を分析・認識して，知覚の機能局在にしたがって大脳皮質のそれぞれの知覚領野に配送する神経経路の主要な中継基地作用がある．また，上行性網様体賦活系と深い関係を持ち，意識の覚醒，大脳皮質全体の活性化にも関与する．

視床下部は，自律神経系の最高中枢として生体の恒常性を促進と抑制の両面から調整している．

小脳は，運動の協調・微調整を行っており，筋肉の緊張維持，姿勢保持に関与している．数々の運動機能の調整を行っている．

終脳には，脳表に大脳皮質（灰白質）があり神経細胞が密集している．大脳皮質の下層には，無数の神経細胞を連結する神経線維の集合体である大脳髄質（白質）がある．

脳は，髄膜（硬膜，くも膜，軟膜）で覆われ，頭蓋骨によって外力から守られている．

脊髄は，脳と末梢神経系の連絡路として機能するとともに，反射弓（反射に必要な神経路）を

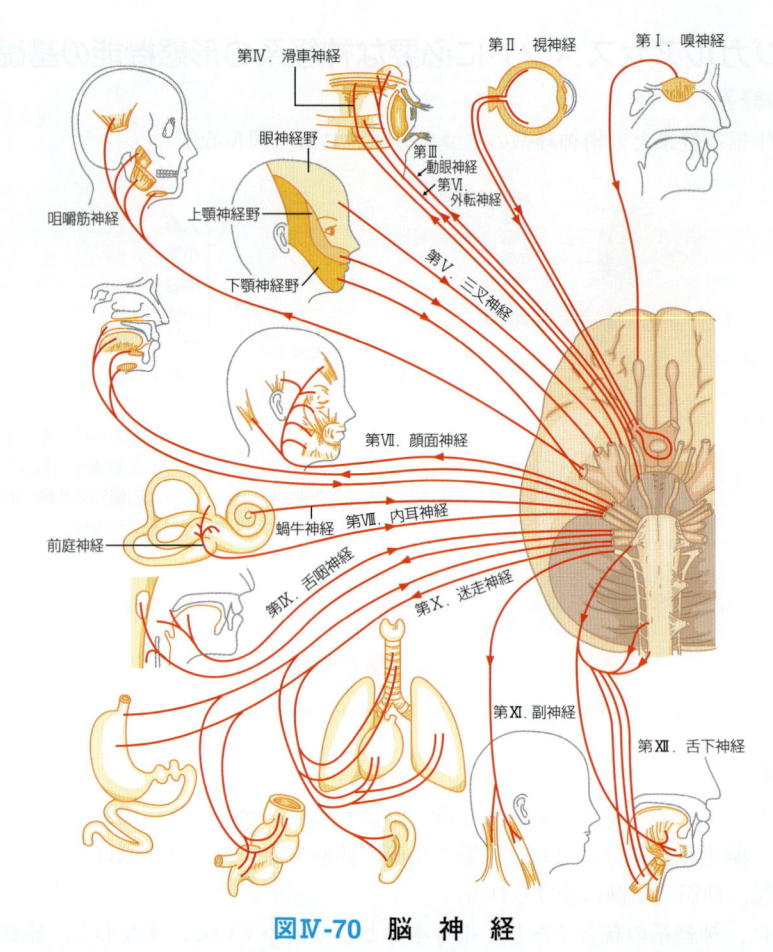

図Ⅳ-70 脳 神 経

（嶋井和世，永田 豊共訳（1986）マクノート"目でみる人体生理学"第4版，p.172，廣川書店より転載，McNaught, COMPANION TO ILLUSTRATED PHYSIOLOGY, 4/E, © 1983 Elsevier Inc with permission from Elsevier.）

形成している．

（2）末梢神経系

中枢神経系である脳や脊髄に出入りしている末梢の神経を指し，12対の脳神経系と31対の脊髄神経系からなる（形態学的分類）．

脳神経は，神経情報（impulse）を脳から直接末梢に，また末梢から直接脳に伝える（図Ⅳ-70）．

脊髄神経は，神経情報を脊髄から末梢に，また末梢から脊髄に伝える．これらの神経は，情報を伝える電線のような働きをし，末梢の感覚受容器からの感覚情報を中枢神経系に伝え，中枢神経系からの情報を末梢の筋や分泌腺に伝える．

また末梢神経系は，機能学的に，体性神経系と自律神経系（交感神経と副交感神経）に分類される．体性神経系は，感覚神経系と運動神経系に分けられ，感覚神経系は，末梢の感覚器から中枢神経系へ神経情報を伝える求心性の神経線維からなる．運動神経系は，中枢神経系から末梢の筋や分泌腺などの効果器に神経情報を伝える遠心性の神経線維からなり，神経情報は効果器に働いて運動などの反応を起こす．

神経線維の経路には，末梢から中枢に興奮を伝達する上行性（求心性）伝導路と，中枢から末梢に興奮を伝達する下行性（遠心性）伝導路がある（図Ⅳ-71）．下行性伝導路には，錐体路と錐体外路の2つがある．大脳皮質の運動野の錐体細胞からでて骨格筋の随意運動を支配している経路を錐体路という．錐体路は，延髄の錐体で左右が交叉するので，左の大脳皮質は身体の右半分

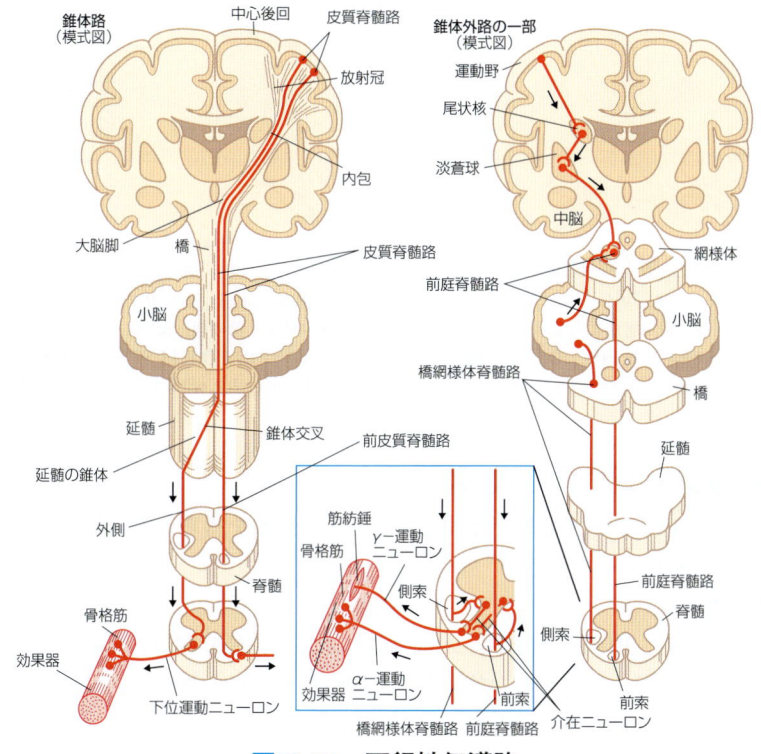

図Ⅳ-71　下行性伝導路

（嶋井和世監訳（2003）カラースケッチ　解剖学第3版，p.79，廣川書店より転載，THE ANATOMY COLORING BOOK, 3rd ed. by Wynn Kapit and Lawrence M. Elson. Copyright © 2002 by Wynn Kapit and Lawrence M. Elson. Reprinted by permission of Pearson Education, Inc.）

の運動を支配し，右の大脳は左半分の運動を支配する．同じく，大脳の錐体細胞からでてさまざまな神経回路を経て骨格筋を支配する下行伝導路を錐体外路という．錐体外路は，無意識的に，大きな筋群の協調運動を司り複雑な動きを円滑にする働きがある．

(3) 反射

　反射とは，皮膚・筋肉や関節などの感覚受容器が，外部または身体内部の刺激によって生じた興奮を，中枢神経系に伝え，シナプス（神経細胞の結合部分）を介して，末梢の筋肉などの効果器に常に一定の反応を，無意識のうちに引き起こす現象である．

　反射中枢が，脊髄にある反射を脊髄反射といい，伸張反射（膝蓋腱反射など：図Ⅳ-72(a)）・屈曲反射（逃避反射ともいう）（図Ⅳ-72(b)）などがある．脊髄反射には，反射経路（反射弓）がいくつのシナプスを介するかにより，単シナプス反射（1つのシナプスのみの反射）と多シナプス反射（2つ以上のシナプスを介する反射）がある[2]．

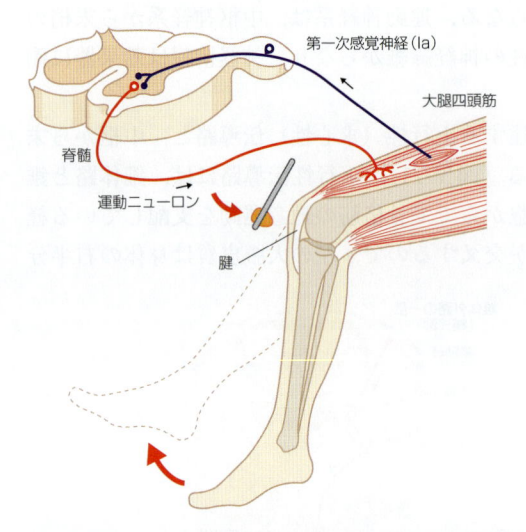

図Ⅳ-72(a)　膝蓋腱反射（伸張反射）の経路
（嶋井和世，永田　豊共訳（1986）マクノート"目でみる人体生理学"第4版，p.178，廣川書店より転載，McNaught, COMPANION TO ILLUSTRATED PHYSIOLOGY, 4/E, © 1983 Elsevier Inc with permission from Elsevier.）

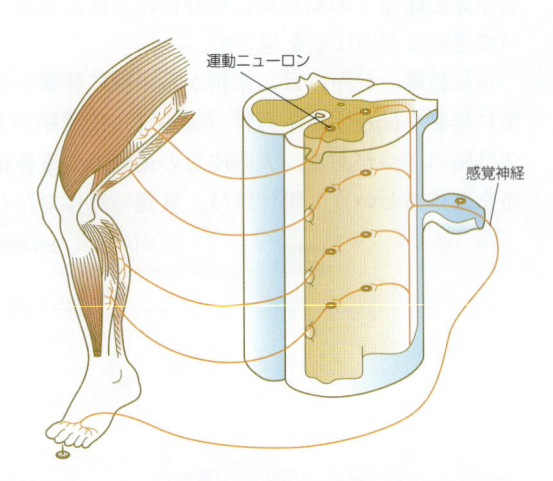

図Ⅳ-72(b)　屈曲反射（逃避反射）の経路
（嶋井和世，永田　豊共訳（1986）マクノート"目でみる人体生理学"第4版，p.179，廣川書店より転載，McNaught, COMPANION TO ILLUSTRATED PHYSIOLOGY, 4/E, © 1983 Elsevier Inc with permission from Elsevier.）

❷ 神経系のフィジカルアセスメント

　神経系のフィジカルアセスメントでは本人から十分な情報を得られない場合も多いので，必要時家族に問診，インタビューを行う．

〔1〕**主観的情報**
(1) 症状：麻痺，痺れ，頭痛，めまい，ふらつき，ふるえ，知覚鈍麻，視野狭窄，聴覚低下，理解力低下，嚥下困難，排泄障害，筋力低下，記憶力低下の有無について
(2) 既往歴：頭部外傷，脊髄外傷の有無
(3) 家族歴：脳腫瘍，アルツハイマー型認知症，てんかんなど

〔2〕**客観的情報**
　脳神経系のアセスメントにおいては，一連のアセスメントのなかで，意識（見当識）や，認

知・記憶・言語などに関するアセスメントを同時に行う必要がある.

表Ⅳ-11　3-3-9度方式による意識障害の分類(JCS)

Ⅰ. 刺激しないでも覚醒している状態（1桁で表現）
　　(delirium, confusion, senselessness)
　　1. 大体意識清明だが，今ひとつはっきりしない
　　2. 見当識障害がある
　　3. 自分の名前，生年月日がいえない
Ⅱ. 刺激すると覚醒する状態－刺激をやめると眠り込む－
　　（2桁で表現）
　　(stupor, lethargy, hypersomnia, somnolence, drowsiness)
　　10. 普通の呼びかけで容易に開眼する
　　　　〔合目的的な運動（たとえば，右手を握れ，離せ）をするし言葉も出るが間違いが多い〕
　　20. 大きな声または体をゆさぶることにより開眼する
　　　　〔簡単な命令に応ずる．たとえば離握手〕
　　30. 痛み刺激を加えつつ呼びかけを繰り返すと辛うじて開眼する
Ⅲ. 刺激をしても覚醒しない状態（3桁で表現）
　　(deep coma, coma, semicoma)
　　100. 痛み刺激に対し，はらいのけるような動作をする
　　200. 痛み刺激で少し手足を動かしたり，顔をしかめる
　　300. 痛み刺激に反応しない
　　注　R：restlessness，I：incontinence
　　　　A：akinetic mutism, apallic state
　　例：100-I；20-RI

(山下純宏：脳に特異な症候, 山浦　晶ほか (2002) 標準脳神経外科学第9版, p.89, 医学書院より転載)

表Ⅳ-12　グラスゴーコーマスケール(GCS)

1. 開眼 (eye opening, E)
　　自発的に可　　　　　　　　　　　　　E4
　　呼びかけに応じて　　　　　　　　　　3
　　痛み刺激に対して　　　　　　　　　　2
　　なし　　　　　　　　　　　　　　　　1
2. 発語 (verbal response, V)
　　オリエンテーションよし　　　　　　　V5
　　混乱　　　　　　　　　　　　　　　　4
　　不適当な発語　　　　　　　　　　　　3
　　発音のみ　　　　　　　　　　　　　　2
　　なし　　　　　　　　　　　　　　　　1
3. 最良の運動機能 (motor response, M)
　　命令に応じて可　　　　　　　　　　　M6
　　局所的にある　　　　　　　　　　　　5
　　逃避反応として　　　　　　　　　　　4
　　異常な屈曲運動　　　　　　　　　　　3
　　伸展反射　　　　　　　　　　　　　　2
　　なし　　　　　　　　　　　　　　　　1

注　EMV score（反応の合計点）は3～15に分かれる．
　　合計点が3ないし4は昏睡を示す．

(山下純宏：脳に特異な症候, 山浦　晶ほか (2002) 標準脳神経外科学第9版, p.89, 医学書院より転載)

(1) 意識状態

意識の程度を測定する指標として，ジャパンコーマスケール（Japan Coma Scale：JCS）（表Ⅳ-11）とグラスゴーコーマスケール（Glasgow Coma Scale：GCS）（表Ⅳ-12）がある．意識障害には，脳に原因がある場合（脳内出血・脳炎など）と，それ以外に原因がある場合（低酸素症・低血糖など）がある．意識状態は，他の症状やバイタルサインとあわせて経時的に観察する．脳は呼吸・循環などの人間の生命活動を司っており，意識状態の把握は，脳の機能をアセスメントするために非常に重要な指標である．

(2) 脳神経系のアセスメント

脳神経系のアセスメントにより，簡便な方法で脳幹部の異常な兆候を把握することができ，看護師が患者の身体的情報を収集するための有用な手段である．

● 第Ⅰ脳神経（嗅神経）

鼻を片方ずつ押してふさいでもらい，ペパーミントなど香りのする液体を鼻腔に近づけ，においがわかるかどうかを聞く．お酢やアンモニアなど，強いにおいのするものは三叉神経を刺激するので使用しない．

● 第Ⅱ脳神経（視神経）

対光反射：目に光を射すと瞳孔が収縮する反射である．ペンライトを瞳孔に当て，収縮を観察する（図Ⅳ-73(a)）．正常では，光を射した方の瞳孔が収縮し（直接対光反射），光を射してない瞳孔も収縮する（間接対光反射）．光刺激が脳幹部で反対側の動眼神経核にも伝わるため両側の瞳孔が収縮する．対光反射は，求心路は視神経で，遠心路は動眼神経である．

内容・方法・正常所見	異常例
光を当てると，瞳孔が収縮する（直接対光反射，間接対光反射ともにあり）． 瞳孔の大きさは，左右同じ大きさで，2.5～4.0 mmが正常範囲である．	直接対光反射と間接対光反射の左右の組み合わせで，障害部位が特定できる．対光反射の消失，瞳孔不同が見られる場合，頭蓋内圧亢進による脳ヘルニアが考えられる．

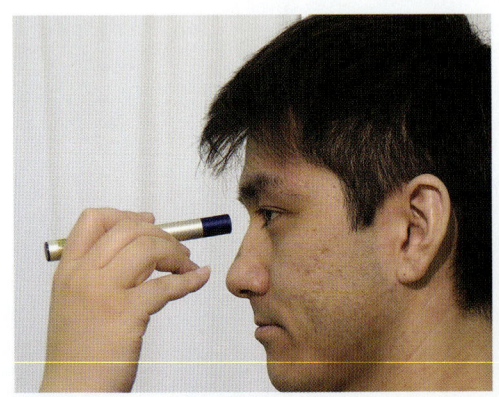

図Ⅳ-73(a) 対光反射
目の外側からペンライトで光を入れる

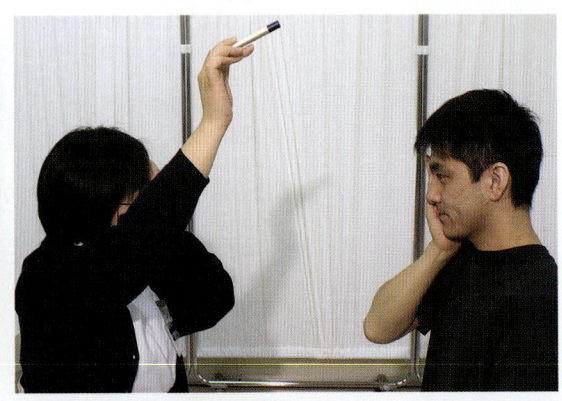

図Ⅳ-73(b) 視野検査
向かい合って坐り，同じ側の目を覆う．視線はまっすぐにしてもらう

視野検査：患者と向かいあって座り，向かいあった同側（検者が右側なら患者は左側）の目を覆い，視線はまっすぐなまま1点を見つめてもらい，自分の視野範囲で相手の視野範囲を確認する（図Ⅳ-73(b)）.

内容・方法・正常所見	異常例
正常な場合，検者の視野範囲と同じとなる.	検者と視野が異なる．視覚路の障害部位によって，視野欠損の範囲が異なる（図Ⅳ-74）.

眼底検査：眼底を観察する（詳細は，頭部・頸部のフィジカルアセスメントの項を参照）.

● 第Ⅲ脳神経（動眼神経）・第Ⅳ脳神経（滑車神経）・第Ⅵ脳神経（外転神経）

外眼筋運動：6方向での眼球の動きを診る．両眼で，検者の指の動きを追うよう指示する．眼振の有無を確認するため，各位置で一度止める（図Ⅳ-75）．正常では両眼ともスムースに指を追え，眼振は見られない.

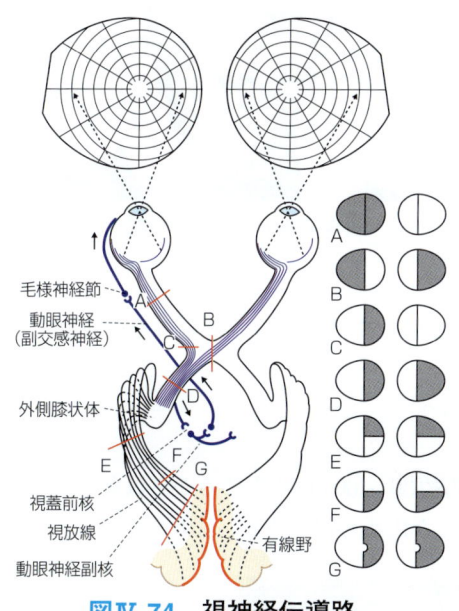

図Ⅳ-74　視神経伝導路

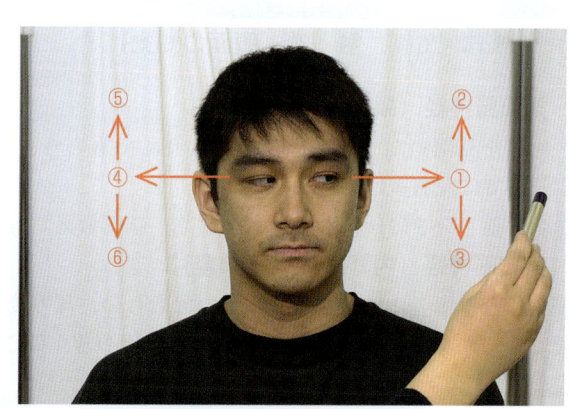

図Ⅳ-75　外眼筋運動

（有田　眞，山田和廣編（2002）看護テキスト 生理学第2版，p.230，ヌーヴェルヒロカワより転載，一部改変）

● 第Ⅴ脳神経（三叉神経）

内容・方法・正常所見	異常例
触覚（顔面の知覚）：患者に目を閉じてもらい，綿などで左右の額・頬・顎の3領域を触り，左右の知覚の有無，左右差を観察する（図Ⅳ-76(a)）．正常では左右差なく，すべての領域で知	

内容・方法・正常所見	異常例
覚できる． **咬筋の動き**：歯を食いしばるよう指示し，咬筋の動きを触診する．または，両手を頬に当てて，ゆっくりと口を開け閉めしてもらう（図Ⅳ-76(b)）．正常では左右差や麻痺は見られない． **角膜反射**：角膜に綿などで軽く触れ，閉瞼するかを診る．	三叉神経・脳幹の障害では両側性に，顔面神経の障害では障害側で角膜反射の減弱または消失が見られる．

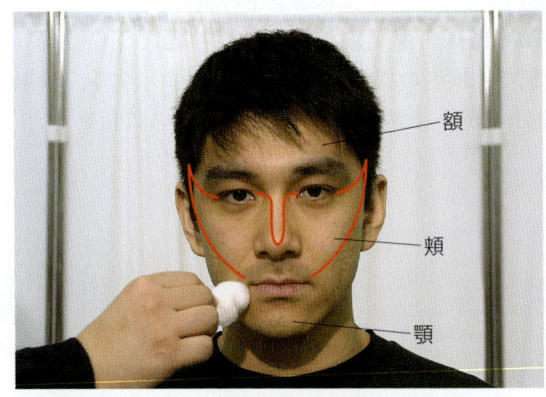

図Ⅳ-76(a) 触　覚（顔面の知覚）

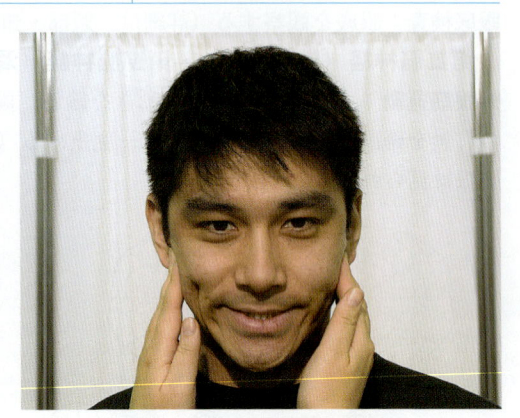

図Ⅳ-76(b) 咬筋の動き

● **第Ⅶ脳神経（顔面神経）**
・両目を見開いたり，パチパチしたりしてもらう．頬を膨らませてもらい，左右差を観察する．正常では左右差は見られない．
・舌の前2／3に砂糖水や塩水を塗り，味を教えてもらう．

● **第Ⅷ脳神経（内耳神経（聴神経））**
聴力検査：患者に片方ずつ耳を塞いでもらい，耳の後ろ約30～60 cmのところから数をささやき，聞こえるかを確認する．聞こえなければ近づき，聞こえた距離を記録する．片耳ずつ行う（図Ⅳ-

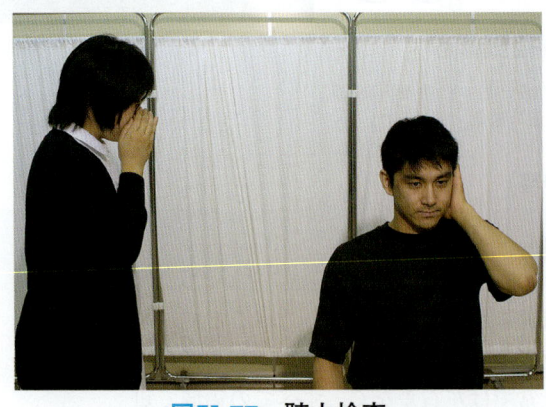

図Ⅳ-77　聴力検査

77).
ウェーバーテスト，リンネテスト：視聴覚系のフィジカルアセスメントの項参照
● **第Ⅸ脳神経（舌咽神経）・第Ⅹ脳神経（迷走神経）**
・患者に，口をあけて「あー」と言ってもらう．軟口蓋と咽頭後壁の動きが左右対称であるか観察する（図Ⅳ-78）．正常では左右対称に動き，口蓋垂は正中に位置する．麻痺がある場合，口蓋垂は健側に偏る．
・少量の水を飲んでもらい，嚥下を観察する．
咽頭反射：舌圧子で咽頭後壁を刺激し，咽頭筋の収縮を診る．
● **第Ⅺ脳神経（副神経）**
僧帽筋の筋力：患者の肩を押さえ，肩をすくめて（肩を挙上して）もらう（筋骨格系のフィジカルアセスメントの項参照）．正常では検者の力に対抗できる．
胸鎖乳突筋の筋力：患者の頬に検者の片手を当て，それに抵抗するように顔を外側に向けてもらう（図Ⅳ-79）．正常では検者の力に対抗して顔を外側に向けられる．異常の場合，検者の力に対抗できない．

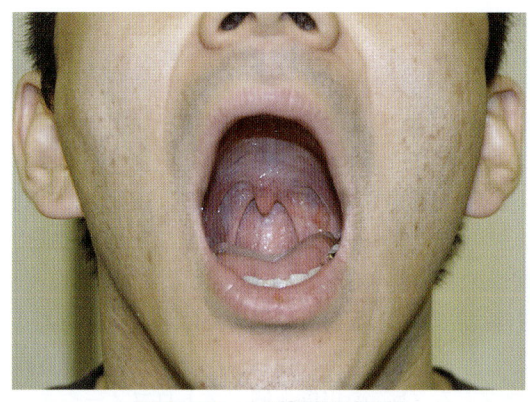

図Ⅳ-78　口蓋垂の観察

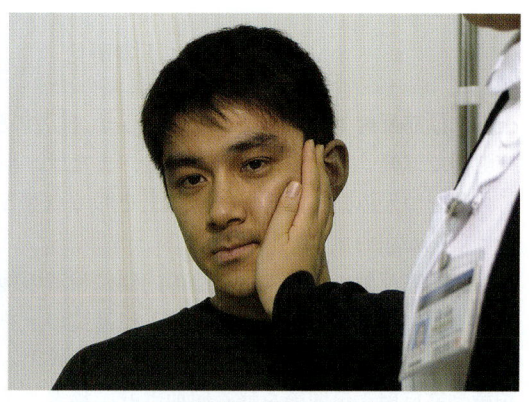

図Ⅳ-79　胸鎖乳突筋の筋力テスト

● **第Ⅻ脳神経（舌下神経）**
　大きく舌を前に出すように指示し，舌の偏位，萎縮，れん縮の有無を診る（図Ⅳ-80）．正常では舌をまっすぐ正中にだせ，偏位，萎縮，れん縮は見られない．麻痺がある場合，舌は麻痺側に偏位する．

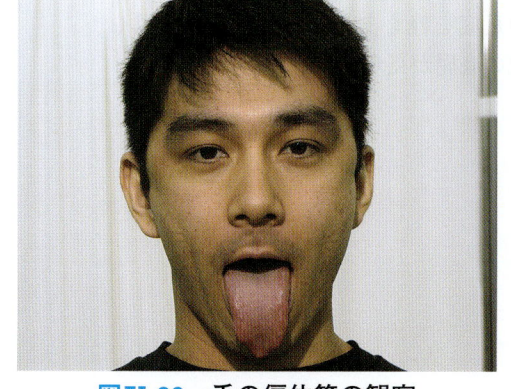

図Ⅳ-80　舌の偏位等の観察

(3) 反射

　反射の検査は，3つの反射（深部腱反射，表在性反射，病的反射）について行う．この検査により，脳幹から脊髄までの障害レベルをアセスメントすることができる．

深部腱反射：筋肉の端についている腱を刺激すると，その刺激が筋肉に伝えられ，筋肉が収縮する反射．膝蓋腱反射，アキレス腱反射などがある．

表在性反射：皮膚や粘膜への刺激が，脳に伝えられ，筋肉を収縮させる反射．角膜反射，咽頭反射などがある．

病的反射：錐体路が障害されると生じる異常な反射．バビンスキー反射・ゴードン反射・ホフマン反射などがある．

①深部腱反射

打腱器の使い方：拇指と示指でゆるく握り，力を抜く，スナップを利かせるように叩く．

　反射の出現には個人差があるため，必ず左右を叩き，左右差を観察する．歯を食いしばってもらったり，患者に臍のあたりで手を組み両手を引っ張ってもらったりすると，意識がその部位に集中し反射がでやすくなる場合がある[*]（反射は図Ⅳ-81のようにあらわす），関節は中間位にする．

内容・方法・正常所見	異常例
上腕二頭筋反射：肘関節を軽く屈曲させ，検者の腕で保持する．打腱器で，軽く上腕二頭筋腱を叩く．または，検者の拇指で患者の肘をつかみ，打腱器で拇指の上を叩く（図Ⅳ-82(a)）．正常では前腕が屈曲する．	**反射の亢進**：錐体路障害が考えられる．反射弓より上位の脳や脊髄の損傷がある場合，反射弓の抑制がとれるため，深部反射が亢進する．
上腕三頭筋反射：患者の肘関節の内側に検者の腕を入れ，肘関節の下から保持する．肘頭の上腕三頭筋腱の上を打腱器で直接軽く叩く（図Ⅳ-82(b)）．正常では前腕が伸展する．	**反射の減弱または消失**：脊髄より末梢の神経の損傷，脊髄そのものの損傷，筋ジストロフィーやギランバレー症候群などのために，反射弓または末梢神経の遮断・障害が考えられる．
腕橈骨筋反射：手関節を軽く屈曲させ，検者の手で支える（反射を感じやすい）．手首から約5 cm中枢側の橈骨筋下端を叩く（図Ⅳ-82(c)）．正常では肘の屈曲と前腕の回内が見られる．	
膝蓋腱反射：患者にベッドに座位になってもらう（床に足底を付けない）．膝蓋骨直下のくぼみを叩く（図Ⅳ-82(d)）．正常では下腿の伸展が見られる．	
アキレス腱反射：患者の足底を軽く支え，アキレス腱を叩く（図Ⅳ-82(e)）．正常では足の底屈が見られる．	

---

[*] 確実に腱の上を打てるように，正しい部位を理解しておく．

②上腕二頭筋の反射

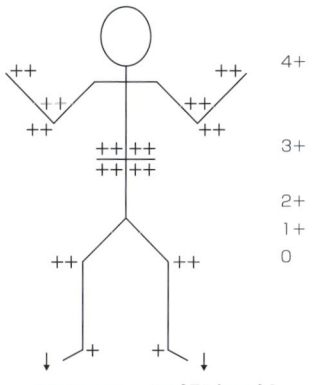

図Ⅳ-81　深部腱反射
4＋著明な亢進，3＋亢進，
2＋正常，1＋弱い，0＋消失

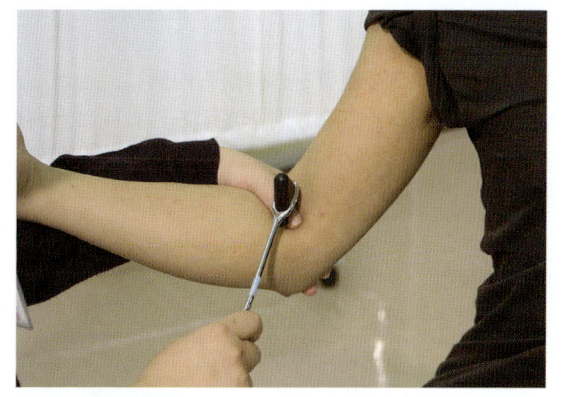

図Ⅳ-82(a)　上腕二頭筋反射

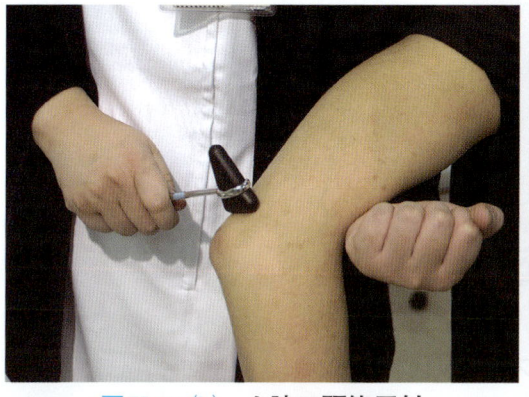

図Ⅳ-82(b)　上腕三頭筋反射

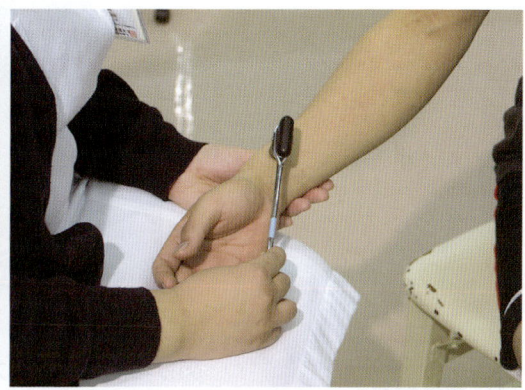

図Ⅳ-82(c)　腕橈骨筋反射

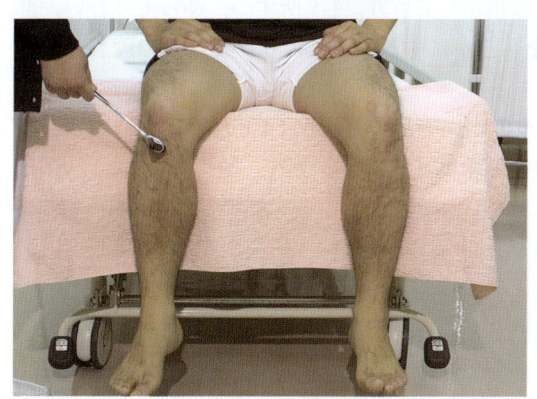

図Ⅳ-82(d)　膝蓋腱反射

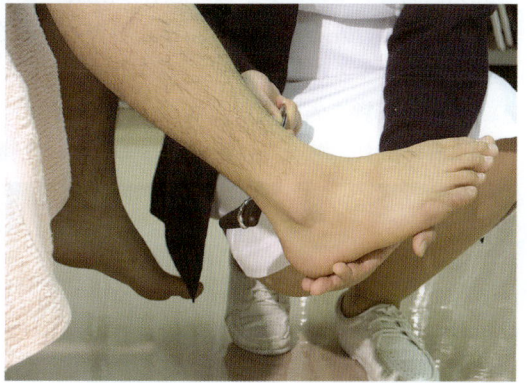

図Ⅳ-82(e)　アキレス腱反射

③表在性反射

内容・方法・正常所見	異常例
腹壁反射：患者の腹壁を外側から内側に，とがったものでこすり，腹壁の収縮を診る．右をこすると右側に，臍がこすった側に動く．	反射が見られない場合，その側の腹筋の麻痺が考えられる．両側で認められない場合，病的意味がないことが多い．

④病的反射

バビンスキー反射：足底の外側を踵からつま先に向けてこする（図Ⅳ-83）と，拇指が背屈する反射である．正常では，拇指が足底側に屈曲する．ただし，1歳未満では80％に見られる．

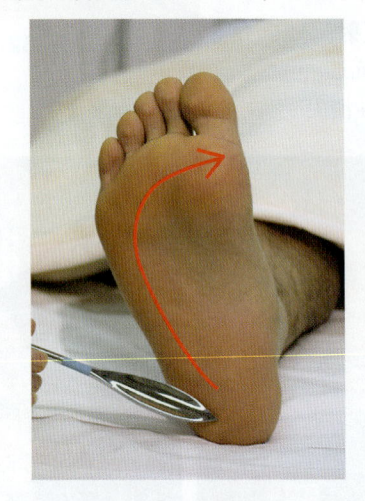

図Ⅳ-83　バビンスキー反射の診方

(4) 感覚機能

感覚機能のアセスメントは，患者に閉眼するよう指示して行う．1ヶ所ずつ，ゆっくり行い，部位による違い，左右差を診る．感覚障害の分布を明らかにすることにより，神経系の障害部位をアセスメントすることができる（図Ⅳ-85, 86）．

① **触覚・痛覚**：先が尖ったもの（図Ⅳ-84(a)）や先が丸いもの（図Ⅳ-84(b)）で，左右の四肢の皮膚に触れ，触っている場所および触れた物の形態を言ってもらう．

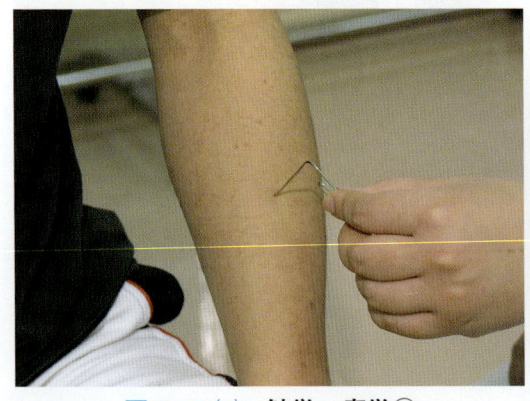

図Ⅳ-84(a)　触覚・痛覚①　　　　**図Ⅳ-84(b)　触覚・痛覚②**

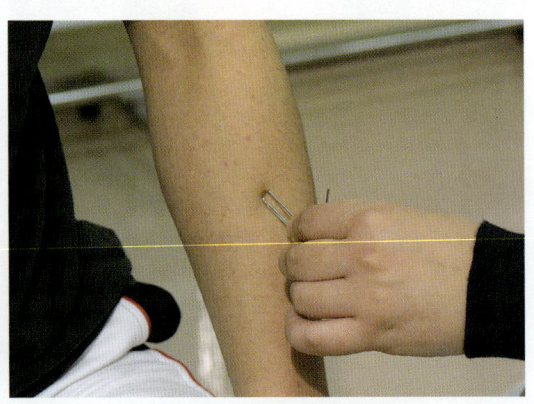

図Ⅳ-85　皮膚分節

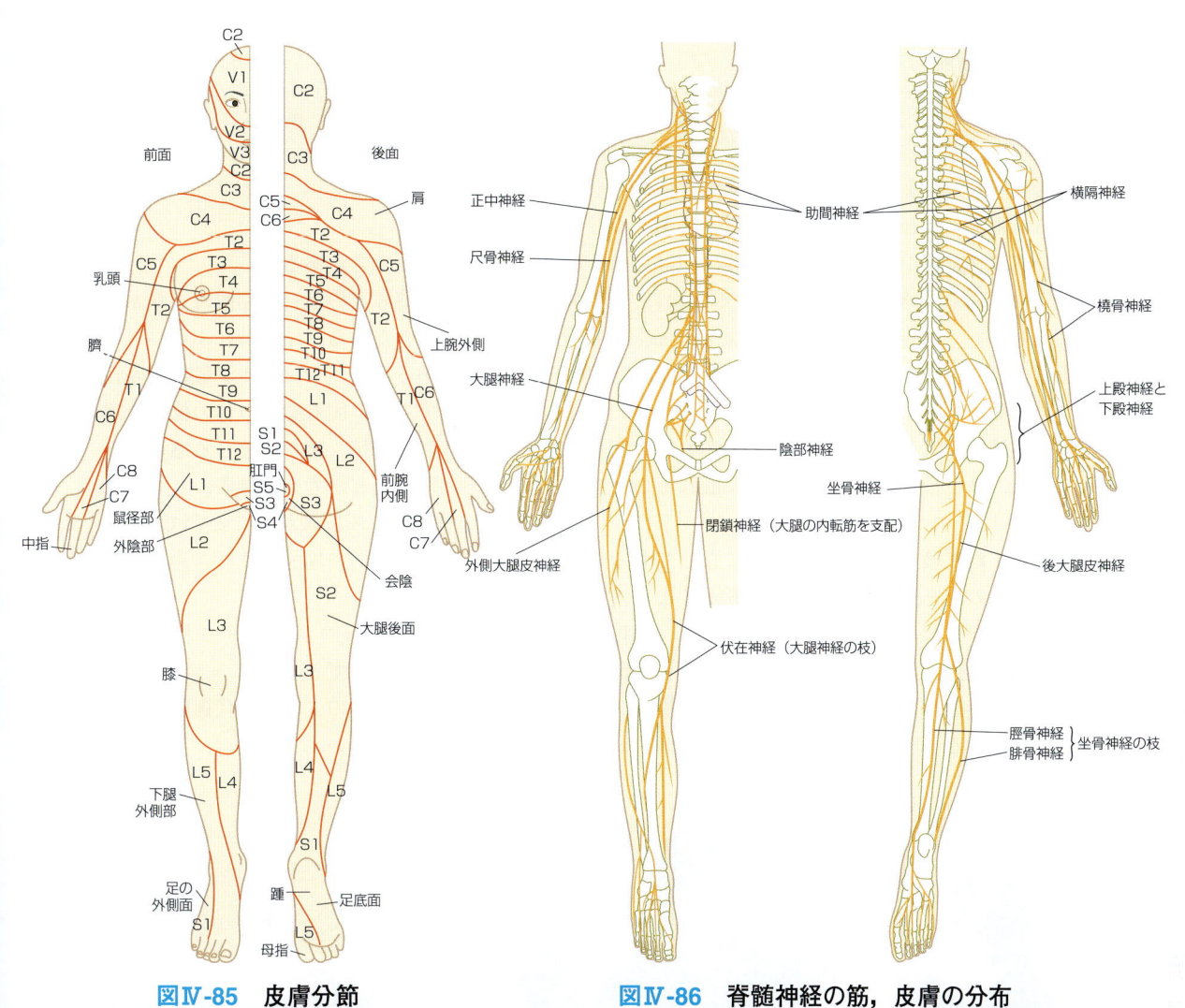

（嶋井和世監訳（2003）カラースケッチ　解剖学第3版，p.90，廣川書店より転載，THE ANATOMY COLORING BOOK, 3rd ed. by Wynn Kapit and Lawrence M. Elson. Copyright © 2002 by Wynn Kapit and Lawrence M. Elson. Reprinted by permission of Pearson Education, Inc.）

図Ⅳ-86　脊髄神経の筋，皮膚の分布

（菱沼典子（1997）看護形態機能学－生活行動からみるからだ，p57，日本看護協会出版会より転載）

② **温度覚**：温かいお湯や冷たい水を入れた容器を，皮膚に触れ，どちらが当たっているか答えてもらう．
③ **振動覚**：振動させた音叉（128Hz）を骨の突の突き出た部位に当て，振動を感じるか答えてもらう．胸骨で感じた強さを10として，その他の部位でどのくらい感じるか数値で答えてもらう方法もある．
④ **位置覚**：手の指を上下に動かし，動かした方向を言ってもらう．
⑤ **複合感覚**：クリップや鍵などを患者の手に置き，何であるか，答えてもらう（立体認知）．患者の手に，数字を書き，その数字を当ててもらう（皮膚書字覚）．クリップの先端を，皮膚の離れた場所2点に置き，2点の感覚の有無を聞く（2点識別覚）．左右対称に同じ場所に触れ，患者に触れた場所を当ててもらう．

(5) 小脳機能

内容・方法・正常所見	異常例
・診察室入室時より患者の歩行状態，立位のバランスを観察する．正常の場合，まっすぐにバランスよく歩行できる． **ロンベルグ試験**：患者に，両手を体につけ足をそろえて立ってもらい，ふらつきの有無を観察する．次に，20秒ほど目を閉じてもらい，同様に観察を行う．患者の転倒に備え，検者は，患者の近くに立って行う．正常の場合，開眼時も閉眼時もふらつきがない． **指鼻指試験**：患者に，患者の鼻と検者の指を交互に触れるよう指示し，鼻と指をスムーズに交互に触れることを確認する（図Ⅳ-87(a)）． **かかとすね試験**：患者に，仰臥位になってもらい，踵（かかと）で他方の足のすねの上をそって足部の方へ動かすよう指示する．正常の場合，踵がすねの上をそうことができる（図Ⅳ-87(b)）． **急速回内回外運動**：手を膝の上にのせ裏表の動き（前腕の急速な回内回外運動）をしてもらう．正常の場合，前腕を急速に回内回外できる（図Ⅳ-87(c)）．	ふらつきがある． 小脳障害の場合，開眼時よりふらつきがある．閉眼時にふらつきがある場合，ロンベルグ徴候が陽性であり，固有感覚（体の位置や運動，抵抗，重量を感じる感覚）の消失などが考えられる． スムーズに触れることができず，指が目的の場所より行き過ぎてしまう． 踵ですねの上をそうことができず，落ちてしまう． 回内回外のような交代運動が円滑に行えない．

図Ⅳ-87(a)　指鼻指試験

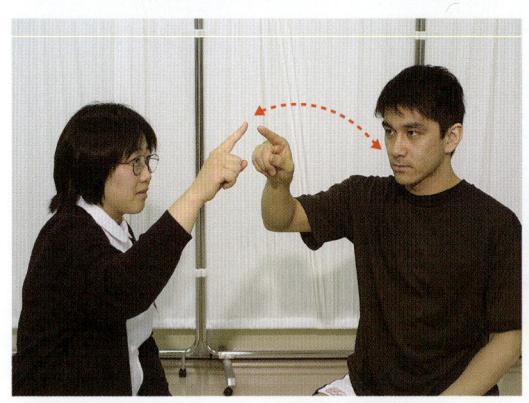

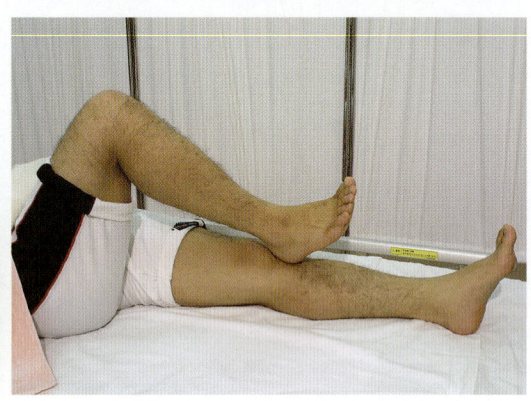

図Ⅳ-87(b)　かかとすね試験

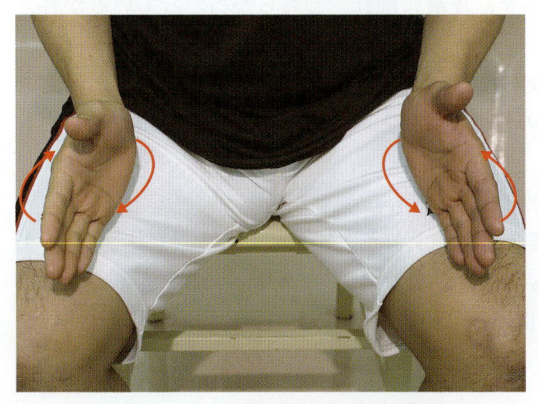

図Ⅳ-87(c)　急速回内回外運動

11 直腸・肛門, 生殖器系のフィジカルアセスメント

　米国の文献等では, 非常に詳しく直腸・肛門, 男性・女性の生殖器のフィジカルアセスメントに関して書かれているが, 本稿では, 日本の看護師が通常行う範囲のアセスメントを中心にまとめ, 器具等を用いた診察内容は含めない. 必要時は専門書を参考にされたい.

1 フィジカルアセスメントに必要な直腸・肛門, 生殖器系の形態機能の基礎知識

[1] 直腸・肛門

　直腸は, 大腸の末端にある長さ約15cmの器官であり, 3つの横ひだがあり一種の弁として働く. 大腸内で形成された糞便が直腸膨大部に到達し貯まると, 直腸膨大部は膨張し, そこにある伸展受容体によって膨張の程度が感知され, 刺激は求心性神経を経て仙髄にある排便中枢に届く. その刺激が排便中枢から大脳に届き, 便意を感じる.

　肛門の内側にある内肛門括約筋は, 平滑筋で不随意筋である. 排便中枢は, 副交感神経を介して内肛門括約筋を弛緩させる. これと同時に直腸縦走筋が収縮するため便が外へ押し出される. 外肛門括約筋は, 随意筋であり, 自分の意思で動かすことができるため, この肛門括約筋の収縮によってある程度排便を我慢することができる.

[2] 男性生殖器

　男性の生殖器は, 性腺である精巣, 精子の通路である精路（精巣上体, 精管, 射精管, 尿道）, 精路に付属して精液の液体成分等を分泌する付属生殖腺（精嚢, 前立腺, 尿道球腺）, 外性器（陰嚢, 陰茎）からなる（図Ⅳ-88）.

　精巣は生殖細胞である精子を産生するとともに, 内分泌器官として性ホルモンを産生分泌する. 男性の尿道は生殖器としての精路だけでなく, 泌尿器としての尿道の機能も持つ. 全長15～20cmで, 前立腺部, 隔膜部, 海綿体部からなっている.

　前立腺は, 膀胱と尿生殖隔膜との間にあり, 直径約4cmで, 尿道の前立腺部と射精管を取り囲んでいる.

　陰茎は円筒状の器官で, 陰茎海綿体, 尿道海綿体, 尿道からなる. ここも生殖器として, 精子を女性の腟内に送り込むとともに, 男性の尿路の一部でもある. 陰茎の皮膚は薄く, 皮下脂肪に乏しく発毛はない. 包皮が亀頭を包んでいる. 身体的, 心理的な刺激で性的な興奮が生じると,

副交感神経反射により陰茎の動脈拡張が起こり，多量の血液が海綿体に急速に流入する．これにより，海綿体内に血液が充満して陰茎が硬く拡張し，勃起した状態になる．

　陰嚢は，精巣，精巣上体，精管を入れる袋状の構造をしており，陰茎の後方に位置する．陰嚢の内部は2つの袋に分かれている．陰嚢の働きは，精巣内にある精子の生存のために体温より低温を作り出すための温度調節をすることである．

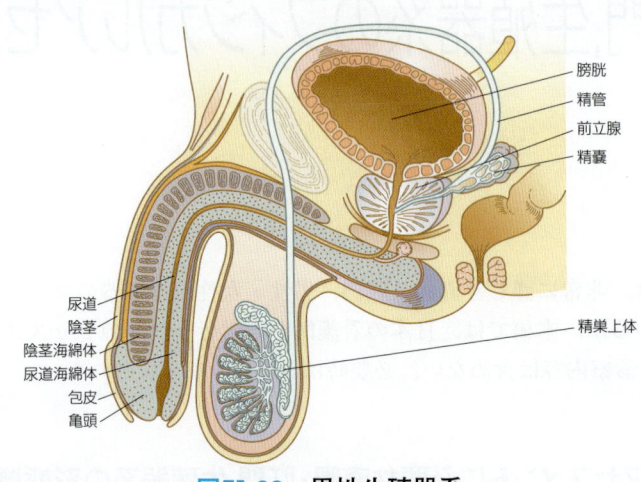

図Ⅳ-88　男性生殖器系

（藤本　淳編，柴田洋三郎（1998）看護テキスト　解剖学　第2版，p.160，ヌーヴェルヒロカワより転載，一部改変）

[3] 女性生殖器

　女性の生殖器は，骨盤内にある内性器（卵巣，卵管，子宮，腟）と外性器（外陰，乳房）からなる．卵巣は，性腺として排卵と性ホルモン分泌を行う．卵管，子宮は性ホルモンの作用を受けて受精，胎児の発育・出産に関与し，腟と外陰は性交に関与する（図Ⅳ-89，90）．

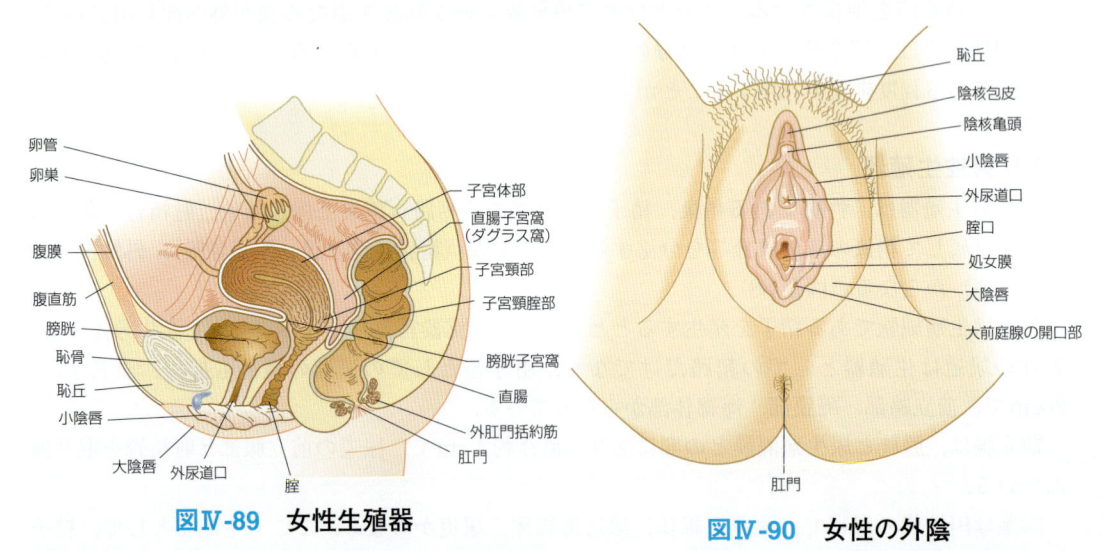

図Ⅳ-89　女性生殖器

（藤本　淳編，柴田洋三郎（1998）看護テキスト　解剖学　第2版，p.164，ヌーヴェルヒロカワより転載，一部改変）

図Ⅳ-90　女性の外陰

（藤本　淳編，柴田洋三郎（1998）看護テキスト　解剖学　第2版，p.169，ヌーヴェルヒロカワより転載，一部改変）

腟は外陰から子宮にいたる 7〜8 cm の管状の器官であり，交接器，分娩時の産道，月経時は月経血の排泄路という役割を持つ．腟の前方は膀胱と尿道，後方に直腸が接している．腟内はつねに酸性に保たれ，病原性のある微生物の進入を防いでいる．
　外陰は腟の入り口にあり，恥丘，大陰唇，小陰唇，陰核，腟前庭，会陰からなる．陰核の背側，左右に分かれて 1 対の小陰唇があり，それを外側から大陰唇が覆っている．腟前庭の腹側に外尿道口，背側に腟口があいている．陰核は，男性の陰茎に相当し，内部に陰核海綿体，陰部神経小体がある．小陰唇は男性の陰茎の皮膚にあたる．大陰唇は男性の陰嚢にあたり皮下脂肪に富んだ厚い皮膚のひだである（図Ⅳ-90）．外陰部の外観は年齢とともに変化する．

❷ 直腸・肛門のフィジカルアセスメント

〔1〕**主観的情報**
(1) **排便の状況**：頻回の下痢，軟便の有無．便秘の有無 ― あればいつから起こったのか，便の性状，排便時の痛みの有無など状況をくわしく聞く．
(2) **排便時の出血の有無**
(3) **肛門部の痛み，掻痒感の有無**：あればいつから起こったのか，症状についてくわしく聞く．
(4) **既往歴**：直腸・肛門に関する疾患，治療の有無

〔2〕**客観的情報**
フィジカルイグザミネーションを行う際の注意点：直腸・肛門部の診察は，特に羞恥心をともなうものなので，フィジカルイグザミネーションを行う前に，その目的，方法等をよく説明し，了解を得てから行う．またフィジカルイグザミネーションを行っている間のプライバシーの保護につとめ，つねに対象者の安楽に気をつけて行うことが大切である．診察前に排泄を済ませてもらい，体位は仰臥位，または左側臥位とする．看護師は，ディスポーザブル手袋を装着して行う．

内容・方法・正常所見	異常例
(1) **肛門周囲の視診**：肛門周囲の皮膚，粘膜の状態を視診する．正常では肛門周囲の皮膚・粘膜に異常はない．	肛門周囲の発赤，発疹，腫脹，亀裂，びらん，瘻孔がある．直腸脱，痔核がある．
(2) **肛門周囲の触診**：第 2，3 指腹で触れ，圧痛，腫脹の有無を調べる．正常ではこれらの病状は見られない．	圧痛，腫脹がある．
(3) **直腸診**：患者にこれから指を直腸内に入れること，口呼吸をして肛門括約筋を弛緩させるように説明し，第 2 指を肛門から約 10cm 挿入し触診する．直腸粘膜を傷つけないように注意して行う．正常では，直腸内はなめらかであり狭窄，腫瘤等は見られない．	肛門管の狭窄，腫瘤がある．出血がある．

3 男性生殖器のフィジカルアセスメント

〔1〕主観的情報
(1) **ペニス，陰嚢の痛みや圧痛の有無**：あればいつからどのような痛みか，その症状
(2) **分泌物の有無**：その性状，量など
(3) **排尿の異常について**：排尿困難，排尿時の痛みの有無，排尿回数の変化，残尿感の有無など
(4) **性機能の問題の有無**
(5) **既往歴**：性器疾患，前立腺疾患の既往について

〔2〕客観的情報
フィジカルイグザミネーションを行う際の注意点：男性生殖器の診察に際しても患者は非常に羞恥心をともなうため，異性である女性の看護師が診察する場合は，注意を要する．できれば男性が行う方がのぞましい．

フィジカルイグザミネーションを行う際には，その目的，方法をよく説明し，プライバシーの確保が十分できるように，また本人がリラックスできるように配慮する．看護師はディスポーザブル手袋を装着し，体位は立位で行う．排泄は済ませてもらう．

内容・方法・正常所見	異常例
(1) **ペニス（陰茎）の視診**：尿道口の皮膚の性状，異常の有無を診る．また尿道口からの分泌物の有無，その性状を診る．	尿道口の発赤，びらん等皮膚の異常（炎症を示唆）．結節，腫脹がある．分泌物がある（膿性，血性）．
(2) **陰嚢の視診**：陰嚢の左右対称性，皮膚表面の異常の有無，大きさ，腫脹の有無を視診する．正常では，左右対称で発赤，腫脹は見られない．	陰嚢部の発赤，腫脹． 左右非対称．
(3) **ペニス（陰茎）の触診**：腫瘤の有無，圧痛の有無，尿道口からの分泌物の有無を診る．正常では，腫瘤，結節等はなく，尿道口からの分泌物，圧痛も見られない．	腫瘤，結節がある． 圧痛がある． 分泌物がある．
(4) **陰嚢・精巣の触診**：陰茎を持ち上げ，陰嚢部を触診し，圧痛の有無や程度，内容物である精巣・精巣上体の大きさ，形状，硬さや腫脹・結節の有無を確認する．正常では，精巣は両側とも完全に陰嚢内に位置し，左右対称であり表面が平滑の卵形である．触診時には軽度の圧痛がある．	精巣の片側欠損，あるいは両側欠損． 左右非対称の大きさ． 腫大している．腫瘤，結節がある． 表面がざらざら粒状である． 著明な圧痛がある．

4 女性生殖器のフィジカルアセスメント

〔1〕主観的情報

(1) **月経周期について**：定期的にあるのか，何日周期か，何日間続くのか，最終月経はいつか，月経にともなう痛みや出血量．
(2) **妊娠・分娩の既往について**：妊娠回数，分娩回数，中絶の有無等について聞く．
(3) **排尿の異常について**：排尿困難，排尿時の痛みの有無，排尿回数，量の変化，失禁の有無，残尿感の有無，尿の色の変化などについて．
(4) **外陰部からの分泌物，おりものについて**：量や性状の変化，においの変化などについて．
(5) **外陰部の掻痒感の有無**．
(6) **既往歴**：腎臓疾患，膀胱疾患，性器疾患の既往の有無．

〔2〕客観的情報

フィジカルイグザミネーションを行う際の注意点：男性の場合と同様，診察に際して患者は非常に羞恥心をともなうので，プライバシーを保護し，フィジカルイグザミネーションを行っている間，不快感がなく，リラックスできるような配慮をする．同性である女性看護師による診察がのぞましい．患者・クライエントには，排泄を済ませてもらう．仰臥位で，膝を立てて外陰部がよく見えるような体位とする．看護師はディスポーザブル手袋を装着する．正確な観察のために，適宜ライト等を用いる．

内容・方法・正常所見	異常例
(1) **陰唇の視診**：陰唇の大きさ，皮膚の性状を視診する．正常では，左右対称で皮膚の腫脹，びらんなどの異常は見られない．	左右非対称． 腫脹，発赤，水泡，潰瘍形成等がある． 亀裂，裂傷などの外傷がある．
(2) **尿道口の視診**：尿道口の位置，色調を観察する．正常では，腟口の前方にあり正中に位置する．ピンク色で炎症症状は見られない．	尿道口が見られない． 結節・腫瘤がある． 発赤など炎症症状が見られる．
(3) **腟口の視診**：腟口部の皮膚の異常の有無，帯下の性状について観察する．帯下は性周期で変化するが，白色透明，においのない帯下は正常所見である．	発赤，腫脹等皮膚の異常がある． 血性，膿性の帯下，悪臭をともなう帯下がある．
(4) **外陰部の触診**：外陰部の触診を行い，腫脹，圧痛の有無を診る．正常では，腫脹，圧痛は見られない．	腫脹，圧痛がある．

※他のテキスト等では，腟鏡を用いた診察等も記載されているが，本書ではその部分は省略する．

引用文献

1) 藤本　淳編（1998）看護テキスト　解剖学第2版，p.30，ヌーヴェルヒロカワ
2) 有田　眞，山田和廣編（2002）看護テキスト　生理学第2版，p.178，ヌーヴェルヒロカワ

参考文献

1. Weber Janet, Kelly Jane (1998) Lippincott's Learning System Health Assessment in Nursing, Lippincott.
2. 日野原重明ほか（1983）ナースに必要な診断の知識と技術第3版，医学書院
3. 石井清一ほか編（2002）標準整形外科学第8版，医学書院
4. 藤崎　郁（2001）フィジカルアセスメント完全ガイド，学習研究社
5. 嶋井和世監訳（2003）カラースケッチ解剖学第3版，廣川書店
6. Carolyn Jarvis (2004) Physical examination and health assessment 4ed., W.B.Saunders.
7. 宮崎和子監修（1997）看護観察のキーポイントシリーズ改訂版　脳神経外科，中央法規出版
8. 山浦　晶ほか編（2002）標準脳神経外科学第9版，医学書院
9. 中西睦子監修（1999）TACSシリーズ1　実践基礎看護学，建帛社
10. 米丸　亮，櫻井利江編（2001）ナースのためのCDによる呼吸音トレーニング，南江堂
11. 松岡　健編（2003）基本的臨床技能ヴィジュアルノート　OSCEなんてこわくない，医学書院
12. 川村佐和子，志自岐康子，城生弘美編（2004）ナーシンググラフィカ　ヘルスアセスメント，メディカ出版
13. 福井次矢監訳（1997）写真でみるフィジカル・アセスメント，医学書院

学習課題

1. 最初に健康な人を対象に各系統別のフィジカルイグザミネーションを実施し，正常所見を確認してみよう．
2. 技術に慣れたら臨床の現場で，実際の患者を対象に必要なフィジカルアセスメントを実施し，評価してみよう．

パートⅡ

実践編

Ⅴ 呼吸機能障害（患者）のアセスメント

―― 学習目標 ――
1. 呼吸機能障害患者に多く見られる，呼吸困難，咳・痰などの症状に対する看護に必要なフィジカルアセスメントについて理解する．
2. 呼吸機能障害患者の心理・社会面をアセスメントする必要性とアセスメント内容について理解する．
3. 呼吸機能障害患者がかかえている身体・心理・社会的問題を通して看護の必要性を考える．

呼吸機能障害のフィジカルアセスメント

呼吸系の機能障害は，慢性に経過するものが多く，また，肺炎など加齢や他の疾患の合併症，肺がんなど多様な基礎疾患やその治療過程で見られる．それらの多くは，呼吸困難や胸痛など生命に危機感をともなう症状が見られることから不安を生じやすい．さらに，これらの症状は，個人的要因や環境要因と密接に関連を持ってくる．これらのことを考慮し，アセスメントすることが必要である．

1 呼吸機能障害

[1] 呼吸のメカニズム

呼吸とは，大気中の酸素を体内に取り入れ，組織の細胞レベルでの化学的燃焼により生じた炭酸ガスを体外に放出する生命の維持過程を指す．生体に酸素を供給し，二酸化炭素を取り除くには，1．肺胞内の気体をつねに新鮮なものと置き換えるために息をすったりはいたりする肺胞換気．2．肺内の血液と肺胞の間で酸素の供給と二酸化炭素の排出が行われるガス交換（外呼吸）．3．酸素と二酸化炭素が，血液にのって，肺から組織へ，あるいは組織から肺へ運ばれるガスの運搬．4．各組織の毛細血管において，血液と組織細胞の間で行われるガス交換（内呼吸）．の4ステップが必要である．

[2] 呼吸不全とは

呼吸不全とは，原因のいかんにかかわらず，動脈血ガス分析値，特に酸素分圧（PaO_2）と二酸化炭素分圧（$PaCO_2$）が異常な値を示し，生体が正常な機能を営めなくなった状態を指す．つまり，呼吸機能が障害され，生体の各臓器，器官，組織あるいは細胞レベルが必要とするエネルギーに呼吸が対応できない状態である．加えて，$PaCO_2$が45Torr未満のものをⅠ型呼吸不全，45Torr以上のものをⅡ型呼吸不全と分類する．そして，Ⅰ型またはⅡ型呼吸不全の状態が1ヶ月以上持続するものを慢性呼吸不全という．

呼吸不全の症状で見られる動脈血ガス分析値の異常に関しては，さまざまな見解があり，わが国では，現・厚生労働省特定疾患研究「呼吸不全」調査研究班（昭和56年度報告）で定められた基準（表Ⅴ-1）が用いられている．呼吸不全の基礎疾患は表Ⅴ-2のとおりである．

表Ⅴ-1　呼吸不全の診断基準

1. 室内呼吸時の動脈血 O_2分圧が60Torr以下となる呼吸障害，またはそれに相当する呼吸障害を呈する異常呼吸状態を呼吸不全と診断する．
2. 呼吸不全を動脈血 CO_2分圧が45Torrを超えて異常な高値を呈するもの，然らざるものとに分類する．
3. 慢性呼吸不全とは，呼吸不全状態が少なくても1ヶ月持続するものをいう．

$PaCO_2$の程度により下記に分類される．
 1）Ⅰ型呼吸不全（$PaCO_2$が45Torr以下のもの）
 2）Ⅱ型呼吸不全（$PaCO_2$が45Torrを超えるもの）

（厚生省特定疾患研究「呼吸不全」調査研究班（昭和56年度報告）より転載）

表Ⅴ-2　呼吸不全の原因となる基礎疾患

部　　　位	疾　　　患
気道	慢性気管支炎，気管支拡張症，気管支喘息，腫瘍による狭窄，結核，外傷など
肺実質	肺炎・肺化膿症，肺水腫，腫瘍，びまん性汎細気管支炎，間質性肺炎，肺気腫，嚢胞など
胸腔，胸壁，横隔膜	気胸，胸膜炎，胸郭変形，胸郭腫瘍，横隔膜ヘルニアなど
心血管系	心不全，肺血栓塞栓症，肺動脈性肺高血圧症，大動脈炎症候群，心膜炎，上大静脈炎症候群，大動脈瘤など
縦隔	腫瘍，縦隔炎など
神経系	腫瘍，脳血管障害，重症筋無力症，感染症，痙攣，外傷，薬物中毒など

　臨床的には急性呼吸不全，慢性呼吸不全に分類されることもある．急性呼吸不全とは，いずれの原因で，動脈血ガス分析値が急激に（日／週の単位で呼吸不全となる）異常な値を示し，生体が正常な機能を営めなくなった状態を指し，迅速な対処が求められる．慢性呼吸不全は，COPD（慢性閉塞性肺疾患），結核後遺症，神経筋疾患など慢性不可逆性の疾患による動脈血ガス分析値の異常や，肺性心に対し，重篤化せずバランスを保っている状態である．慢性呼吸不全の患者が，呼吸器感染症，過労などの心負荷，続発性気胸，睡眠薬の服用，不適切な酸素吸入，原疾患の急激な悪化などにより，生体のバランスを崩し，生命の危機，呼吸困難，意識レベルの低下など，急激な症状の悪化をきたした状態を急性増悪という．

　「呼吸機能の障害」をあらわす概念は広範囲であり，その障害は全身に及ぶため，ここでは，肺胞換気の障害とガス交換の障害を中心に，主として呼吸器系の疾患に起因する障害を扱う．

2　機能障害とそれを引き起こす要因の評価

[1] 問診
　呼吸器系の機能障害の問診では，まず，呼吸困難，咳，痰の3大徴候について情報を得る．また，肺はガス交換の役割を担うとともに，全血液が通過する臓器であるため，外因性，内因性の数多くの疾患が発生し，それらに関連する症状の聴取も大切となる．

[2] フィジカルイグザミネーション
　視診では，患者の歩き方，顔色や表情など全身を観察した後，胸郭の形と呼吸にともなう動き，頸静脈の怒張や下肢の浮腫，チアノーゼやばち指の有無などを観察する．
　触診では，胸壁の腫瘤の有無やリンパ節（特に頸部，鎖骨部）の腫脹・腫大の有無などを調べる．
　打診では，肺部の空気の含有，占拠物の有無，心臓・肝臓などの臓器の位置や大きさを判断する．
　聴診では，呼吸音を聴取することで，病態に関する豊富な情報を苦痛なく収集することができる．具体的な問診およびフィジカルイグザミネーションの内容は表Ⅴ-3，表Ⅴ-4のとおりである．

表V-3 問診

カテゴリー	内　容	根　拠
1. 機能障害の有無	1) 一般状態： ・意識障害の有無 ・体重の増減	・呼吸不全の場合，意識障害が見られることがある ・体重減少，るいそうがある場合は，消耗性疾患を疑う →悪性腫瘍，結核，慢性閉塞性肺疾患 ・肥満は肺の低換気をともないやすく，睡眠時無呼吸症候群の原因となる．また，内分泌疾患も疑われる
	2) 自覚症状の有無 ・呼吸困難：「息が切れる」「空気が入らない」「階段が上れない」「胸がパクパクする」「のどがつかえる」など ・咳，痰，喀血，胸痛 ・嗄声，鼾など ・随伴症状：発熱，筋肉痛，食欲不振，全身倦怠感，下肢の疼痛，眼のかゆみ・くしゃみ・流涙などのアレルギー症状など ・活動への影響（制約）	・呼吸困難の症状はさまざまである ・気道の異物あるいは，炎症による分泌物の刺激によって咳が生じる ・炎症やうっ血，外来侵入物によって痰の産生が増加する ・重度の喫煙者，喉頭がん，肺がんなどでは，嗄声を生じることがある ・大きな鼾は睡眠時無呼吸症候群が疑われる
2. 関連する要因	1) 呼吸機能の悪化要因 ・喫煙歴：1日の喫煙本数，喫煙年数，いつから喫煙したか 〈喫煙の指標〉 a.Brinkman 指数： 　1日の平均喫煙量(本)×喫煙年数(年) 　　1〜200　　　軽度喫煙者 　　201〜600　　中程度喫煙者 　　601〜　　　高度喫煙者 b.pack ― years： 　1日に吸う箱数×吸った年数 ・職業（刺激物・毒物などへの曝露，抗原物質への曝露） ・生活環境（大気汚染，抗原物質への曝露） ・結核菌への曝露	・喫煙はさまざまな呼吸器疾患の要因となり，呼吸機能を悪化させる ・粉塵，刺激性ガス，抗原物質の吸引歴，小鳥の飼育，酪農，養蚕業などが呼吸器障害の原因となる場合がある →肺がん，じん肺症，過敏性肺臓炎など
	2) 既往歴： ・慢性副鼻腔炎 ・乳幼児期の呼吸器疾患の有無 ・喘息，アレルギー歴 ・過去のツベルクリン反応，BCGの接種歴 ・下肢の外傷，骨盤腔・腹部の手術，長期安静などの既往 ・その他の既往歴，家族歴	・びまん性汎細気管支炎では，慢性副鼻腔炎を合併することが多い ・乳幼児期の重症の呼吸器疾患がその後の肺の発達に影響を及ぼすことがある ・ツベルクリン陰性の場合，結核が疑われる ・現在の呼吸器疾患が小児期の気管支喘息，麻疹，薬剤アレルギーなどと関連することがある →気管支拡張症は幼児期の気管支肺炎，百日咳・麻疹などに続発することがある ・術後，長期安静後など血液のうっ滞，血管壁の損傷，血液凝固性亢進を生じさせるような状態の存在は，肺血栓塞栓症の原因となる

表Ⅴ-4　フィジカルイグザミネーション

項　目	内　容	根　拠　・　判　断
1．視診 1）胸郭・気管の異常	・胸郭の形の異常 ・気管の偏倚	・胸郭の変形が強度になると，呼吸機能に影響を及ぼす ・気管の患側への偏倚　→無気肺，肺線維症 　健側への偏倚　→頸部リンパ節の腫大，緊張性気胸など
2）呼吸の異常の有無	・呼吸にともなう胸郭の動きの制限・補助呼吸筋の使用 ・呼吸数・深さ・規則性の異常，体位	・横隔膜など呼吸筋に高度の障害があるときには，呼吸時に腹部が凹むような奇異性呼吸運動をする
3）呼吸器疾患に関連する症状の有無	・チアノーゼ ・浮腫 ・頸静脈の怒張 ・ホルネル症候群 ・ばち指 ・下肢の静脈瘤，大腿・ふくらはぎの周囲径の左右差	・血液中の還元ヘモグロビン量が5g／dl以上になると口唇・爪床・頬部・耳朶・鼻尖部などが蒼白，紫色になる（チアノーゼ） ・慢性呼吸不全（肺性心）で心臓に過負荷が加わると，急激な体重増加，頸静脈の怒張，浮腫が見られる ・肺尖部の肺がん（パンコースト腫瘍），縦隔腫瘍，リンパ節腫大などにより頸部交感神経が圧迫されると，縮瞳・眼瞼下垂・瞼裂狭小・患側無汗症・眼球陥没（ホルネル症候群）が見られる ・肺がん，慢性呼吸不全，肝硬変，チアノーゼをともなう心疾患で，長期間低酸素状態にさらされるとばち指が見られる
2．触診 腫瘤の有無・リンパ節腫大の有無	・胸壁の腫瘤，頸部・鎖骨リンパ節腫脹・腫大の有無，位置，大きさ，硬さ，可動性，圧痛 ・甲状腺の腫大	・サルコイドーシスでは，皮膚，リンパ節，耳下腺などで腫瘤を触れることがある ・肺がんは鎖骨上窩リンパ節に転移しやすい ・感染症では，頸部リンパ節が腫脹することがある
3．打診 1）心臓・肝臓の大きさ，横隔膜の動き 2）打診音の異常	・心臓・肝臓の大きさの拡大，横隔膜の動きの制限 ・肺野での過共鳴音，濁音の有無	・肺気腫，気胸では過共鳴音に，胸水の貯留，肺炎，無気肺では空気の含有量が減少するため濁音となる
4．聴診 1）呼吸音の異常 2）副雑音の有無 3）音声振盪音	・呼気の延長 ・呼吸音の減弱または消失 ・肺野での気管支肺胞音・気管支音の聴取 ・断続性ラ音 　細かい断続性ラ音（捻髪音） 　粗い断続性ラ音（水疱音） ・連続性ラ音 　高音性連続性ラ音（笛音） 　低音性連続性ラ音（鼾音／類鼾音） ・その他の副雑音 　胸膜摩擦音 　ハンマー徴候音 ・気管支声・やぎ声・囁声胸声	・閉塞性換気障害では，呼気の延長が見られる ・局所換気が低下している肺気腫，肺から胸壁への音の伝導が障害される気胸，胸水などでは，呼吸音の減弱・消失が生じる ・高音が伝わりやすくなる肺炎，無気肺などでは，異所性呼吸音が生じる ・肺線維症や間質性肺疾患などで呼気時に閉塞した細い気道が吸気により再開放すると，細かい断続性ラ音が聴かれる ・慢性気管支炎やびまん性汎細気管支炎，肺水腫などで気管支壁に張った液体膜が呼吸運動により破裂すると，粗い断続性ラ音が聴かれる ・気管支喘息の発作時や腫瘍などで，細い気管支が狭窄すると，高調性の連続性ラ音が聴かれる ・比較的太い気管支が狭窄すると，低調性の連続性ラ音が聴かれる ・胸膜炎があると胸膜摩擦音が聴かれる ・縦隔腫瘍や左側の気胸があると心収縮期に雑音が聴かれる（ハンマー徴候音） ・肺の硬化があると，気管支声，やぎ声，囁声胸声が聴取される

3 機能障害時のアセスメント

〔1〕呼吸困難の見られる患者のアセスメント

(1) 呼吸困難とは

「呼吸がしにくい」「息が詰まる感じがする」「空気を吸い込めない感じがする」などの自覚的な症状を指す．人によっては呼吸困難を動悸・息切れ・胸部圧迫感・胸部痛・不快感・倦怠感として訴える場合もある．

アメリカ胸部疾患学会の定義では，「換気に伴う不快な経験で，強さの異なるさまざまな感覚から成り立つ．この経験は，多くの生理学的，心理学的，社会学的，環境的要因の相互作用によって成り立ち，さらに二次的な生理学的反応や行動学的反応を引き起こす」とされている．呼吸困難を引き起こす原因となる疾患は，表V-5のとおりである．

表V-5 呼吸困難の原因となる疾患

突発性の呼吸困難	呼吸器系	気管支喘息発作，肺血栓塞栓症，気胸，気管支炎，肺炎，異物吸入，アナフィラキシーショック
	循環器系	急性の心筋虚血，うっ血心不全，心タンポナーデ
	その他	過換気症候群
慢性の呼吸困難	呼吸器系	気管支喘息，肺気腫，慢性気管支炎，肺線維症，過敏性肺臓炎，胸郭形成術後
	循環器系	左心不全，ファロー四徴
	血液系	貧血
	代謝・内分泌系	甲状腺機能亢進症
	神経・筋系	重症筋無力症，筋萎縮性側索硬化症，筋ジストロフィー
	心因性	ヒステリー
	酸素欠乏性	一酸化炭素中毒，高地への移住

(2) フィジカルアセスメント

問診

呼吸困難の程度：ヒュー・ジョーンズ分類（表V-6）で把握する
Borgの尺度：息切れの程度を10段階で表現する

表V-6 ヒュー・ジョーンズの分類

Ⅰ度	同年齢の健康者と同様の労作ができ，歩行，階段の昇降も健康者なみにできる
Ⅱ度	同年齢の健康者と同様に歩行できるが，坂，階段の昇降は健康者なみにできない
Ⅲ度	平地でさえ健康者なみには歩けないが，自分のペースなら1.6Km以上歩ける
Ⅳ度	休みながらでなければ50m以上歩けない
Ⅴ度	会話，着物の着脱にも息切れがする．息切れのため外出できない

発症経過：突発性 →肺血栓塞栓症，気胸，過換気症候群など
　　　　　急性　　→気管支喘息，胸膜炎（胸水貯留）など
　　　　　慢性　　→慢性閉塞性肺疾患（COPD），肺結核後遺症，間質性肺炎，肺がんなど
　　　　　発作性夜間 →COPD，うっ血性心不全，睡眠時無呼吸症候群など

　　　　　　　　薬品や食物の摂取直後　→アナフィラキシー反応
体位と呼吸困難の関係：労作時か安静時か
　　　　　　　　労作時　→肺気腫，肺線維症，心不全，貧血など
　　　　　　　　安静時　→胸水貯留，甲状腺機能亢進症など
　　　　　　　　仰臥位で呼吸困難が増強（起坐呼吸）　→心不全，気管支喘息，縦隔
　　　　　　　　腫瘍，気管・気管支腫瘍など
　　　　　　　　患側を上にしたとき呼吸困難が増強　→胸水貯留，無気肺など
随伴症状：喘鳴　→COPD，肺血栓塞栓症，上気道狭窄・閉塞，うっ血性心不全
　　　　　　胸痛　→胸膜炎，心膜炎，急性心筋梗塞
　　　　　　咽頭痛・嚥下困難　→喉頭蓋炎
　　　　　　黒色便　→貧血
生活行動との関係：どの程度の日常生活動作で呼吸困難が出現するか
工夫している日常生活の方法：エネルギーの節約法，仕事への影響
既往歴：呼吸器疾患，心疾患，腎疾患，下肢の外傷，アレルギー
治療歴：手術（骨盤腔，腹部），長期安静
フィジカルイグザミネーション
　●視診・触診・聴診・打診は表V-4に準ずるが，以下のような内容がポイントとなる
・喘鳴
・咽頭の状態：発赤，扁桃腫大　　　　　　　　吸気性呼吸困難・喘鳴・チアノーゼ
・チアノーゼ　　　　　　　　　　　　　　　　→上気道狭窄・閉塞
・気管の偏倚
・下肢の浮腫，下腿一側の腫脹　　　　　　　　主として呼気性呼吸困難・連続性ラ音
・リンパ節（頸部，顎下部），甲状腺の腫大　　チアノーゼ　→気管支喘息，COPD
・皮下気腫
・肝腫大
・呼吸音の異常
・心音：Ⅲ音，Ⅳ音

(3) 検査
　呼吸困難時に行われる検査は図V-1のとおりである．

(4) 鑑別
　呼吸困難が，肺に由来するものか，心臓に由来するものか（障害が呼吸器系にとどまっているか，心機能障害まできたしているか）では対応が異なるので，次のような症状とともに，心電図，血液検査（心筋逸脱酵素），動脈血ガス分析，胸部レントゲンなどの検査所見をあわせて判断する．
起坐呼吸：気管支喘息の場合は前傾姿勢，心不全ではベッドに寄りかかる姿勢をとることが多い．
胸痛：肺に由来するものは呼吸性，心臓に由来するものは呼吸に関係なく疼痛を訴える．

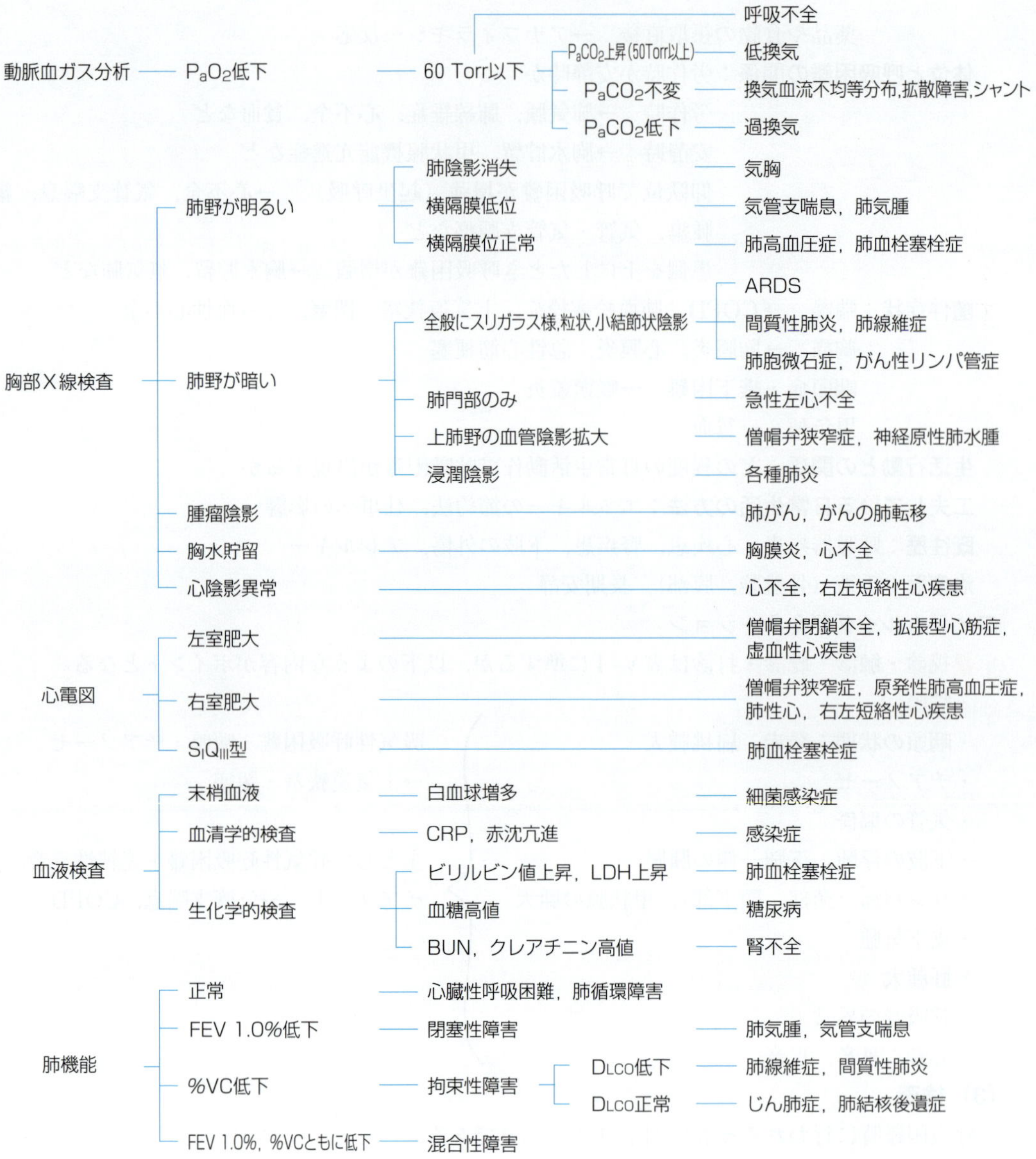

図V-1　呼吸困難の検査のすすめ方

- 動脈血ガス分析 — P_aO_2低下 — 60 Torr以下
  - P_aCO_2上昇(50Torr以上)
    - 呼吸不全
    - 低換気
  - P_aCO_2不変 — 換気血流不均等分布，拡散障害，シャント
  - P_aCO_2低下 — 過換気

- 胸部X線検査
  - 肺野が明るい
    - 肺陰影消失 — 気胸
    - 横隔膜低位 — 気管支喘息，肺気腫
    - 横隔膜位正常 — 肺高血圧症，肺血栓塞栓症
  - 肺野が暗い
    - 全般にスリガラス様，粒状，小結節状陰影
      - ARDS
      - 間質性肺炎，肺線維症
      - 肺胞微石症，がん性リンパ管症
    - 肺門部のみ — 急性左心不全
    - 上肺野の血管陰影拡大 — 僧帽弁狭窄症，神経原性肺水腫
    - 浸潤陰影 — 各種肺炎
  - 腫瘤陰影 — 肺がん，がんの肺転移
  - 胸水貯留 — 胸膜炎，心不全
  - 心陰影異常 — 心不全，右左短絡性心疾患

- 心電図
  - 左室肥大 — 僧帽弁閉鎖不全，拡張型心筋症，虚血性心疾患
  - 右室肥大 — 僧帽弁狭窄症，原発性肺高血圧症，肺性心，右左短絡性心疾患
  - $S_I Q_{III}$型 — 肺血栓塞栓症

- 血液検査
  - 末梢血液 — 白血球増多 — 細菌感染症
  - 血清学的検査 — CRP，赤沈亢進 — 感染症
  - 生化学的検査
    - ビリルビン値上昇，LDH上昇 — 肺血栓塞栓症
    - 血糖高値 — 糖尿病
    - BUN，クレアチニン高値 — 腎不全

- 肺機能
  - 正常 — 心臓性呼吸困難，肺循環障害
  - FEV 1.0%低下 — 閉塞性障害 — 肺気腫，気管支喘息
  - %VC低下 — 拘束性障害
    - D_{LCO}低下 — 肺線維症，間質性肺炎
    - D_{LCO}正常 — じん肺症，肺結核後遺症
  - FEV 1.0%，%VCともに低下 — 混合性障害

ARDS：成人呼吸促迫症候群．

(日野原重明，井村裕夫監修，村田　朗，工藤翔二（2001）看護のための最新医学講座呼吸器疾患，p.61，中山書店より転載，一部改変)

[2] 咳・痰の見られる患者のアセスメント
(1) 咳の発生のメカニズム

咳は，気道の異物あるいは，炎症による分泌物が咳受容体を刺激し，反射的または意識的にそれらを排出する生体の防御反応である．深呼吸に続いて声門が閉じ，呼吸筋が収縮すると胸腔内圧が高くなり，気管径が狭くなる．一旦声門が開くと，大気圧と気道内圧の大きな差と狭くなった気管によって急激な空気の流れが起こり，喀痰や異物が排出される．咳嗽発作は気道への刺激が気管支の平滑筋の収縮をきたし，収縮が咳受容体に刺激を与え，その興奮が迷走神経を伝わって延髄の咳中枢へ伝達されることで発生する．

咳を生じさせる原因は表V-7のとおりである．

表V-7 咳の原因

1. 機械的刺激
   後鼻漏（鼻腔・副鼻腔から落下した分泌物），扁桃肥大，誤嚥，腫瘍による圧迫・狭窄，気胸，無気肺
2. 異物・刺激物吸入
   たばこ，刺激性ガス吸入，有機・無機粉塵吸入
3. 気道・肺の炎症
   咽頭炎，喉頭炎，扁桃炎，急性気管支炎*，慢性気管支炎*，気管支拡張症*，気管支喘息*，肺気腫，肺炎*，肺化膿症*，肺結核*，肺真菌症，胸膜炎，縦隔炎
4. 神経障害
   半回神経麻痺，球麻痺，横隔膜疾患，胃食道逆流，外耳疾患による迷走神経刺激
5. 循環障害
   肺水腫*，肺塞栓，肺梗塞，肺高血圧症，左心不全*
6. その他
   ACE阻害薬，心因性咳嗽

（痰の有無は例外もあるが，*をつけた疾患では痰を伴う頻度が比較的高い）
（井村裕夫編（2002）わかりやすい内科学　症候・検査編，p.921，文光堂より転載）

(2) 痰の生成

痰は，気道分泌物を主成分とし，これに炎症やうっ血による滲出物，脱落した上皮，細菌，外来侵入物が含まれたものである．正常でも1日50～100 mLあるとされるが，通常は自覚されない．この分泌物が増加すると咳とともに排出され，痰として自覚される．気道に炎症や腫瘍がある場合，肺うっ血などで分泌が亢進するなどで，痰の量が増加する．このような場合の痰は，水や粘液成分の他に，滲出液，細胞成分，細菌なども含まれる．

(3) フィジカルアセスメント

問診

1) 咳について以下のことを問診する．
　発症経過：急性（3週間以内）か慢性（3週間以上）か
　性質：喀痰をともなうか（湿性咳嗽），ともなわないか（乾性咳嗽）
　日内変動，季節変動：夜間・早朝　→気管支喘息

　　　　　　　　　　季節性　→アレルギー反応
　　生活背景：海外の移住歴，旅行歴，ペットの有無
　　　　　　　海外渡航歴　→新種の感染症の可能性
　　随伴症状：喘鳴（ぜんめい），呼吸困難，胸痛，疲労，不眠，筋肉痛，嗄声，発汗，尿失禁など
2）痰について以下のことを問診する．
　　痰の量
　　痰の性状：緑色　→緑膿菌感染
　　　　　　　黄色　→インフルエンザ菌感染
　　　　　　　錆色　→肺炎球菌性肺炎
　　　　　　　漿液性　→うっ血性心不全，肺胞上皮がんなど
　　　　　　　膿性　→びまん性汎細気管支炎，肺化膿症，肺膿瘍など
　　　　　　　粘液性　→じん肺症，気管支拡張症，慢性気管支炎など
　　　　　　　血痰　→肺がん，肺結核など重篤な呼吸器疾患の初発症状
　　発症経過：急性か慢性か
　　　　　　　急性　→肺炎，うっ血性心不全
　　　　　　　慢性　→気管支拡張症，慢性気管支炎，びまん性汎細気管支炎など
　　随伴症状：発熱，咳，呼吸困難，喀血
　　　　　　　喀血　→肺がん，肺結核など重篤な呼吸器疾患の初発症状
3）喫煙歴，職業歴，既往歴など表V-3に準じて聴取する．
フィジカルイグザミネーション
　●視診・触診・打診・聴診は表V-4に準ずるが，ポイントは以下の点である．
　　呼吸状態，喘鳴
　　口腔・咽頭の状態：発赤，扁桃の腫脹，後鼻漏　→感染症（上気道炎，鼻炎，副鼻腔炎）
　　頸部リンパ節腫脹・腫大　→感染症，腫瘍
　　頸静脈怒張　→COPD，心不全
　　皮下気腫　→気胸
　　呼吸音
　　心音
(4) 検査
　　咳，痰に関する検査は，図V-2のとおりである．

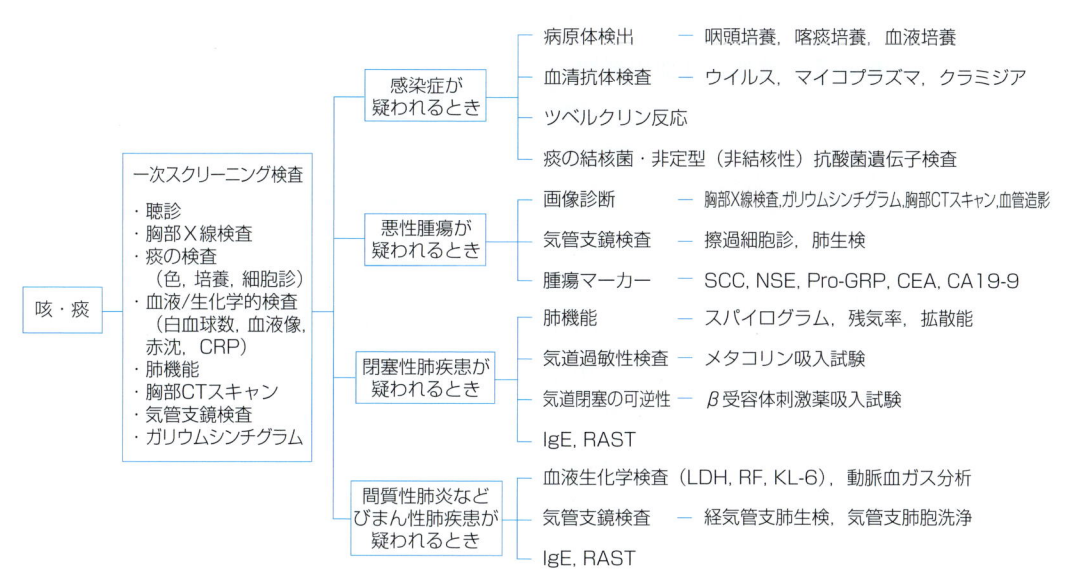

V 呼吸機能障害（患者）のアセスメント　143

```
咳・痰 ─ 一次スクリーニング検査
          ・聴診
          ・胸部X線検査
          ・痰の検査
            （色，培養，細胞診）
          ・血液/生化学的検査
            （白血球数，血液像，
            赤沈，CRP）
          ・肺機能
          ・胸部CTスキャン
          ・気管支鏡検査
          ・ガリウムシンチグラム
```

- 感染症が疑われるとき
  - 病原体検出 ── 咽頭培養，喀痰培養，血液培養
  - 血清抗体検査 ── ウイルス，マイコプラズマ，クラミジア
  - ツベルクリン反応
  - 痰の結核菌・非定型（非結核性）抗酸菌遺伝子検査

- 悪性腫瘍が疑われるとき
  - 画像診断 ── 胸部X線検査，ガリウムシンチグラム，胸部CTスキャン，血管造影
  - 気管支鏡検査 ── 擦過細胞診，肺生検
  - 腫瘍マーカー ── SCC, NSE, Pro-GRP, CEA, CA19-9

- 閉塞性肺疾患が疑われるとき
  - 肺機能 ── スパイログラム，残気率，拡散能
  - 気道過敏性検査 ── メタコリン吸入試験
  - 気道閉塞の可逆性 ── β受容体刺激薬吸入試験
  - IgE, RAST

- 間質性肺炎などびまん性肺疾患が疑われるとき
  - 血液生化学検査（LDH, RF, KL-6），動脈血ガス分析
  - 気管支鏡検査 ── 経気管支肺生検，気管支肺胞洗浄
  - IgE, RAST

SCC：扁平上皮がん関連抗原，NSE：神経特異エノラーゼ，Pro-GRP：ガストリン放出ペプチド前駆体，CEA：がん胎児性抗原，CA19-9：糖鎖抗原19-9，IgE：免疫グロブリンE，RAST：放射性アレルゲン吸着試験，KL-6：糖蛋白抗原（肺胞上皮傷害のマーカー）．

図V-2　咳嗽，喀痰の検査のすすめ方

(日野原重明，井村裕夫監修，村田　朗，工藤翔二（2001）看護のための最新医学講座　呼吸器疾患，p.59，中山書店より転載)

```
喀血・血痰 ─ 一次スクリーニング検査
              ・心電図
              ・喀痰検査
              ・胸部X線検査
              ・血液/生化学検査
                （血算，CRP，赤沈，
                血液像，LDH，GOT）
              ・ツベルクリン反応
```

特殊検査
- ・気管支鏡検査
- ・胸部CTスキャン
- ・RI検査
- ・肺血管造影
- ・骨髄穿刺
- ・血液検査
  （抗DNA抗体，抗核抗体，ANCA[*1], LE[*2]細胞，β-D-グルカン）
- ・胸腔鏡下生検，開胸生検
- ・その他
  （肺機能，耳鼻科・歯科診察）

- 感染性 ── かぜ症候群，急性気管支炎，慢性気管支炎，気管支拡張症，肺吸虫症，肺真菌症，肺結核，肺炎，肺化膿症，非定型抗酸菌症，びまん性汎細気管支炎
- 腫瘍性 ── 原発性肺がん，転移性肺がん，過誤腫性肺動脈筋腫症
- 肺血管性 ── 肺血栓塞栓症，肺動静脈瘻
- 気道性 ── 異物吸引
- 心血管性 ── 肺水腫，僧帽弁狭窄症，大動脈瘤
- その他 ── 肺胞出血症候群（膠原病，グッドパスチャー症候群，ANCA関連血管炎，ウェゲナー肉芽腫症），血液疾患，代償性月経，特発性肺出血，胸部外傷

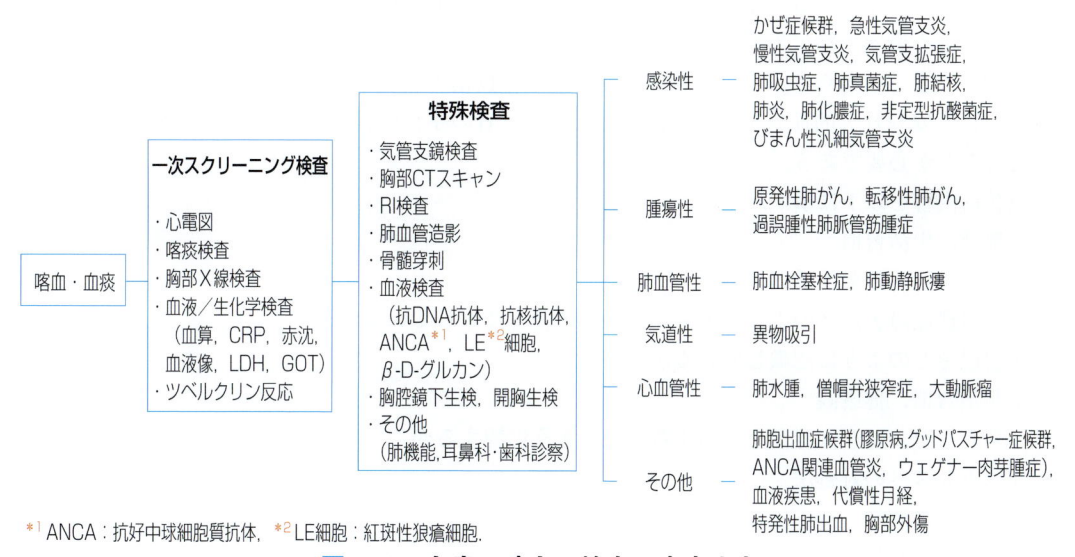

[*1] ANCA：抗好中球細胞質抗体，[*2] LE細胞：紅斑性狼瘡細胞．

図V-3　血痰・喀血の検査のすすめ方

(日野原重明，井村裕夫監修，村田　朗，工藤翔二（2001）看護のための最新医学講座　呼吸器疾患，p.59，中山書店より転載)

(5) 鑑別

喀血と吐血の鑑別は表V-8のとおりである.

表V-8 喀血と吐血の鑑別

	喀血	吐血
出血部位	呼吸器系	消化管
出血の契機	咳嗽とともに	嘔吐とともに
色	鮮紅色	暗赤色
性状	泡沫状	塊状
凝固	凝固しにくい	凝固しやすい
pH	アルカリ性	酸性
混入物	喀痰	食物残渣物
下血	少ない	しばしば
随伴症状	胸部苦悶感	胃部不快感，悪心

② 心理・社会面のアセスメント

　人間は身体機能，心理・社会，スピリチュアルな面も含め全体的（holistic）な存在である．呼吸機能障害の患者の中でも特に，呼吸不全患者はつねに，生命維持に直結する酸素の取り込みが障害されるという身体の問題にさらされている．このことはこころのありようや生活に大きく影響し，その人の生活の質（QOL）を左右する．つまり，呼吸困難などの身体症状の自覚は，患者の日常生活や職業生活に影響を及ぼす．また，身体活動や社会的交流の機会が減少し，ストレスの認知が高まる．さらに，自分の身体機能の低下や役割の変化は，今までの自己概念の変更をもたらし，不安や社会的孤立をまねく．このため，患者の生活習慣や生活背景について十分に情報をとることが必要である．

　具体的内容を以下に示す．
　①職業，生活習慣
　②日常生活，社会生活への影響
　・呼吸機能障害がどのように生活や仕事に影響を及ぼしているか
　・自己をどのように認識しているか
　③生活習慣，健康観
　・新たなセルフケア行動を実施することにどう影響するか
　④ストレスへの対処法
　・ストレス認知
　・ストレス対処法
　・うつ状態の有無
　⑤治療やリハビリテーションに対するアドヒアランス

③ 家族・文化に関するアセスメント

　呼吸不全患者は息苦しさなど身体症状を自覚することにより，病気による不安，家庭内での役割の喪失感，生活動作の維持能力の低下の自覚などに起因するストレス認知が高い．したがって，これらのストレスに対処していくためには，家族や地域社会にあるサポート資源を有効に利用することが大切となる．

　呼吸機能障害は慢性の経過をたどるため，セルフケアの遂行には家族の疾患に対する理解や協力が重要となる．家族のサポートだけでは負担感や疲労が増したり，また，サポートが不足したりする場合もある．そのため，身体障害者の認定など，どのようなサポート資源が利用可能かも含めてアセスメントする必要がある．

　以下についてアセスメントを行う．
　①家族の疾患への理解，サポート力
　②家族の健康状態，経済状態
　③使用しているサポート資源，利用可能なサポート資源

④ 看護問題

　呼吸機能障害患者に見られる主な看護問題を表V-9に示す．

表V-9　主な看護問題

急性期	慢性期
・ガス交換の障害	・非効果的な治療計画管理
・非効果的な呼吸パターン	・安楽の変調（呼吸困難，咳，痰）
・非効果的な気道浄化	・活動耐性の低下
・感染のリスク状態	・感染のリスク状態
・不安・恐怖	・低栄養状態
・安楽の変調（呼吸困難，咳，痰）	・セルフケア不足
・活動耐性の低下	・自己概念の混乱
・自己概念の混乱	・非効果的な役割遂行
・疾病・障害，治療に関する知識不足	・社会的孤立
・セルフケア不足	・家族プロセスの変調
・家族介護者役割の緊張	・家族介護者役割の緊張

参考文献

1．日野原重明，井村裕夫監修（2001）看護のための最新医学講座第2巻　呼吸器疾患，p.37-64，中山書店
2．井村裕夫編（2002）わかりやすい内科学，p.3-104，文光堂
3．宮城征四郎監修（2003）呼吸病　レジデントマニュアル第3版，p.2-98，医学書院
4．鈴木俊介，本田厚穂編（1999）呼吸器疾患の診かた考え方，p.28-44，中外医学社
5．高橋章子，中村恵子ほか（2000）急性期の患者のフィジカルアセスメント，p.60-72，南江堂
6．北村　聖，大西　真ほか（2003）フォローアップ検査ガイド，p.5-62，医学書院

7．米丸　亮，櫻井利江（2003）ナースのための呼吸音聴取トレーニング，p.37-91，南江堂
8．日本呼吸器学会（1995）COPDガイドライン COPD（慢性閉塞性肺疾患）診断と治療のためのガイドライン，p.11-25，メディカルレビュー社
9．特集：慢性閉塞性肺疾患（COPD）―GOLDをふまえた日常的な診療の指針，内科，93（1），2004
10．久保田惠嗣監修（2004）COPD（慢性閉塞性肺疾患）の治療とケア，p.24-45，医学芸術社
11．青木きよ子（2001）在宅酸素療法患者のQuality of Lifeと関連要因，民族衛生，67，p.277-290
12．青木きよ子（2003）閉塞性肺疾患，Nursing Selection 11 リハビリテーション看護，p.327-342，学習研究社

学習課題

1．呼吸機能障害者の問診のポイントをあげてみよう．
2．呼吸機能障害者のフィジカルイグザミネーションのポイントをあげてみよう．
3．呼吸困難のある患者の問診，フィジカルイグザミネーションのポイントをあげてみよう．
4．痰の発生のメカニズムについて説明してみよう．
5．呼吸機能障害者の心理・社会面，家族・文化をアセスメントすることの重要性を説明してみよう．

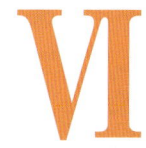

VI 循環機能障害（患者）のアセスメント

学習目標
1. 心機能障害・血管の機能障害のある患者のヘルスアセスメントの内容と方法を理解する．
2. ショック・胸痛を呈する患者のフィジカルアセスメントの内容と方法を理解する．

循環機能障害のフィジカルアセスメント

　心臓は，血液を受け取り送り出すポンプの役割を果たす．心臓のポンプ作用が低下すると，生体はさまざまな代償機転を働かせて対応し，それがバイタルサインの変化や自覚症状として如実にあらわれる．日ごろ，なにげなく測定しているバイタルサインも，心機能や血管系の評価をする際には，その目的や意味するところを明確にしておく必要がある．心機能の低下や血管系の障害は，組織の酸素不足・血液のうっ滞というかたちで，全身にあらわれ，短時間のうちに生命の危機に陥る場合もある．また，機能障害の要因が生活習慣にあり，障害の発生により生活様式の変更が必要となるということもある．障害の要因と成り行きを明確にしたうえで，アセスメントすることが必要である．

1 心機能障害および血管の機能障害

〔1〕心機能障害

　心臓は，静脈から還流された血液を受け取り，肺循環および体循環に血液を送るポンプの働きをする．心機能は心拍出量によって評価することができる．心拍出量は，心室への血液流入量の減少，心拍数の増加による心室の拡張時間の短縮，心囊液の貯留などによる心室の拡張不全，心筋の収縮力の低下，動脈圧の上昇，心臓調節中枢・洞結節・刺激伝導系の異常などにより減少する．心拍出量が減少すると，心臓は，心拍数の増加，心臓の拡大・肥大，交感神経の興奮，体液性因子（カテコールアミンなど）の活性化によって代償をはかる．この状態が長年続くと，代償し得ない状態になる．心拍出量が減少すると，組織は酸素不足となり，心房圧の上昇に引き続く静脈系のうっ血症状が見られる．

〔2〕血管の機能障害と動脈硬化のリスクファクター

　動脈系は，心臓の収縮により産生されたエネルギーによって血液を末梢に送る働きをする．心臓の収縮機能の低下や，動脈硬化などにより動脈管腔に狭窄・閉塞があると，組織への酸素と栄養素の供給不足が生じる．

　静脈系は，多量の血液を収納し，心臓の有効な充満圧を維持するために，心臓にもどる血液量を調節する働きをする．中・小静脈には弁があり，血液の逆流を防いでいる．これが正常に機能しないと，下肢の静水圧が上昇し，静脈瘤の形成・血管の破裂・浮腫などが生じる．また，静脈血が心臓にもどるには，動脈圧・重力・筋肉のポンプ作用・腹腔内圧・胸腔内圧・心房圧などが関与し，これらが作用しないと，還流量の減少や組織間液の増加などが生じる．

　リンパ管系は，血液毛細管からの漏出液を血液中へもどす役割と，組織間隙・漿膜腔からの異物や滲出液の排除という2つの役割を担う．リンパ管の炎症や腫瘍などによる圧迫でリンパ流がうっ帯すると，組織間液が増加し，浮腫を生じる．

　上記のことをふまえて，次のフィジカルアセスメントを行う．

2 機能障害とそれを引き起こす要因の評価
〔1〕問診
表Ⅵ-1について問診する．

〔2〕フィジカルイグザミネーション
表Ⅵ-2について視診・触診・打診・聴診を行う．

3 機能障害時のアセスメント
〔1〕ショックが疑われる患者のアセスメント
(1) ショックとは
　急性の末梢循環不全，すなわち主要な臓器や細胞の必要とする酸素に応じた血液灌流が得られないことにより，それらの機能が損なわれる状態である[1]．通常，血圧の低下によって察知されることが多い．

　血圧は，心拍出量と末梢血管抵抗に規定される．心拍出量の減少を引き起こす要因には，循環血液量の不足，心臓の収縮および拡張障害によるポンプ作用の低下がある．また，末梢血管抵抗の減弱は，心臓血管の運動中枢や交感神経伝達路の障害により血管が収縮しないことや，炎症物質の作用による．

　発生機序によってショックへの対処は異なるため，アセスメントでは，ショックが生じているか，それはどの程度であるか，どのようなことによってショックとなっているかを判断することが必要である．意識障害がある場合は重症度が高い．「ショックの5兆候」，血液減少性ショックの場合の「ショック指数」「ショック・スコア」，「ショックの分類と症状」は表Ⅵ-3～6に示すとおりである．

表Ⅵ-1 問診

カテゴリー	具体的な内容	根　拠
1）心機能の障害の有無	（1）胸痛・胸部不快感の有無，経験の有無	●胸痛は心臓，大動脈，肺，胸膜，上腹部臓器の疾患などで起こる
	（2）胸痛・胸部不快感の部位，持続時間，発生状況，放散痛の有無，随伴症状（悪心，発汗など）	●内臓痛が持続すると，自律神経反応をともなう ●痛みの誘因や性質により原因が予測できる ・運動時に発症→労作性狭心症 ・早朝・安静時に発症→異型狭心症 ・咳嗽の後・運動により発症→呼吸器疾患 ・体動で増強→肋間神経痛，筋肉痛，肋骨骨折など ・嘔吐後→食道疾患 ・長期臥床後の歩行開始時→肺血栓塞栓症 ・急激な発症で30分以上続く→急性心筋梗塞，不安定狭心症，大動脈解離，自然気胸など
	（3）息切れの有無，随伴症状（咳嗽，痰など），夜間の排尿の増加 ＊慢性心不全の場合は，表Ⅵ-7をもとに問診する	●左心不全では肺うっ血により呼吸困難，咳嗽，漿液性の痰などが見られる ●心機能が低下すると，就寝時臥位をとることで腎血流量が増加し，夜間の排尿が増加する
	（4）上下肢のむくみ（指輪や靴がきつい）の有無	●右心不全では静脈血のうっ滞により四肢の浮腫が生じる
	（5）リウマチ熱・川崎病・原因不明の発熱の持続・梅毒の既往	●リウマチ熱は僧帽弁疾患，梅毒は大動脈弁疾患，川崎病は動脈瘤の原因となりやすい
2）血管の障害の有無	（1）下肢の疼痛・潰瘍・静脈瘤の有無，経験の有無，間欠性跛行の有無	●閉塞性動脈硬化症では，下肢の血流障害によって下肢痛と間欠性跛行を生じる ●下肢の静脈血栓症では下肢痛が生じる
	（2）めまいの有無，経験の有無	●長期臥床，血圧降下剤などの内服により自律神経反射が低下すると，脳血流の減少によりめまいが生じる
3）心機能障害を助長する要因の有無	（1）ストレスの強い環境にないか	●ストレスは交感神経を刺激し，動脈硬化の要因や虚血性心疾患の発作誘発要因となる
	（2）心負荷の大きい生活（肉体労働，不規則な生活，休息や睡眠時間の不足など）でないか	●心負荷の大きい仕事は心機能障害を進める ●不規則な生活，休息の不足は心負荷となり心機能障害を進める
4）動脈硬化の危険因子の有無	（1）喫煙の有無，1日の本数，年数　間接喫煙の機会	●喫煙は血管内皮細胞の損傷などにより動脈硬化を進めるとともに，血管を収縮させ，組織（心筋）虚血の誘因となる
	（2）アルコール摂取の頻度と量	●アルコールの多飲は肥満の原因となるとともに，心機能障害を引き起こす
	（3）決まった運動を実施しているか，運動内容と量	●運動不足，塩分・カロリー・脂質の多い食事は肥満，高脂血症の原因となりやすく，インスリン抵抗性を高める
	（4）食事内容と量，好み（味付け，調理法，食品），規則正しい食習慣であるか	
	（5）ストレスの認知と対処法	●ストレスは交感神経を刺激するとともに，インスリン拮抗物質産生にかかわる
	（6）高血圧・高脂血症・糖尿病・心疾患・脳血管障害の家族歴	●遺伝，生活環境が動脈硬化の要因となる

表Ⅵ-2 フィジカルイグザミネーション

項目	内容	根拠・判断
1）頸部視診	（1）頸静脈の怒張の有無	・右心不全，心タンポナーデなどで静脈圧が上昇すると，座位で頸静脈の著明な怒張が見られる
2）頸動脈の触診	（1）頸動脈の拍動の消失	・頸動脈での拍動の消失は心停止を示す
	（2）心拍との不一致	・期外収縮，大動脈症候群などでは，心拍と頸動脈の触知が一致しない
3）頸動脈の聴診	（1）血管性雑音の有無	・弁の異常・大動脈の狭窄などにより血流に渦が生じると，血管性雑音を聴取する
4）下肢の視診	（1）静脈瘤，潰瘍，変色，壊死，浮腫などの有無	・表在性静脈の弁不全があると，静脈瘤が形成される ・バージャー病・閉塞性動脈硬化症などでは，阻血による症状が見られる
5）四肢の動脈の触診	（1）触知困難，左右差の有無	・心拍出量の低下，動脈の狭窄などにより触知が困難となる ・大動脈症候群では，上肢の動脈触知に左右差が生じる
6）胸部視診	（1）胸郭・胸壁の変形の有無 （2）左前胸部の突出の有無 （3）心尖拍動の位置の移動	・外傷（鈍的損傷）時に胸郭や胸壁に損傷がある場合は，肺・心臓・大血管の損傷をともなうことが多い ・心肥大，心膜腔液の貯留などにより，前胸部の突出を生じることがある ・心拡大，胸水貯留，胸膜癒着，縦隔腫瘍，気胸などにより心尖拍動の位置が移動する
7）胸部触診	（1）心尖拍動の振幅の拡大 （2）スリルの触知	・左室の肥大・拡大により心尖拍動の振幅が拡大する ・弁の異常・心房中隔欠損，上行大動脈瘤の存在などにより血流が渦を巻くとスリルが触知される
8）胸部打診	（1）濁音界の拡大 （2）濁音界の増大 （3）濁音界の減少	・腹水・腹膜炎など横隔膜を挙上させる要因があると，濁音界が拡大する ・心嚢液の貯留，弁膜症などにより濁音界が増大する ・肺気腫などにより濁音界が減少する
9）胸部聴診	（1）Ⅰ音の亢進	・左室の収縮力の増強（甲状腺機能亢進など），左房圧の上昇（僧帽弁狭窄，房室伝導時間の短縮など）があるとⅠ音が亢進する
	（2）Ⅰ音の減弱	・左室の収縮力の低下（甲状腺機能低下，急性心筋梗塞，急性心筋炎，拡張型心筋症など），左室の拡張末期圧の上昇（急性重症大動脈弁閉鎖不全，慢性重症僧帽弁閉鎖不全など），左房圧の低下（房室伝導時間の延長など）があるとⅠ音が減弱する
	（3）Ⅰ音の分裂	・三尖弁と僧帽弁の閉鎖のタイミングがずれる（脚ブロックなど）と，Ⅰ音が分裂する
	（4）Ⅱ音の亢進	・高血圧，大動脈の硬化，肺高血圧，肺動脈基部の前方拡大（心房中隔欠損，肺動脈弁閉鎖不全など）があるとⅡ音が亢進する
	（5）Ⅱ音の減弱	・大動脈弁狭窄，肺動脈弁狭窄などがあるとⅡ音が減弱する
	（6）Ⅱ音の病的分裂	・肺動脈弁の閉鎖の遅延（右脚ブロック，右室不全，肺動脈弁狭窄，心房中隔欠損など），大動脈弁の早期閉鎖（僧帽弁閉鎖不全，心室中隔欠損など）があるとⅡ音の病的分裂が生じる
	（7）Ⅲ音の聴取	・左室の充満速度の増大（頻脈，甲状腺機能亢進など），僧帽弁を通過する血液量の増加（心室中隔欠損，動脈管開存，僧帽弁閉鎖不全など），左室のコンプライアンスの低下・拍出量の低下・左房圧の上昇（急性心筋梗塞，拡張型心筋症など）があると，Ⅲ音が聴取される
	（8）Ⅳ音の聴取	・左室のコンプライアンスの低下（心壁の肥厚：高血圧・大動脈弁狭窄・肥大型心筋症など，心筋の虚血，心筋組織の変性：心アミロイド・陳旧性心筋梗塞など，突然の容量負荷：急性重症大動脈弁閉鎖不全・僧帽弁閉鎖不全など），左室機能の低下，右室機能の低下（肺高血圧・肺動脈弁狭窄・肥大型心筋症など）があるとⅣ音が聴取される
	（9）心雑音 ①収縮期雑音 ②拡張期雑音 ③心膜摩擦音	・大動脈弁狭窄，肺動脈弁狭窄，僧帽弁閉鎖不全，三尖弁閉鎖不全などでは収縮期に雑音が聴取される ・心奇形，僧帽弁狭窄，三尖弁狭窄，大動脈弁閉鎖不全，肺動脈弁閉鎖不全などでは拡張期に雑音が聴取される ・炎症などによって心外膜と心膜が擦れ合うと，心膜摩擦音が聴取される

表Ⅵ-3　ショック徴候の5Ps

1. 蒼白（Pallor）
2. 虚脱（Prostration）
3. 冷汗（Perspiration）
4. 脈拍触れず（Pulselessness）
5. 呼吸不全（Pulmonary insufficiency）

（1つでもあれば，ショックである）

表Ⅵ-4　ショック指数（＝脈拍数／収縮期血圧）

ショック指数*	0.5	1.0	1.5	2.0
脈拍数（分）	70	100	120	140
収縮期血圧	140	100	80	70
出血量（％）	0	10〜30	30〜50	50〜70

＊0.5…正常，1.0…中等度ショック，1.5〜…重症ショック

表Ⅵ-5　ショック・スコア

スコア	0	1	2	3
1）収縮期血圧	100以上	100＞Bp≧80	80＞Bp≧60	＜60
2）脈拍数	100以下	100＜P≦120	120＜P≦140	＞140
3）酸塩基平衡	−5≦BE≦＋5	±5＜BE≦±10	±10＜BE≦±15	±15＜BE
4）尿量mℓ／時	50以上	25≦UV＜50	0＜UV＜25	0
5）意識	清明	反応遅延軽度	応答遅延著明	昏睡

上の5項目の合計スコア：0〜4：ショックでない，5〜10：中等症，11〜15：重症

（小川　龍（1990）救急医学，14，p.1333，へるす出版より転載，一部改編）

表Ⅵ-6　ショックの種類と状態

ショックの種類		循環動態		症状			
		CVP	CO	バイタルサイン	皮膚	意識	尿量
心原性ショック	重症の心疾患により心ポンプ機能が低下し，心拍出量が減少することで起こる	↑	↓	Bp↓ P↑	蒼白・虚脱 チアノーゼ 冷汗	意識障害 不穏	↓
閉塞性ショック	心タンポナーデや緊張性気胸などにより心室へもどる血液路が障害されることで起こる						
循環血液量減少性ショック	出血や脱水などによって循環血液量が減少することで起こる	↓	↓	Bp↓ P↑	蒼白・虚脱 冷汗	意識障害	↓
神経原性ショック	脳幹部（心臓血管運動中枢）の損傷や，脊髄損傷・脊椎麻酔・自律神経遮断薬などにより交感神経伝導路が遮断されて，血管抵抗が減弱することで起こる	↓	↓	Bp↓ P↑↓	温かい	失神	↓
アナフィラキシーショック	薬物・食物によるアレルギー反応で，血管抵抗が減弱することで起こる	↓	↓	Bp↓ P↑↓	温かい 紅潮・浮腫	意識障害	↓
感染性ショック	感染・炎症によるサイトカインやNOなどが血管抵抗を減弱させることで起こる	→or↓	↑	Bp↓ P↑↓	温かい 紅潮・乾燥	意識障害	↓

表Ⅵ-7　心不全の症状に基づくNYHA機能分類

NYHA Ⅰ	心疾患患者であるが身体活動の制限に至らないもの．日常以上の活動でも不当な疲れ，動悸，呼吸困難，狭心発作を起こさない．
NYHA Ⅱ	心疾患を持ち軽度の身体活動制約をきたすもの．日常以上の活動では疲れ，動悸，呼吸困難，または，狭心発作を起こすもの．
NYHA Ⅲ	心疾患を持ち高度の身体活動制約をきたすもの．日常の活動でも疲れ，動悸，呼吸困難，または，狭心発作を起こすもの．
NYHA Ⅳ	心疾患を持ち軽度の労作で症状が出現する．安静時にも心不全または狭心症状が存在する．わずかな労作で症状が増悪する．

New York Heart Association 1973
(葛谷恒彦ほか：心不全, 小川　聡, 井上　博編(2001)標準循環器病学, p.101, 医学書院より転載)

(2) フィジカルアセスメント

項目	内容
1) 問診	●ショックの原因を推定するために以下の内容を問診する．本人が回答できない場合は，家族などの関係者に問診する． ・心疾患の既往，動脈硬化のリスクファクター（高脂血症，高血圧症，糖尿病，喫煙など），発症時の胸痛・呼吸困難の有無→心原性ショック ・吐血・下血・タール便の有無，下痢・嘔吐の有無，食事・水分の摂取状況→循環血液量減少性ショック ・悪寒・発熱，その他の感染・炎症症状→感染性ショック ・薬物の服用，食事内容→アナフィラキシーショック ・自律神経遮断薬の使用，転倒・打撲，運動・知覚神経障害→神経原性ショック
2) バイタルサイン	●血圧を測定する． ・一般には，上腕にマンシェットを巻いて測定する．聴診法で測定不能な場合は，触診法で行う．測定不能なこと自体がショックであることを示すため，測定できない場合は，何度も試みずに次の観察や対処に移る． ・収縮期血圧が90mmHg以下または普段の血圧より50〜60mmHg以上の低下，脈圧の縮小の有無を観察する． ・疼痛が強い場合は，心拍出量が低下しても，交感神経の興奮で血圧が保たれている場合がある． ●脈拍を測定する． ・一般には，橈骨動脈で触診する．橈骨動脈での触診が不可能な場合は，血圧が低下していることを示す． ・頻脈（100回／分以上）の有無を観察する．

項目	内容
	重度ショックで心停止の直前や迷走神経の緊張がある場合は徐脈，微弱 ●呼吸を観察する． ・呼吸数増加，浅い呼吸 ・アシドーシスの進行によって深い緩徐な呼吸 ・胸郭運動の左右差→緊張性気胸 ●体温を測定する． ・悪寒，発熱→感染性ショック
3）意識レベル	●意識障害（JCS：Japan Coma Scale Ⅱ桁以上，または不穏・興奮状態）の有無を観察する． ・意識障害→脳の虚血
4）視診・触診	●皮膚・概観の観察をする． ・蒼白，冷汗，四肢末梢冷感，チアノーゼ，爪床の末梢血管の充満遅延（圧迫解除後2秒以上）→末梢血管抵抗増加 ・皮膚温感，紅潮，乾燥→末梢血管抵抗減弱（感染性ショック） ・皮膚温感，紅潮，搔痒感，粘膜の充血，浮腫→末梢血管抵抗減弱（アナフィラキシーショック） ・頸静脈の怒張・中心静脈圧の推定値上昇→心臓の拡張障害（緊張性気胸，心タンポナーデなど） ・末梢浮腫→心原性ショック（右心不全） ・外傷，出血，熱傷 ●尿量を観察する． ・乏尿または無尿（0.5mℓ/kg/時以下） ・尿比重上昇（1.035以上），尿中Na濃度低下（25mEq/r以下）→循環血液量の不足
5）聴診	●以下の点を観察する． ・**心音**：Ⅲ音の聴取→心原性ショック（心不全） ・**呼吸音**：断続性ラ音（捻髪音）の聴取→心原性ショック（心不全）

(3) 検査

●以下の検査データを確認する．
　①**中心静脈圧（CVP）の上昇・低下**
　②**スワンガンツ（Swan-Ganz）カテーテル挿入による循環動態**：心拍出量(CO)の増加・低下
　③**胸部レントゲン**：心陰影拡大・狭小，肺水腫像，気胸などの所見の有無
　④**心エコー**：心嚢液貯留，心筋壁運動低下の所見の有無
　⑤**心電図**：虚血性変化，重症不整脈，低電位差などの有無
　⑥**血液検査**：ヘマトクリット値，血小板，白血球など
　⑦**動脈血ガス分析，経皮的酸素飽和度（SpO₂）**
　⑧**電解質**：Cl・Kの低下の有無

⑨**CT**：頭部外傷（脳損傷），脊髄損傷（高位頸髄損傷），肺血栓塞栓症の所見など

〔2〕胸痛を訴える患者のアセスメント
(1) 胸痛を引き起こす病態

胸痛とは，胸部に生じた痛みのことであり[2]，表在性と内臓性の痛みに分けられる．

表在痛は，胸部の皮膚・粘膜・筋肉・骨・関節・神経・胸膜・心膜などの損傷によって生じ，痛覚受容器で知覚された刺激が脊髄神経を通って中枢に伝達される．内臓痛は，心臓・大血管系・呼吸器・縦隔・上部消化管などの障害に由来し，疼痛物質が交感神経・副交感神経（迷走神経）を刺激し，それが脊髄後根を経て中枢に伝達される．

一般に，内臓痛は重篤な疾患によって生じることが多く，特に胸骨の奥の痛みと背部痛は対処が遅れると生命にかかわる．このため緊急度と，高度な専門的治療を必要とするような重篤な状態であるかを判断することが必要である．まずはショックか否かを判断する．この他，急性冠症候群（急性心筋梗塞・不安定狭心症），急性大動脈解離，胸部大動脈瘤破裂，心タンポナーデ，劇症型心筋炎，肺血栓塞栓症，緊張性気胸，突発性食道破裂，消化管潰瘍の穿孔，重症急性膵炎は緊急度が高いため，それらの兆候の有無を判断する．

(2) フィジカルアセスメント

項目	内容
1）問診	●胸痛の原因は問診によっておおよそ予測がつくため，全身状態が許せば以下の点に関して可能な限り詳細に聴取する（PQRSTアセスメント）． ・P（provoking factors）：刺激因子（誘因） 　どのようなことで疼痛が生じたか，または増強するか ・Q（quality）：性質 　どのような痛みか，患者自身の言葉で表現してもらう 　種類：自発痛，圧痛，叩打痛，呼吸による変動 ・R（region or radiation）：部位または放散 　部位：体表面，胸壁，胸骨下（深部），前胸部，側胸部，背部，心窩部，腋窩部，乳房 　放散：下顎，頸部，肩，上肢など ・S（severity）：強さ 　どれくらいの痛みか，最強点を10点，胸痛出現前を0点として表現してもらう 　増強傾向か，不変か，改善傾向か ・T（time）：時間 　いつ発生したか 　急激に発症したか徐々にか 　持続性か間欠的か 　持続時間 ・**随伴症状**：呼吸困難，動悸，冷汗，意識障害，咳嗽，血痰，発熱，嘔気，嘔吐など

項目	内容
	・**既往**：以前にも同様の痛みがあったか，いつごろからか 　　　　　既往疾患（心疾患・高血圧・糖尿病・高脂血症・痛風・心電図の異常） 　　　　　治療経過，内服薬
2）意識レベル	●意識障害の有無を観察する． ・意識障害→ショック，重症不整脈，大動脈解離（Stanford A型），肺血栓塞栓症
3）バイタルサイン	●初期にバイタルサインが安定していても急変することが多いため，頻回（10分前後の間隔）に測定する． ●脈拍は四肢で触診し，心音と一致しているかどうか（不整脈の有無）を確認する． ●脈拍の左右差がある場合は四肢の血圧を測定し，脈圧，拡張期血圧にも留意する． ●以下の有無を観察する． ・血圧の低下・頻脈・頻呼吸→肺血栓塞栓症 ・急激な血圧の上昇・収縮期圧の左右差10mmHg以上→急性大動脈解離 ・奇脈→心タンポナーデ，心膜炎，肺血栓塞栓症 ・交互脈→急性心筋梗塞，心膜炎 ・起坐呼吸→急性心筋梗塞にともなう心不全
4）視診	●以下の有無を観察する． ・顔色不良・蒼白・冷汗・網状皮斑→ショック，急性冠症候群，急性大動脈解離，大動脈瘤破裂 ・チアノーゼ・頸静脈の怒張・中心静脈圧の推定値上昇→急性心筋梗塞にともなう心不全，心タンポナーデ，肺血栓塞栓症，緊張性気胸 ・胸郭運動の左右差→気胸，肋骨骨折 ・顔面紅潮・咳嗽・痰→肺炎，気管支炎，胸膜炎 ・眼球結膜・強膜・全身の黄疸→胆嚢炎 ・体位：前屈位→膵炎，心膜炎 　　　　側臥位→胸膜炎，肋骨骨折 ・皮疹→帯状疱疹
5）触診	●圧痛の有無を観察する． ・胸部の圧痛→肋骨骨折，肋軟骨炎，肋間神経痛 ・右季肋部の圧痛→胆嚢炎，胆石症 ・心窩部の圧痛→上部消化管疾患 ●心尖拍動を触診する． ・広範で強大な心尖拍動→肥大型心筋症，大動脈弁閉鎖不全 ●皮下気腫の有無を観察する． ・皮下気腫→緊張性気胸，突発性食道破裂 ●末梢動脈を触診する．

項目	内容
6）打診	・左右差→大動脈解離 ●打診音の短縮・濁音の有無を観察する． 　・Traubeの半月形部分の消失→突発性食道破裂
7）聴診	●以下の有無を聴取する． 　・心音：心雑音→大動脈解離（Stanford A型）にともなう大動脈弁閉鎖不全，右冠動脈領域の急性心筋梗塞にともなう僧帽弁閉鎖不全 　・呼吸音：断続性ラ音→急性心筋梗塞にともなう急性左心不全（表Ⅵ-8） 　　　　　　左右差→一側性の気胸 　・血管性雑音 　・腸蠕動音

表Ⅵ-8　Killip分類

身体所見から分類した急性心筋梗塞にともなう心不全の重症度（Killipら，1967，Rottら，1997）

		30日間の死亡率（％）*
Ⅰ群	心不全徴候なし	5
Ⅱ群	軽度ないし中等度心不全 肺ラ音聴取域＜両肺野の50％	21
Ⅲ群	肺水（浮）腫 肺ラ音聴取域＞両肺野の50％	35
Ⅳ群	心原性ショック （血圧＜90mmHg，尿量減少，冷たくしめった皮膚，チアノーゼ，意識障害を伴う）	67

（磯部光章：身体所見，小川　聡，井上　博編（2001）標準循環器病学，p.18，医学書院より転載）

（3）検査

●以下の検査データを確認する．
　①**心電図**：ST変化，低電位差などの有無
　②**胸腹部レントゲン**：心陰影拡大，肺うっ血，気胸，肋骨骨折などの所見
　③**血液検査**：心筋逸脱酵素上昇，Hb・Hct値の低下，血中アミラーゼ上昇，WBC上昇，CRP陽性など
　④**動脈血ガス分析**：酸素分圧（P_aO_2）・二酸化炭素分圧（P_aCO_2）の低下の有無
　⑤**CT・エコー**：心壁運動低下，心室拡大，心嚢液の貯留などの所見
　⑥**血管造影**：肺血栓塞栓症，大動脈解離などの所見

（4）鑑別

　フィジカルアセスメントおよび検査データから，胸痛の原因を推察する（図Ⅵ-1）．
　胸痛の原因となる疾患には，消化管の疾患も含まれるため，胸部だけでなく腹部のフィジカルアセスメントをあわせて行い判断する．

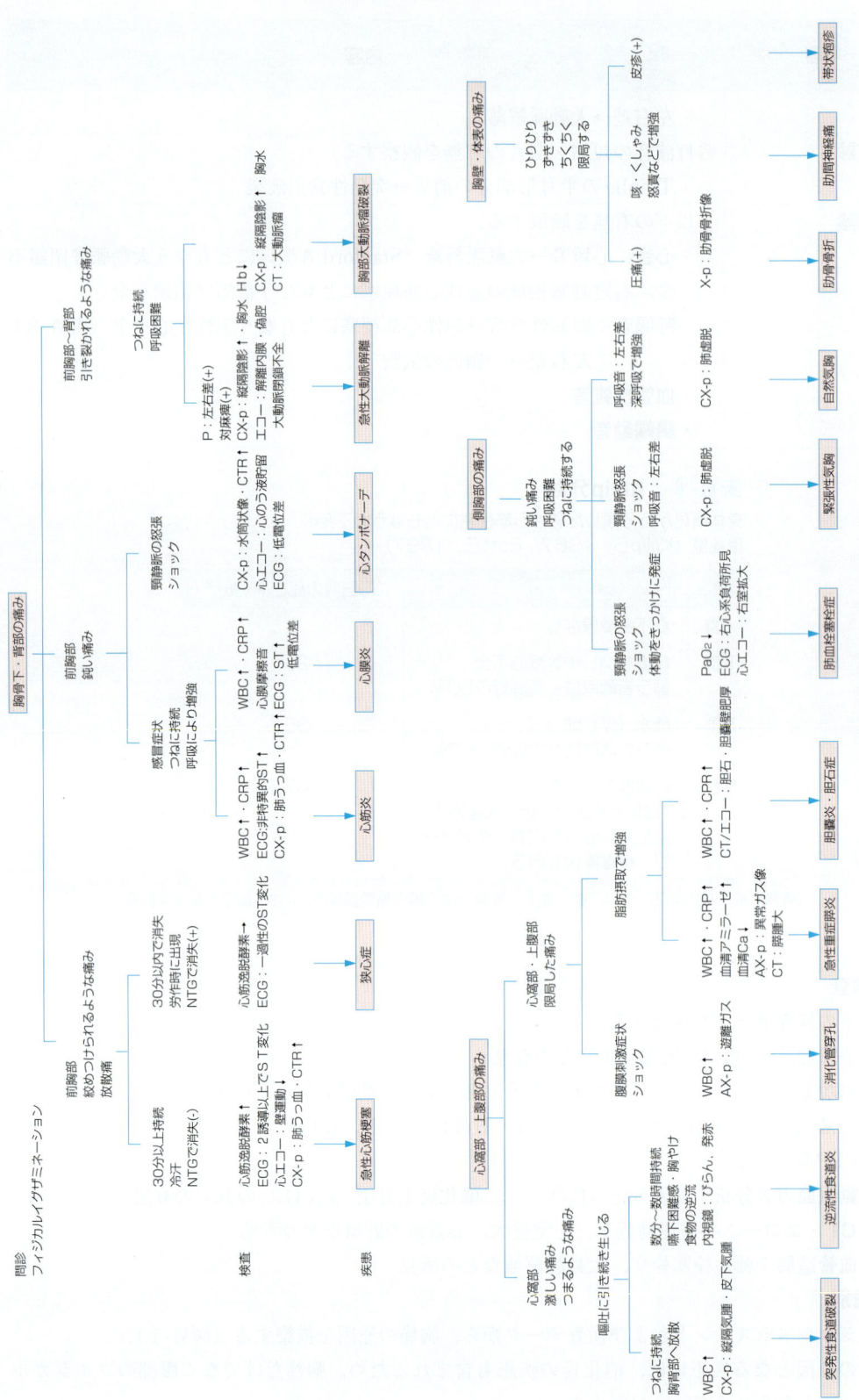

図Ⅵ-1 胸痛のアセスメント

胸骨下・背部の痛み

前胸部
締めつけられるような痛み／放散痛

- フィジカルイグザミネーション：30分以内で消失、労作時に出現、NTGで消失(+)
- 検査：心筋逸脱酵素→、ECG：一過性のST変化
- 疾患：**狭心症**

前胸部
締めつけられるような痛み／放散痛

- 30分以上持続、冷汗、NTGで消失(−)
- 心筋逸脱酵素↑、ECG：2誘導以上でST変化、心エコー：壁運動↓、CX-p：肺うっ血、CTR↑
- 疾患：**急性心筋梗塞**

前胸部
鈍い痛み

- 感冒症状、つねに持続、呼吸により増強
- WBC↑・CRP↑、心膜摩擦音、CX-p：肺うっ血、ECG：ST↑、低電位差
- 疾患：**心筋炎**

- 感冒症状、つねに持続、呼吸により増強
- WBC↑・CRP↑、ECG：非特異的ST↑、CX-p：肺うっ血、CTR↑
- 疾患：**心膜炎**

- 頸静脈の怒張、ショック
- CX-p：水筒状像・CTR↑、心エコー：心のう液貯留、ECG：低電位差
- 疾患：**心タンポナーデ**

前胸部〜背部
引き裂かれるような痛み

- つねに持続、呼吸困難
- P：左右差(+)、対麻痺、CX-p：縦隔陰影↑・胸水、エコー：解離内膜、大動脈閉鎖不全
- 疾患：**急性大動脈解離**

- つねに持続、呼吸困難
- P：左右差(+)、CX-p：縦隔陰影↑・胸水・血胸・Hb↓、CT：大動脈瘤
- 疾患：**胸部大動脈瘤破裂**

心窩部・上腹部の痛み

心窩部
激しい痛み／つまるような痛み／嘔吐にひき続き生じる

- つねに持続、胸部へ放散
- WBC↑、CX-p：縦隔気腫・皮下気腫
- 疾患：**突発性食道破裂**

- 数分〜数時間持続、嚥下困難感・胸やけ、食物の逆流
- 内視鏡：びらん、発赤
- 疾患：**逆流性食道炎**

心窩部
腹膜刺激症状、ショック

- WBC↑、AX-p：遊離ガス
- 疾患：**消化管穿孔**

心窩部・上腹部
限局した痛み

- 脂肪摂取で増強
- WBC↑・CRP↑、CT/エコー：胆石、胆嚢壁肥厚
- 疾患：**胆嚢炎・胆石症**

- WBC↑・CRP↑、血清アミラーゼ↑、血清Ca↓、AX-p：異常ガス像、CT：膵腫大
- 疾患：**急性重症膵炎**

側胸部の痛み

側胸部の痛み
鈍い痛み／呼吸困難／つねに持続する

- 頸静脈の怒張、ショック、体動をきっかけに発症
- PaO₂↓、ECG：右心系負荷所見、心エコー：右室拡大
- 疾患：**肺血栓塞栓症**

- 頸静脈の怒張、ショック、呼吸音：左右差
- CX-p：肺虚脱
- 疾患：**緊張性気胸**

- 呼吸音：左右差、深呼吸で増強
- CX-p：肺虚脱
- 疾患：**自然気胸**

胸壁・体表の痛み

胸壁・体表の痛み

- ひりひり、ずきずき、らくらく、限局する
- 咳・くしゃみ、怒責などで増強
- 圧痛(+)
- X-p：助骨折像
- 疾患：**助骨骨折**

- 皮疹(+)
- 疾患：**助間神経痛**

- 疾患：**帯状疱疹**

② 心理・社会面のアセスメント

　ショックなどで明らかに意識障害がある場合を除くと，突然発生する胸痛や呼吸困難という循環器の症状は患者に生命の危機を意識させ，不安に陥らせる．逆に，基礎に動脈硬化や弁疾患などの慢性疾患があっても，症状がおさまると疾患や心機能障害が治ったように思う人も少なくない．交感神経を興奮させるようなできごと，心理的ストレスなどは虚血性心疾患のリスクファクター，心機能の悪化となる．また心機能の障害は患者に不安や抑うつを引き起こしたり，社会生活に参加するうえで多くの規制を生じさせるという相互作用性を持つ．循環器障害の急性期の治療は，集中治療室など特殊な環境下で行われることが多く，治療にともなう心身への影響も大きい．そのため，患者の全体像を把握し，問題を明確にするためには，以下の視点に基づいたアセスメントを行うことが必要である．

- 患者の不安
  - 不安感・緊張感の表出とその内容
  - 表情：こわばっている・興奮している・沈痛・沈んでいるなどの有無と程度
  - 仕草：落ち着きがない・話が止まらない・動作が緩慢などの有無と程度
  - 身体症状：胃痛・手の震え・筋緊張・血圧の上昇・息苦しさなどの有無と程度
  - 不眠，意欲低下，不穏の有無と程度
- 疾病・障害の受け入れ
  - 危機理論など用いて，現在どのようなステージにあるか
  - 適応機制・防衛機制の使用
  - ストレスの認知・対処のとり方
  - 抑うつなどの不適応症状の有無
  - 価値観・信念：どのようなことを優先するか
  - 自己概念・自己尊重が脅かされていないか
  - 自己効力感
- 生活状態
  - 障害による生活上の規制：職業・仕事内容の変更，運動・活動の制限，家電使用の制限（ペースメーカーなどの装着による）
  - 自己管理状況：疾病・障害の病態に関する知識，必要な生活調整に関する知識，治療に関する知識，セルフモニタリングに関する知識，生活調整・治療の継続の実施状況
  - 生活調整：治療を継続するための経済力

③ 家族・文化に関するアセスメント

　患者同様，家族にとっても突然の症状の出現は理解しがたく，治療によって面会に制限がある場合や，言語的コミュニケーションがとれない場合は，家族の不安は一層強くなる．患者の精神状態には家族の対応が大きく影響し，心機能障害にともなう生活の是正には家族の理解や協力が不可欠である．

　また，痛みや苦痛を積極的に訴えることを認めるような環境におかれていないと，異常の発見

が遅れる場合もある．循環器，特に心機能障害は，麻痺などのように目には見えないため，職場など周囲の人から障害が理解されにくい．周囲の期待に応えようと無理をすることが心機能障害の悪化要因にもなる．このことから，家族を含む周囲の状況に関して以下の点についてアセスメントすることが必要である．

- 家族の心理状態
  - 不安の程度（患者の項に準ずる）
- 患者の状態に対する理解・受け入れ・サポート力
  - 患者の疾患・障害の病態に関する理解の程度
  - 患者が必要とする健康管理上の援助の認識
  - 役割変更に関する認識
  - サポート力：経済力，人的・時間的サポートの有無，家族以外のサポートの有無
- 生育・生活環境
  - 疼痛や苦痛を我慢することが美徳という環境でないか
- 周囲の人々の理解
  - 職場の理解：仕事の内容や時間・通院・治療の継続などに対する配慮・禁煙への協力など

④ 看護問題

循環器系の障害により引き起こされる看護問題の主なものには，表Ⅵ-9のような問題がある．

表Ⅵ-9 看護問題

急 性 期	回 復 期 〜
●生命の危機：心拍出量の減少	●疾病・障害・治療に関する知識不足
●末梢循環障害（浮腫，冷感，知覚鈍麻）による苦痛	●生活調整の必要性の理解不足
●末梢循環障害による合併症（褥創，転倒など）の危険性	●障害であることの認識不足
●胸痛	●生活調整の方法に関する知識不足
●呼吸困難	●生活調整の実施が困難
●症状による活動性の低下・日常生活活動の制限	●サポート不足
●死の不安・恐怖	●活動制限
●不眠	●役割変更に対する葛藤
●治療にともなう苦痛	●再発・健康管理に対する不安
●治療に関連した合併症の危険性	●家族の不安
●疾病・障害・治療に関する理解不足	
●治療に参加できないことによる悪化の危険性	
●家族の不安	

引用文献

1) 横田順一郎（1999）ショック，レジデントノート，1(1)，p.72-76
2) 入山　正（1997）胸痛の発生するメカニズム，月刊ナーシング，17(7)，p.20

参考文献

1．黒川　顕編，須崎紳一郎（1997）ショック患者のみかた，エマージェンシー・ナーシング1997新春増刊，p.240-248

2．川原礼子（2000）ショック，実践に役立つフィジカルアセスメント，ヌーヴェルヒロカワ
3．瀧　健治（2000）ショック，レジデントノート，2(1), p.18-28
4．黒川　顕編，長尾　健ほか（1997）胸痛，患者のみかた，エマージェンシー・ナーシング1997新春増刊，p.203-213
5．森脇龍太郎（2000）胸部・背部痛，レジデントノート，2(1)
6．大石泰男（2002）胸痛・背部痛，レジデントノート，4(3), p.38-46
7．大石泰男，森田　大（1999）胸痛・背部痛，レジデントノート，1(1)
8．平沢邦彦（2000）急性心不全，レジデントノート，2(3), p.13-21
9．石川ふみよ（2004）心臓（循環器系）のアセスメント，ナーシング・グラフィカ17　ヘルスアセスメント，p.86-93

学習課題

1．虚血性心疾患の危険因子の存在を評価するための質問項目をあげてみよう．
2．虚血性心疾患の発作を誘発する要因の存在を評価するための質問項目をあげてみよう．
3．ショックの原因を推察するのに，どのようなフィジカルイグザミネーションをするか，項目をあげてみよう．
4．医師への報告やすみやかな対処の必要性を評価するための，胸痛についての問診項目をあげてみよう．
5．心機能を悪化させる要因の存在を評価するための質問項目をあげてみよう．

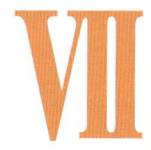

Ⅶ 栄養・代謝機能障害(患者)のアセスメント

―― 学習目標 ――
1. 栄養・代謝機能障害の見られる患者のアセスメントに必要なインタビュー・フィジカルイグザミネーションの内容と方法を理解する．
2. 栄養・代謝機能障害やそのリスクを示す身体所見を理解する．

① 栄養・代謝機能障害のフィジカルアセスメント

　栄養の摂取は，生命の維持や活動のエネルギーとして必須であるが，栄養摂取障害だけでなく摂取過多も肥満や糖・代謝障害という健康問題につながる．改善へのアプローチも低栄養を輸液や高カロリー飲料などで補うという方法に比べれば，摂取過多による健康問題の改善は当事者の努力に依存する．食生活は，幼少時からの食習慣，食事を作る人，食事をともにする人，職業などの影響を受ける．したがって身体面だけでなく，心理・社会面，家族・文化に関するアセスメントも重要である．

1 栄養・代謝機能障害

　生体が必要とする栄養素は，食物を摂取し，消化，吸収という過程を経ることで得られる．この過程を担うのが口腔から肛門にいたる消化管であり，肝臓・胆嚢・膵臓から分泌される消化酵素や糖・脂質・たんぱくなどの代謝が関与する．

　口腔は，食物を口腔内に取り込み，唾液を用いて咀嚼・嚥下にあずかる．咀嚼されてできた食塊は嚥下運動によって咽頭・喉頭・食道を経て胃に送られる．開口障害や運動麻痺による咀嚼・嚥下の障害があると，必要な分量の食物を体内に摂取できなくなる．

　胃は，胃液の酵素作用と胃壁の運動（緊張性収縮と蠕動運動）による機械的作用で食物を消化し，小腸へ送る．胃の機能は，自律神経と消化管ホルモンにより調節される．胃の運動機能の低下あるいは亢進によって消化運動は阻害される．

　小腸は，十二指腸・空腸・回腸に分けられる．膵液・胆汁と腸液によって消化が進められ，栄養素の大部分が小腸の絨毛から吸収される．また，水分の90％が空腸・回腸で吸収される．小腸の消化と移送の運動は，分節・蠕動・振子の3つの運動からなり，副交感神経（迷走神経）・交感神経，消化管ホルモンによって調節されている．吸収されにくい溶質の存在，消化液の分泌亢進，腸管粘膜の障害，運動の亢進あるいは低下によって下痢が生じる．

　大腸の近位部では，分節・蠕動・逆蠕動運動によって水分の吸収・常在細菌によるビタミンKなどの産生吸収が行われる．近位部の神経支配は小腸と同様である．遠位部では水分の吸収による糞便の形成と貯留がなされる．糞便は総蠕動によってS状結腸を経て直腸へ送られる．直腸に糞便が入ると，大脳感覚野で便意を感じ，肛門脊髄中枢を経て排便反射が引き起こされ，外肛門括約筋の弛緩によって糞便が体外へ排泄される．大腸の運動低下，自律神経機能の異常，通過障害などにより便秘が生じる．

　以上述べてきた消化管に障害があると，表Ⅶ-1のような症状が出現する．

　肝臓は，たんぱく質の合成（アルブミン・フィブリノーゲン），ブドウ糖の貯蔵（グリコーゲン），リポたんぱく合成，胆汁の合成と分泌，薬物・有害物質の解毒など，多くの機能を果たす．そのため，肝機能が低下すると，さまざまな障害が引き起こされる．

　胆嚢は，肝臓で作られた胆汁を貯留し濃縮する．食物が十二指腸粘膜に触れると，消化管ホルモン（コレシストキニン）が分泌され，血行性に胆嚢に達して胆嚢を収縮させ，胆汁が排出する．胆嚢や胆管に障害があると，胆汁の分泌が妨げられ，脂肪の分解ができなくなる．

　膵臓は，膵液のほかホルモンを分泌する．食物が十二指腸粘膜に触れると，消化管ホルモン

表Ⅶ-1　消化管の機能低下による主な症状

障害部位	原因	症状
口腔・喉咽頭	破傷風による咀嚼筋の強直	開口・咀嚼・嚥下障害
	脳損傷による運動麻痺（三叉神経・顔面神経・舌下神経） 唾液分泌低下（口腔乾燥症）	咀嚼困難
	喉咽頭の炎症・腫脹・腫瘍 脳損傷による球麻痺・仮性球麻痺，球出血，脊髄癆など	嚥下困難
食道	食道異物・腫瘍・瘢痕性狭窄・アカラシア・食道痙攣など	食道通過障害（つっかえ感）
胃	胃壁の緊張・蠕動運動低下（胃アトニー症など）	胃もたれ感，腹部膨満感
	胃壁の緊張亢進（胃痙攣，嘔吐など）	心窩部痛，嘔吐，冷汗
	低酸症（萎縮性胃炎，胃がん，胃潰瘍など）	心窩部痛，食欲不振，膨満感
小腸	小腸の運動亢進（毒素・有害成分の摂取，腸内異常分解産物の刺激，迷走神経の異常緊張など）	腹痛，下痢
	小腸の運動麻痺（交感神経の異常興奮，手術操作など）	腹部膨満
	小腸の吸収障害（小腸の切除，吸収不良症候群など）	腹痛，下痢
	消化障害（胆汁・膵液の分泌障害）	灰白色便
大腸	排便にかかわる神経路の損傷（脳損傷，脊髄損傷など）	失禁
	大腸の運動低下，大腸壁の自律神経機能異常，大腸の狭窄・閉塞，排便習慣	便秘，腹部膨満，腹痛，嘔気，食欲不振など
	盲腸・結腸の水分吸収機能を上回る水・電解質の流入	下痢

（セレクチン，コレストキニン）が分泌され，血行性に膵臓に達して，膵液の分泌を促す．膵臓の組織障害により消化酵素が活性化されると，膵臓のみならず重要臓器の組織を自己消化することがある．膵臓の機能障害が慢性化すると，線維化の進行によって糖尿病や消化吸収障害が生じる．また，ランゲルハンス島β細胞の分泌活動が不十分であると，高血糖となり糖尿病を発症する．

❷ 機能障害とそれを引き起こす要因の評価

　看護介入では，対症療法的な援助だけでなく，機能障害の要因の除去や改善，機能維持のための援助を行う必要がある．したがって，前述した機能障害の原因やメカニズムを理解し，それらを問診やフィジカルイグザミネーションに取り入れて評価していく．

[1] 問診

　栄養摂取障害，代謝障害のある患者の問診の主な内容は表Ⅶ-2のとおりである．糖・脂質代謝の障害は，生活習慣病につながることが多いが，病態が進行しないと症状がでない．食生活・運動など日常生活でのリスクファクターの有無を把握し，健康問題の抽出や保健行動の契機とする．

表Ⅶ-2 問診

カテゴリー	項 目	根 拠
1) 機能障害を あらわす症状	(1) 咀嚼・嚥下のしにくさ	・口腔・喉咽頭・食道の炎症，口腔内および喉咽頭部の腫瘍，食道の憩室・狭窄などの器質的な要因，仮性球麻痺・球麻痺・心因性などの機能的な要因により，咀嚼・嚥下の障害が生じる ・外傷，破傷風，顎関節炎，顎関節症，耳下腺炎などにより開口障害・咀嚼の障害が生じる
	(2) 消化吸収機能の障害 ①食欲不振 ・普段の食事摂取状況：食事内容・量・回数など ・食欲低下・食事摂取量低下・嗜好の変化などの有無 ②嘔気・嘔吐 ・発現時期と持続期間 ・誘因：食事・薬剤 ・吐物の量・性状：色・混入物 ・随伴症状：体重減少・全身倦怠感・発熱・腹痛・便の異常・頭痛・意識障害・めまい・耳鳴など ・同じ症状を示す人の有無	・頭蓋内圧亢進・拒食症などでは嘔気をともなわずに嘔吐することがある ・上部消化管出血・マロリーワイス症候群などでは，嘔吐しているうちに血性に変化することがある ・ジギタリス・モルヒネ・テオフィリン・抗がん剤などにより嘔気・嘔吐が生じることがある ・同じ食事によって同様の症状がでている場合，食中毒が考えられる
	③便秘 ・普段の排便パターン：頻度・性状・量・緩下剤の使用・水分摂取量など ・便秘の持続期間 ・便の性状・回数 ・随伴症状：腹痛・腹部膨満など ・内服薬：抗コリン作用のある薬品	・繊維成分・水分の摂取不足，身体活動の低下により便秘になることがある ・抗コリン薬・カルシウム拮抗薬・麻薬の新規投与では，腸管の平滑筋や運動に影響を与える ・腸管およびその周囲の器質的疾患（イレウス・腫瘍・腹水・虫垂炎・泌尿器科疾患・婦人科疾患など）では，腹痛・発熱・腹部膨満などの症状をともなう ・精神疾患では，抑うつ・活動低下などをともなうことがある
	④下痢 ・下痢の持続期間 ・便の性状：水様性・有形性・血性 ・便回数 ・腹部の攣縮・テネスムスの有無 ・随伴症状：腹痛・嘔吐・発熱・意識障害・体重減少など ・内服薬：抗生物質・下剤など	・分泌性の場合は，腹部全体の痙攣性の疼痛をともない，排便量は多く回数は少ない ・大腸の炎症によるものでは，テネスムスが強く，排便量は少なく回数が多い ・炎症性の場合，粘液が混入することがある ・ウイルス性・細菌性の場合は，2週間程度で自然に軽快することが多い ・アメーバ症・ランブル鞭毛虫症では数週間持続することがある ・マグネシウム含有製剤・制酸薬・ソルビトール含有食品は浸透圧性下痢を起こす
	⑤腹痛：PQRST assessment ・痛みの性状・部位・放散 ・痛みの強さ（1～10の疼痛スケール使用） ・痛みの持続時間 ・増悪因子・寛解因子 ・随伴症状：食欲不振・悪心・嘔吐・排便の異常などの有無	・消化管潰瘍・尿管結石では繰り返すことがある ・消化管由来のものは間欠的であることが多い ・消化管穿孔・腹腔内出血・胆管や尿管の閉塞では突然発症する ・歩行時にひびく場合，腹膜炎の可能性がある ・排ガス・排便がない場合，イレウスである可能性がある

表Ⅶ-2　問診（つづき）

カテゴリー	項　目	根　拠
1) 機能障害をあらわす症状		・上部消化管潰瘍では便が黒色に，虚血性大腸炎・潰瘍性大腸炎・クローン病では血便となる ・腸炎・嘔吐下痢症では，嘔気・嘔吐・下痢・発熱をともなう
	(3) 肝機能障害の症状 ①倦怠感 ②腹部膨満・浮腫 ③黄疸 　・発症時期と進み方の速さ 　・尿・便の色の変化（ビリルビン尿・白色便） ④出血傾向・吐血・下血	・肝硬変では，漏出性の腹水を生じ，腹部膨満として自覚される ・肝機能障害によって，ビリルビンの肝細胞への摂取障害，肝内での抱合障害，肝内の移送障害，排泄障害などがあると黄疸を生じる ・胆石症や胆管炎など肝外閉塞性の黄疸では，ビリルビン尿・白色便が見られる ・肝機能障害が進むと，胆汁うっ帯によるビタミンK吸収障害や，肝の合成機能障害による凝固因子の低下などにより出血傾向が生じる ・肝硬変などにより門脈圧が亢進すると，食道静脈瘤が発生し，破裂によって吐血・下血が起こる
	(4) 糖・脂質代謝障害の症状 ①高血糖症状 　・口渇・飲水量および尿量の増加 　・体重減少 　・目のかすみ 　・感染症 ②合併症の症状 　・知覚障害 　・視力障害 　・下肢の潰瘍，皮膚病変，創の治癒遅延 　・胸部症状（虚血性心疾患の徴候） 　・脳血管障害の症状 　・浮腫・尿量の減少 　・悪心・嘔吐・便秘・下痢などの消化器症状 ③インスリン使用時の低血糖症状 　・空腹感，不安感，動悸，発汗 　・頭痛，視力障害	・血糖の変動があると，水晶体の浸透圧が変化し，目のかすみを生じることがある ・高血糖があると，白血球機能障害により各種感染症を生じやすくなる ・高血糖状態が長く続くと，血管病変が進展し，細胞内でのソルビトール代謝の促進によって，ニューロパシー・網膜症・虚血性心疾患・脳血管障害・腎症など種々の合併症を生じる ・高血糖が続くと，神経障害により消化器症状があらわれることがある
2) 機能障害の要因	①病歴 　・既往歴・輸血歴 　・現病歴・妊娠の可能性・月経歴 　・治療経過・コントロール状況 　・家族歴	・頭部外傷・頸椎捻挫・腹部打撲などにより嘔気・嘔吐を引き起こすことがある ・消化管疾患ばかりでなく，尿路系疾患・婦人科系疾患・心筋梗塞などでも腹痛を訴えることがある ・消化管の手術後の腹痛は，癒着性イレウスの可能性がある ・家族に肝炎のキャリアがいる・輸血歴がある場合，肝炎ウイルス（B型・C型）感染の可能性がある ・ウイルス感染は糖代謝障害の要因となる ・甲状腺機能低下症・ネフローゼ症候群に続発する高脂血症もある ・糖尿病・高脂血症の家族歴は糖・脂質代謝障害の遺伝的要因の存在を示す ・治療中の場合，コントロール不足が機能障害の悪化，合併症の要因となる

表Ⅶ-2　問診（つづき）

カテゴリー	項　　目	根　　拠
2) 機能障害の要因	②食事摂取量・内容	・イカ・鯖の刺身を食べた後の腹痛では，アニサキス症が考えられる ・多量の長い年月に渡る飲酒は，肝疾患・膵炎などを引き起こす ・生ものの摂取は肝炎（A型・E型）ウイルス感染の契機となる ・カロリー・脂質の過剰摂取は糖・脂質代謝障害の要因となる
	③アルコールの摂取 ④アレルギー：食物・薬品 ⑤生活習慣 ⑥ストレス ⑦海外への渡航歴	・アルコールの多量摂取は，肝機能障害，膵炎，高脂血症の要因となる ・薬物は肝機能障害，高脂血症の要因となる ・ストレスは糖代謝異常の要因となる ・運動不足は糖・脂質代謝障害の要因となる ・ランブル鞭毛虫症・アメーバー症は，旅行中感染することが多い

［2］フィジカルイグザミネーション

栄養摂取障害，代謝障害のある患者のフィジカルイグザミネーションは表Ⅶ-3のとおりである．栄養摂取障害や代謝障害によりさらに引き起こされる健康問題も種々あるが，ここでは割愛し要点のみを示す．

表Ⅶ-3　フィジカルイグザミネーション

項　目	内　　容	根　拠・判　断
1) 栄養摂取障害	(1)計測 ・身長・体重（BMI） (2)視診 ①栄養状態 ・体格（筋の分布・量） ・皮膚の湿潤・緊張 ②皮膚・粘膜の異常 ・皮膚・粘膜の黄染・蒼白 ・手掌紅斑・くも状血管腫 ・出血斑・紫斑 ③腹部の形状 ・左右対称性・膨隆・膨満 ・腹部の動脈拍動・腹壁の静脈怒張 ・蠕動運動 ④はばたき振戦	・血中ビリルビン値が 2～3 mg／dℓ となると，肉眼的に黄疸が認められる ・手掌紅斑・くも状血管腫は慢性的な肝機能障害を示す（血中エストロゲンの増加により毛細血管の拡張が生じる） ・腹部全体の膨隆は腹水・腹腔内の出血・イレウス，局所の膨隆はヘルニアの可能性を示す ・静脈の怒張は門脈圧の亢進を示す ・皮膚線状は内分泌系疾患・妊娠の経験を示す ・心窩部の膨隆・拍動は腹部大動脈瘤の存在の可能性を示す ・臍の偏移・膨隆は腫瘍などの可能性を示す ・肝硬変・尿毒症などによる代謝性脳症では，はばたき振戦が出現することがある
	(3)聴診 ①腸蠕動音 ②血管性雑音	・腸蠕動音の亢進は食後・下痢など，蠕動亢進，微弱・消失は麻痺性イレウス，高音・亢進は機械的イレウスなどの可能性を示す ・血管性雑音の聴取は，動脈の狭窄などにより血液の乱流が生じていることを示す
	(4)打診 ①打診時の鼓音・濁音（ガスの貯留・腫瘤の存在） ②波動・濁音の移動（腹水） ③肝臓の上縁・下縁の打診（肝腫大） ④左側腹部の打診（脾腫）	・異常に高音な鼓音は腸の拡張，異常な濁音は腫瘍・腹水の可能性を示す ・腹水がある場合，体位により音が変化し，波動は正中に置いた手を越え反対側に伝わる ・一般に肝炎では肝臓が腫大し，肝硬変では萎縮する ・肝硬変では脾腫をともなうことがある

表Ⅶ-3 フィジカルイグザミネーション（つづき）

項　目	内　容	根　拠・判　断
1）栄養摂取障害	(5)触診 ①腹部全体の浅い触診 　・隆起・圧痛 ②腹部全体の深部の触診 　・腫瘤・圧痛・拍動 　・腫瘤がある場合，大きさ・形状・硬さ・可動性 ③肝臓の触診 　・硬さ・表面の不整・圧痛の有無 ④脾臓の触診 ⑤肛門部・直腸の触診 　・腫瘤・痔核・裂肛・出血	・内臓に起因する痛みは深い触診で出現する ・虫垂炎・胆嚢炎・急性膵炎などでは，病変付近の腹壁に限局した硬化が見られることがある ・汎発性腹膜炎では，腹部全体に硬化が見られ，腹部全体が板状になる ・肝臓の硬化・表面の不整は，肝硬変などによる肝障害の存在を示す
2）糖・脂質代謝障害	(1)バイタルサイン 　・体位による血圧変動 　・呼吸の性状 (2)意識障害	・糖尿病によるニューロパシーがあると，起立性低血圧を生じることがある ・血中のケトン体が増加すると呼気のアセトン臭・クスマウル大呼吸などが見られる ・血中のケトン体の増加，インスリン使用時の血糖値の低下によって意識障害を生じることがある
	(3)計測 　・身長・体重（BMI） 　・ウエスト／ヒップ比 (4)視診 ①栄養状態 　・体型・体格（筋の分布・量） 　・皮膚の湿潤・緊張 ②皮膚 　・潰瘍・皮膚病変 　・黄色腫 　・インスリン注射部位の異常（脂肪萎縮症・硬結・炎症） ③網膜 　・血管の異常（瘤・新生血管増生） 　・白斑・出血	・糖尿病性ケトアシドーシスでは，急激な体重減少，皮膚の乾燥・緊張低下が見られる ・内臓脂肪型肥満は，リンゴ型の体型（ウエスト／ヒップ比が男性0.9，女性0.8以上）を示し，糖・脂質代謝異常を合併しやすい ・高脂血症（特に家族性高コレステロール血症）では，黄色腫（黄色の結節／板状の斑）が見られることがある ・高血糖が長く続くと，末梢血管病変・ニューロパシーにより足病変が生じやすい ・高血糖状態が長く続くと，網膜症を生じる
	(5)触診 ①心尖拍動の触診（心拡大） ②末梢動脈の触診（血流障害） ③浮腫	・糖・脂質代謝異常が続くと，大血管の動脈硬化ばかりでなく小血管も侵し，心臓の拡張機能不全を引き起こすことがある ・糖尿病性腎症によりネフローゼ症候群を生じることがある
	(6)聴診 ①心音 ②腹部の血管性雑音	・糖・脂質代謝異常が続くと，血管病変，心疾患が生じることがある
	(7)神経学的所見 ①脳神経 ②体性知覚（触覚・深部知覚・振動覚） ③反射 ④筋力	・糖・代謝異常が続くと，動脈硬化が進展し，脳血管障害をきたすことがある ・高血糖が長く続くと，ニューロパシーにより腱反射の異常・筋力の低下・知覚障害・脳神経麻痺・四肢の麻痺などを生じる

〔3〕検査

栄養状態や代謝障害の評価には，検査所見が不可欠である．特に以下の血液データを把握する．

(1) 栄養状態
- 血清総タンパク（TP）
- 血清アルブミン（Alb）
- 血色素（Hb）

(2) 糖・脂質代謝
- 血清総コレステロール（T-Cho）
- HDL-コレステロール
- LDL-コレステロール
- 中性脂肪（TG）
- 空腹時血漿グルコース（FPG）
- グリコヘモグロビンA1c（HbA1c）

3 機能障害時のアセスメント

〔1〕嚥下困難を示す患者のアセスメント

嚥下は，食物を口腔から胃に送る運動であり，次の3つの相に分けられる．
- 第1相（口腔咽頭相）：食塊を口腔から咽頭まで送る
- 第2相（咽頭食道相）：食塊を咽頭から食道入口まで送る
- 第3相（食道相）：食塊を食道入口から胃噴門部まで送る

第1相は随意運動であるが，第2相は口腔・咽頭の受容器→三叉・舌咽・迷走神経→延髄嚥下中枢→舌咽・迷走神経を通って生じる反射である（不随意運動）．また，第3相も，嚥下中枢から迷走神経を通る反射により食道の蠕動運動が行われる（不随意運動）．

嚥下困難は，嚥下運動がスムーズに行えない状態であり，口内炎・扁桃炎・咽頭炎・喉頭炎などの口腔・咽頭の炎症，瘢痕性狭窄，腫瘍，食道炎，食道の腫瘍・憩室などの器質的な要因と，支配神経の損傷，パーキンソン病・筋萎縮性側索硬化症などの神経筋疾患，アカラシアなどの機能的な要因，心理的要因により生じる．神経損傷によるもので，延髄嚥下中枢の損傷による場合を球麻痺，皮質延髄路が両側性に損傷された場合を仮性球麻痺という．このほか，注意障害や失行など高次脳機能障害によっても，摂食・嚥下困難が生じる．嚥下困難の状況によって，改善のためのアプローチが異なるので，どの相のどのような障害があるのかを判断する必要がある（表Ⅶ-4）．

(1) 問診
- 発症時期，継続期間
- 水様物と固形物での違い

(2) フィジカルイグザミネーション

①食事摂取状況の観察
　表Ⅶ-4にもとづき観察する

②嚥下テスト
- 唾液の飲み込みまたは空嚥下時の喉頭隆起の動き
　挙上しない・緩慢，もどりが緩慢
- 反復唾液嚥下テスト（表Ⅶ-5）
- 水のみテスト（表Ⅶ-6）

表Ⅶ-4　摂食・咀嚼・嚥下困難を示す患者のアセスメント

	観察点	考えられる障害
口への取り込み	・口の中に食物を取り込めるか ・食物が口からこぼれないか ・下顎が上下に動くか ・流涎が多くないか ・口唇を閉じられるか	口腔周囲の筋群の運動障害 口腔感覚の障害
咀嚼・食塊形成	・舌の突出・後退が可能か ・舌で口唇の周りを舐められるか ・舌を口蓋に押し付けられるか ・下顎が上下に動くか ・口が十分に開くか ・回旋運動ができるか ・歯はあるか・入れ歯はあっているか ・固形物は食べられるか	口腔周囲の筋群の運動障害 舌の運動障害 口腔感覚の障害
咽頭への送り込み	・舌で口蓋を押し付けられるか ・下顎が噛みしめられるか ・口の中に食物の残留はないか ・上を向いて飲み込む仕草はないか	舌の運動障害 嚥下反射の減退
咽頭の通過 食道への送り込み	・食べるときむせることはないか ・食後に咳はでないか ・咽頭の残留感はないか ・水分をとった後で声が変わらないか	嚥下反射の減退 喉頭閉鎖の低下 喉頭蠕動の低下 輪状咽頭筋弛緩の障害
食道の通過	・つかえ感はないか ・飲み込んだものの咽頭への逆流はないか ・流動食しか摂取できないことはないか	食道蠕動の低下

(藤島一郎：摂食・嚥下の観察，才藤栄一ほか編（1996）JJNスペシャル　No.52　摂食・嚥下リハビリテーションマニュアル，医学書院より転載，一部改変)

表Ⅶ-5　反復唾液嚥下テスト（repetitive saliva swallowing test：RSST）

〈方法〉
1．患者を座位またはベッド上リクライニング位にする．
2．看護師は患者の喉頭隆起および舌骨に指腹を当て，「できるだけ何回も"ゴックン"とつばを飲み込むことをくり返してください」と，唾液（空）嚥下をくり返すよう指示する．
3．喉頭隆起と舌骨が嚥下運動にともなって，指腹を越え上方に移動し，元の位置にもどる上下運動を確認する．下降時点を嚥下終了時点とする．
4．喉頭隆起と舌骨の上下運動を30秒間観察し，触知した嚥下回数を測定値とする．

〈正常値〉30秒間に3回以上

(小口和代，才藤栄一：嚥下障害スクリーニング法，金子芳洋ほか監修（1998）摂食・嚥下リハビリテーション，p.110，医歯薬出版より転載，一部改変)

表Ⅶ-6 水飲みテスト

方法	①ティースプーン1杯の水を2〜3口飲んでもらう ②①で問題がなければ水30mLを注いだコップを椅座位の状態の患者に手渡し,「この水をいつものように飲んでください」と指示する ③飲み終わるまでの時間・プロフィール・エピソードを観察する
プロフィール	1. 1回でむせることなく飲むことができる 2. 2回以上に分けるが,むせることなく飲むことができる 3. 1回で飲むことができるが,むせることがある 4. 2回以上に分けて飲むにもかかわらず,むせることがある 5. むせることがしばしばで,全量飲むことが困難である
エピソード	すするような飲み方 含むような飲み方 口唇からの水の流出 むせながらも無理に動作を続けようとする傾向 注意深い飲み方 など
診断	正常範囲 :プロフィール1で5秒以内 異常の疑い:プロフィール1で5秒以上／プロフィール2 異　　常 :プロフィール3〜5 ＊ティースプーンの水でむせる場合は,休憩して再度行う 　2度ともむせれば異常

(藤島一郎:摂食・嚥下の観察,才藤栄一ほか編(1996)JJNスペシャル No.52 摂食・嚥下リハビリテーションマニュアル,医学書院より転載,一部改変.原典は,窪田俊夫,三島博信:脳血管障害における麻痺性嚥下障害(1982)総合リハビリテーション,10(2))

(3) 検査
・食道ファイバースコープ
・食道透視(VF)
・筋電図
・食道内圧検査

[2] 腹痛を訴える患者のアセスメント

腹痛は,大きく次の3つに分けられる.
・**内臓痛**:主として管腔臓器の炎症・痙縮・伸展拡張により発生し,左右一対の知覚神経の支配を受ける.腹部中央(心窩部・臍・恥骨上部)に痛みを感じる.
・**体性痛**:疾患臓器に近接する壁側腹膜・腸間膜・横隔膜などへの物理的刺激により発生し,一側の知覚神経の支配を受ける.右上腹部・左上腹部・右下腹部・左下腹部のいずれかに痛みを感じる.
・**関連痛**:主として内臓痛の刺激が脊髄の同じレベルに入る体性神経線維に影響する.その分節の体表部に疼痛が生じる.

また,腹痛は,さまざまな理由で生じる(図Ⅶ-1).まずは,緊急に対処が必要であるかを判断することが必要である.ショック状態にないか,腹膜刺激症状がないかを確認する.腹膜刺激症状とは,細菌感染・外傷・出血などによって腹膜に刺激が加わったときに見られる症状である.急激な腹痛を主症状とする腹部疾患で,早急に手術が必要な疾患を急性腹症というが,その中でも緊急性の高いものは表Ⅶ-7のとおりである.疼痛の性状,部位,強さなどを正しくアセスメントする(図Ⅶ-2).

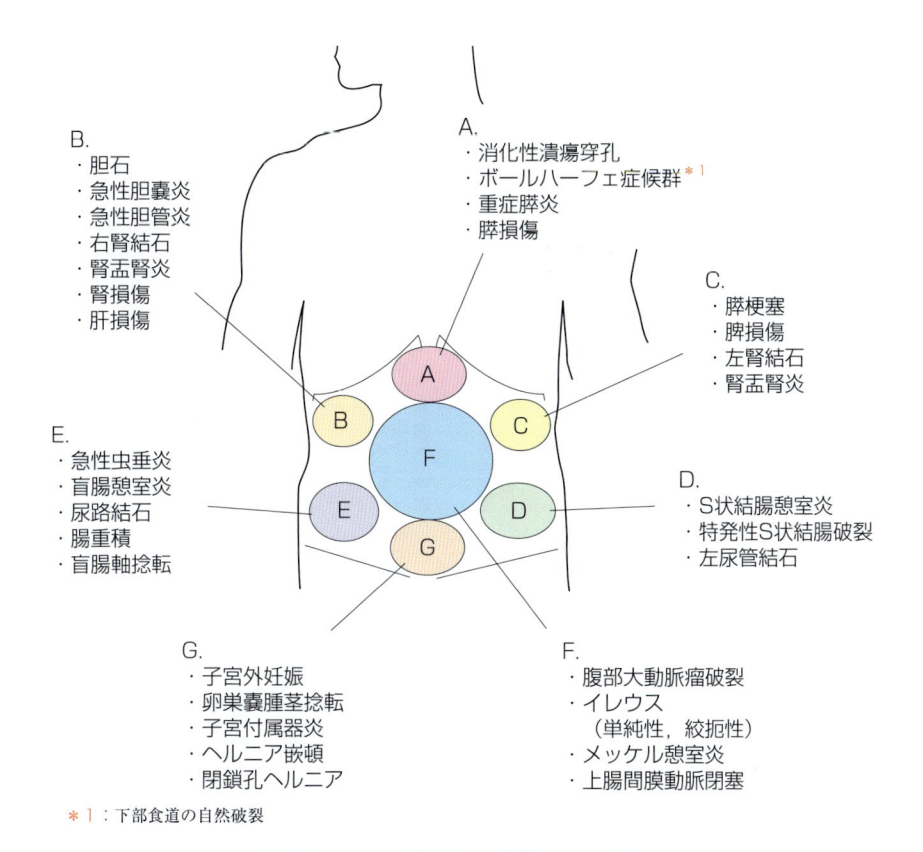

Ⅶ 栄養・代謝機能障害（患者）のアセスメント

B.
・胆石
・急性胆嚢炎
・急性胆管炎
・右腎結石
・腎盂腎炎
・腎損傷
・肝損傷

A.
・消化性潰瘍穿孔
・ボールハーフェ症候群[*1]
・重症膵炎
・膵損傷

C.
・膵梗塞
・脾損傷
・左腎結石
・腎盂腎炎

E.
・急性虫垂炎
・盲腸憩室炎
・尿路結石
・腸重積
・盲腸軸捻転

D.
・S状結腸憩室炎
・特発性S状結腸破裂
・左尿管結石

G.
・子宮外妊娠
・卵巣嚢腫茎捻転
・子宮付属器炎
・ヘルニア嵌頓
・閉鎖孔ヘルニア

F.
・腹部大動脈瘤破裂
・イレウス
　（単純性，絞扼性）
・メッケル憩室炎
・上腸間膜動脈閉塞

＊1：下部食道の自然破裂

図Ⅶ-1　圧痛部位と推測される疾患

（葛西　猛（1997）急性腹症　知っておくべき救急疾患100，p.89，診断と治療社より転載）

表Ⅶ-7　緊急手術を必要とする急性腹症

病態	疾患
出血	腹部大動脈瘤破裂，子宮外妊娠破裂，腹部外傷
臓器血行障害	絞扼性イレウス，腸間膜動脈閉塞症（血栓・塞栓）卵巣嚢腫茎捻転
炎症性疾患	急性虫垂炎，急性穿孔性胆嚢炎，急性壊死性膵炎
潰瘍性疾患	消化管穿孔（消化性潰瘍，悪性腫瘍）

（秋山純一ほか（2002）腹痛・下痢・嘔吐，レジデントノート，4（3），57，羊土社より転載，一部改変）

VII 栄養・代謝機能障害（患者）のアセスメント

上腹部痛

問診:
- 背部痛、嘔気・嘔吐、飲酒歴
- 右季肋部圧痛、突然発症
  - 右季肋部痛、右肩・背部痛、嘔気・嘔吐
  - 発熱

フィジカルイグザミネーション:
- 腹膜刺激症状、腹壁内出血
- 腹膜刺激症状、腹膜刺激症状
- 腹膜刺激症状

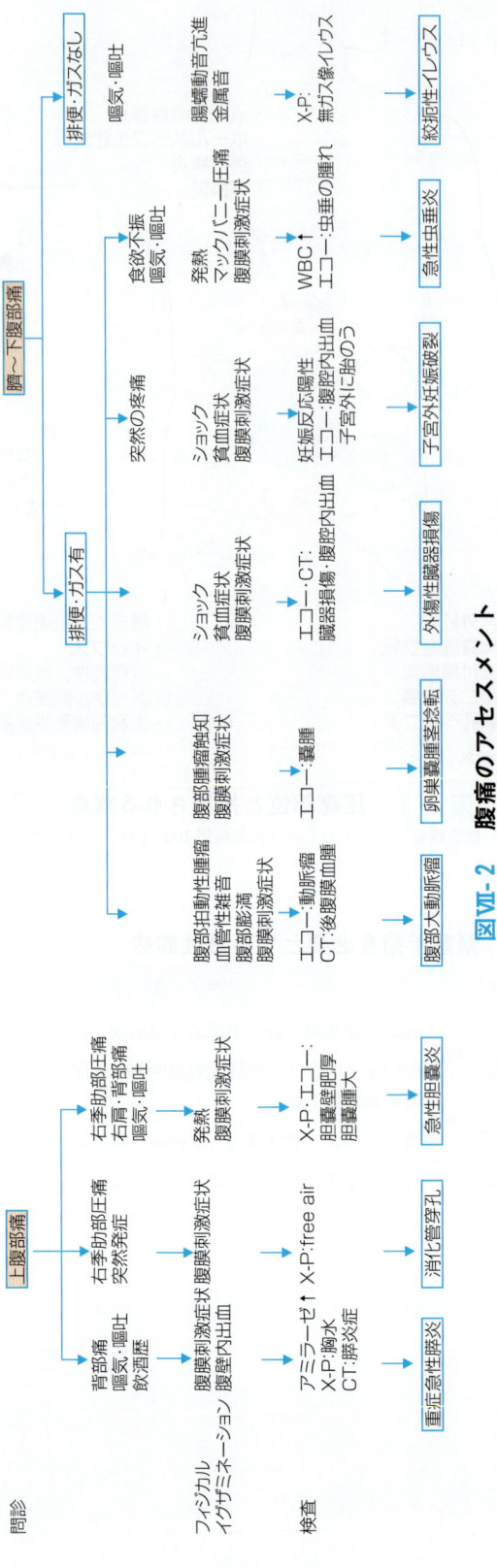

検査:
- アミラーゼ↑、X-P：胸水、CT：膵炎症 → **重症急性膵炎**
- X-P：free air → **消化管穿孔**
- X-P・エコー：胆嚢壁肥厚、胆嚢腫大 → **急性胆嚢炎**

臍〜下腹部痛

排便・ガス有:
- 腹部拍動性腫瘤、血管性雑音、腹部膨満、腹膜刺激症状
  - エコー：動脈瘤、CT：後腹膜血腫 → **腹部大動脈瘤**
- 腹部腫瘤触知、腹膜刺激症状
  - エコー：囊腫 → **卵巣囊腫茎捻転**
- 突然の疼痛
  - ショック、貧血症状、腹膜刺激症状
    - エコー・CT：臓器損傷、腹腔内出血 → **外傷性臓器損傷**
  - ショック、貧血症状、腹膜刺激症状
    - 妊娠反応陽性、エコー：腹腔内出血、子宮外に胎のう → **子宮外妊娠破裂**
- 食欲不振、嘔気・嘔吐
  - 発熱、マックバーニー圧痛、腹膜刺激症状
    - WBC↑、エコー：虫垂の腫れ → **急性虫垂炎**

排便・ガスなし:
- 嘔気・嘔吐
- 腸蠕動音亢進、金属音
  - X-P：無ガス像イレウス → **絞扼性イレウス**

図Ⅶ-2 腹痛のアセスメント

(1) 問診

- 痛みの発症：突然か／徐々にか　→突然の場合は消化管穿孔・腹腔内出血などの可能性
　　　　　　　初めてか／くり返しているか　→くり返す場合は消化性潰瘍・結石の可能性
- 痛みの継続：持続しているか／間欠的か　→消化管由来では間欠痛であることが多い
- 痛みの場所：移動するか／限局しているか
- 痛みの性質：仙痛／鈍痛／歩行時にひびくか　→歩行時にひびく場合は腹膜炎の可能性
- 疼痛の誘発要因：魚介類・生もの　→中毒・アニサキス症などの可能性
- 随伴症状：嘔気・嘔吐・下痢・発熱　→腸炎，嘔吐下痢症
　　　　　　黒色便　→上部消化管出血
　　　　　　血便　→虚血性大腸炎・潰瘍性大腸炎・クローン病など
　　　　　　便・ガスがでていない　→イレウス
- 既往歴：腹部手術　→癒着性イレウス
　　　　　妊娠・月経　→子宮外妊娠・卵巣出血などの可能性
- 生活歴：飲酒　→肝疾患・膵炎

(2) フィジカルイグザミネーション

項目	内容
1）意識状態	JCS（Japan Coma Scale）
2）バイタルサイン	・体温：発熱　→炎症 ・脈拍：頻数・微弱 ・血圧：下降（ショックの有無）→外傷性臓器損傷，子宮外妊娠破裂など
3）視診	・表情 ・眼瞼結膜：蒼白（貧血）→外傷性臓器損傷，子宮外妊娠破裂など ・眼球：黄染 ・腹壁：腹部膨満，瘢痕，皮下出血　→急性膵炎の兆候
4）聴診	・腸蠕動音：亢進／金属音／減弱／消失 ・腹部血管性雑音　→腹部大動脈瘤の可能性
5）打診	・腹部全体の打診：鼓音／濁音，濁音界の移動 ・腰部の叩打痛
6）触診	・圧痛，反跳痛，腫瘤 ・腹膜刺激症状（表Ⅶ-8） ・直腸診：血液の付着，ダグラス窩の腫瘤・圧痛

表Ⅶ-8　腹痛時のアセスメント　腹膜刺激症状の有無を診る方法

	方　法
反跳痛（ブルンベルグ徴候）	腹壁を手指でゆっくりと圧迫し、急に放したときに疼痛を訴えるかを診る
筋性防御	腹部の触診時、腹筋の緊張が見られ、腹壁が硬く触れるかを診る
heel dropping test	両足の踵を浮かせてつま先立ちになってもらい、急に踵を床につけるように指示する　踵を床につけたとき、腹部に痛みがひびくかどうかを診る
内閉鎖筋徴候	仰臥位で股関節を90°屈曲し、股関節を固定して膝と足首を持って、回内する　下腹部痛が誘発されるかを診る（図Ⅶ-3）
腸腰筋徴候	側臥位で股関節を過伸展したとき、下腹部に疼痛があらわれるかを診る（図Ⅶ-4）

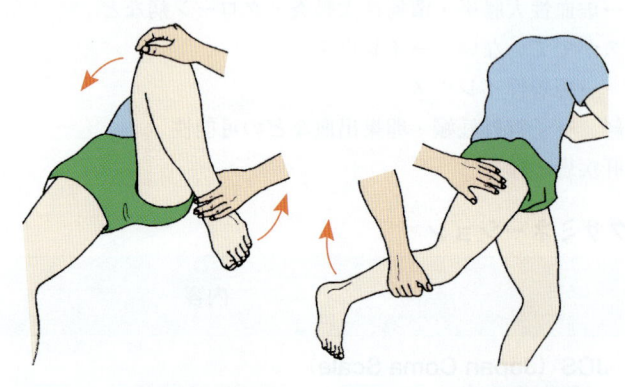

図Ⅶ-3　内閉鎖筋徴候　　　図Ⅶ-4　腸腰筋徴候

（鄭　東孝（2001）お腹が痛い―病棟から呼ばれたら、レジデントノート、3(1), p.53, 羊土社より転載，一部改変）

(3) 検査

- **血液検査**：炎症所見（WBC, CRP），ヘマトクリット値，血小板数，血清アミラーゼ値，電解質，クレアチニンホスホキナーゼ（CPK）・アンモニア値，血糖値，肝機能，腎機能
- **尿検査**：尿中アミラーゼ，尿中リパーゼ
- **便潜血反応**
- **画像所見**：腹部レントゲン（ニボー像，free airなど），腹部CT，腹部超音波
- **内視鏡検査・消化管造影検査・腹部血管造影**
- **腹腔穿刺**：腹水の性状
- **妊娠反応**
- **心電図**：心疾患の有無

② 心理・社会面のアセスメント

　外傷や脳血管障害による形態の変化や神経麻痺は、突然発症する。臓器摘出による形態や機能の変化は手術によって生じ、緊急手術を除けば事前から障害発生の予測がつく。消化管・肝臓・膵臓・胆嚢などの炎症性疾患は、比較的急激に発症するが、治療によっては後遺症を残さないものもある。糖・脂質代謝の障害は、生活習慣とも深くかかわり、いつ発生したかが明確ではなく、長期的な経過をたどる。患者の心理状態もこのような病状によって異なり、社会生活への影響も

異なる．したがって，アセスメントでは疾患・障害特性を考慮することが必要である．
　心理面のアセスメントでは，突然の衝撃を受けた場合，危機を回避する時間的余裕がある場合，慢性的な経過をたどる場合と，それぞれに関連した理論やモデルを用いると把握しやすいだろう．社会的側面では，機能障害にともなう生活調整のための能力が必要とされる．病前の生活様式と，現在の状態で要求される知識や技術，資源，本人の管理能力をアセスメントする．
　主なアセスメント内容は以下のとおりである．

● **心理面のアセスメント**
・疾患・障害の認知（客観的に認知しているか）
・疾患・障害の意味づけ（肯定的か／否定的か）
・ボディイメージ・自己概念（病前と現在）
・ストレス対処方略（病前と現在，効果的な対処方略を用いているか）
・ストレス反応（不安・抑うつなど）

● **社会面のアセスメント**
・役割変更・調整の必要性
・生活調整の必要性の理解
・生活調整の方法に関する知識・技術の習得度
・病前の保健行動
・療養生活を行っている場合，自己管理の実施状況
・利用可能な資源
・療養生活を行っている場合，社会参加の状況

③ 家族・文化に関するアセスメント

　栄養摂取・代謝障害にかかわる生活調整では，本人の能力とともに，それを支持してくれる人の存在が不可欠である．嚥下障害に対する経鼻胃管や胃ろうからの経管栄養，小腸切除によるTPN（total parenteral nutrition），ストーマ造設，肝臓がんに対する持続的な抗がん剤の投与，インスリン注射などでは，特殊な手技の獲得が必要であり，家族もこれらについて理解しておくことが必要となる．インスリン投与による低血糖発作など，患者だけでは対処し得ないこともあり，症状が悪化した場合には，家族の患者に代わって日ごろのコントロール状況を説明できるようにする必要がある．食事や日課の調整には，家族の協力が不可欠であることはいうまでもない．そこで，家族の疾患や障害に対する理解と受け入れ，管理に必要とされる知識や技術の習得度を評価する．また，患者の社会参加でも，周囲の理解が必要である．
　以上のことをふまえ，次のことをアセスメントする．

● **家族についてのアセスメント**
・家族の疾患・障害に関する認知（客観的に認知しているか）
・家族の患者に対する反応（肯定的か／否定的か）
・ストレス対処方略
・ストレス反応（不安・抑うつなど）
・役割変更・調整の必要性
・患者が生活調整を必要とすることの理解

- 家族の生活調整の方法に関する知識・技術の習得度
- すでに療養生活の介護を行っている場合，実施状況

● **文化に関するアセスメント**
- サポート
- 周囲の人の理解・調整の可能性
- 食についての慣習・戒律（宗教・文化によるもの）

④ 看護問題

　栄養摂取障害，糖・脂質代謝障害で生じる主な看護問題は表Ⅶ-9のとおりである．外傷・手術などにともなう器質的障害を問題として取り上げても看護介入は困難であるので，改善し得るものであれば機能障害とその要因，機能障害をもっての生活にかかわることを問題として取り上げる．

表Ⅶ-9　看護問題

●栄養摂取・代謝障害の兆候	・治療・生活調整が効果的に実践できない
・摂食・咀嚼・嚥下困難	・サポートが得られない
・食欲不振・嘔気・嘔吐・腹痛・腹部膨満などによる苦痛	●心理的な問題
・便秘・下痢・失禁	・ボディイメージ・自己概念の混乱がある
・高血糖症状による苦痛	・自尊心の低下がある
●栄養摂取・代謝障害の結果として生じる問題	●社会参加に関する問題
・栄養障害	・病前の役割が果たせない（変更が必要である）
・貧血	・周囲の反応が気になり社会活動に参加できない
・体液量の不足・電解質の異常	・周囲の理解不足のために病前と同じ活動ができない
・疲労感や倦怠感などによる活動の制限	●家族の問題
●生活調整に関する問題	・疾患・障害に対する知識が十分でない
・現在の健康状態を受け入れることができない	・必要とされる介護力がない
・自分の健康状態・成り行きに関する知識が十分でない	・自分たちの能力を判断できない
・健康維持・悪化防止に関する知識が十分でない	・サポートが得られない（負担感が強い）
・健康維持のための保健行動が適切にとれない	

参考文献

1. 有田　眞，山田和廣編（2002）看護テキスト　生理学第2版，ヌーヴェルヒロカワ
2. 大田　元ほか（2000）栄養管理と摂食の援助，BRAIN NURSING，13（6），p.660-666
3. 小林球記（2002）頭部外傷による高次脳機能障害と摂食・嚥下機能について，ブレインナーシング，18（3），p.239-245
4. 大熊るり（2003）脳血管障害による嚥下機能障害の理解，クリニカルスタディ，24（5），p.360-365
5. 藤島一郎ほか（2001）口から食べる　嚥下障害Q&A，中央法規出版
6. 滝　賢治ほか編（2003）症候群からの鑑別診断の進め方，羊土社
7. 寺師　榮ほか監修（2001）救急看護アセスメントマップ，日総研
8. 高久史麿ほか監訳（2001）問診と身体所見でここまでわかる，メディカル・サイエンス・インターナショナル

> **学習課題**
>
> 1. 栄養・代謝機能障害の見られる患者アセスメントを行うときの主な問診の項目をあげてみよう．
> 2. 栄養摂取機能を評価するための主なフィジカルイグザミネーションの項目をあげてみよう．
> 3. 糖・脂質代謝機能を評価するための主なフィジカルイグザミネーションの項目をあげてみよう．
> 4. 嚥下障害の障害相を判別するための観察ポイントをあげてみよう．
> 5. 腹痛を訴える患者のアセスメントで，腹膜刺激症状を観察する方法を説明してみよう．
> 6. 栄養・代謝機能障害をもつ患者の心理・社会的側面のアセスメントの主な項目をあげてみよう．

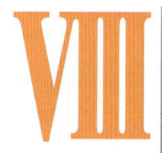

VIII 内部環境調節機能障害（患者）のアセスメント

学習目標
1. 内部環境調節機能とそのアセスメントを理解する．
2. 内部環境調節機能障害の要因とそのアセスメントを理解する．
3. 内部環境調節機能障害患者（熱中症・甲状腺機能亢進が疑われる患者）のアセスメント内容と異常所見を理解する．

① 内部環境調節機能障害のフィジカルアセスメント

　環境は人間の生活に重要な要素であるが，人間の内部にも環境がある．人間には外部環境が変化してもすぐに生命が失われないように，内部を生命維持に必要な一定の条件に保つ機能が備わっている．この「一定範囲内に保つ」機能が「恒常性（ホメオスタシス）の維持機能」である．恒常性の維持には体液と体温を適切な状態に保つことが不可欠である．それらは自律神経系・内分泌系・免疫系によって調節されているため，機能を担うのは中枢神経をはじめ，各種内分泌器官や血液，腎臓など全身すべての臓器であるといえる．内部環境の調節機能の異常は自覚症状としてあらわれにくく，かなり進行してからでなければ気づかれないことも多い．そのため，症状が出現した時点で恒常性の維持機能はかなり低下しており，低下した機能を補うための外部からのコントロールが不可欠となる．内部環境調節機能のアセスメントは，出現している微細な変化をできるだけ早期に調節機能の低下としてとらえ，残存機能を維持できるような生活のコントロールに結び付けていくために重要である．

　ここでは，調節機能障害として体温調節障害，体液調節機能障害，ホルモン分泌障害のアセスメントを中心に説明する．

1 内部環境調節機能障害

〔1〕体温調節機能の障害

　体温調節中枢は視床下部にある．外部環境の温度変化は皮膚の感覚受容器から，体内の温度変化（血液の温度）は視床下部，延髄，脊髄に存在する中枢温度受容器から中枢に送られる．体温調節中枢はそれらの情報に基づき，末梢神経と内分泌系を介して体熱の放散促進・抑制，体熱産生の増減を行い，体温を一定に保っている．

　体温調節の異常には，高体温と低体温がある．高体温には体熱放散の低下が原因のうつ熱と，体温調節中枢の機能異常による調節設定温度（セットポイント）の上昇が原因の発熱がある．また，低体温の原因には熱の産生低下，体熱放散の過剰，セットポイントの低下がある（表Ⅷ-1，表Ⅷ-2）．

〔2〕体液の調節機能の障害

　体液の調節機能の障害の原因は表Ⅷ-3のとおりである．

〔3〕内分泌機能の障害

　分泌されるホルモンの作用は表Ⅷ-4のとおりであり，分泌の過剰・不足によって全身に多彩な症状が出現する．

　内分泌の機能障害は，機能の低下・亢進に分けられる．

- 機能低下の原因には分泌腺自体の先天的異常，外傷，手術，梗塞，感染，自己免疫反応，他の腫瘍からの圧迫などによる組織の破壊や萎縮などがある．
- 機能亢進の原因には分泌腺組織のがん，腺腫，過形成や肥大などがある．
　さらに，他の器官の病変や治療の影響で二次的に機能障害が起こる場合もある．
- 異所性のホルモン分泌：肺がんからのACTH過剰分泌により，原発性の副腎皮質ホルモン過

剰分泌と同様の症状が見られる．
- ホルモン不応症：ホルモンの標的臓器・器官の異常によってホルモンの欠落症状や亢進症状（インスリン抵抗性や腎性尿崩症など）があらわれる．
- 非内分泌疾患による内分泌機能異常：非内分泌疾患（肝疾患，腎疾患，心不全など）により，分泌器官への有効循環血流量が低下し，機能障害が起こる．
- 医源性機能障害：非内分泌疾患のホルモン療法や内分泌疾患に対する過剰治療によって内分泌異常が引き起こされる（ステロイド療法による視床下部・下垂体・副腎フィードバック系の抑制，副腎の萎縮など）．

表Ⅷ-1 体温の異常と原因・症状

異常の種類	アセスメントの内容	根拠・判断
高体温	問診：原因となる疾患，症状，身体状況はないか	・熱の産生過剰による高体温の原因には内分泌機能の異常による代謝の亢進，組織の出血や破壊，骨格筋の不随意運動，筋収縮の過剰がある． ・体熱放散低下による高体温の原因としては熱中症，末梢血管拡張障害（うっ血性心不全など），発汗障害などがある． ・セットポイントの上昇による発熱の原因としては炎症，広範囲の熱傷，悪性腫瘍，自己免疫疾患，機械的刺激（脳腫瘍，脳出血による中枢の圧迫），化学的刺激（感染など）などがある．
	問診：体熱感，温感，動悸，そわそわ感，環境刺激への過敏性，悪寒などはないか	・体温が上昇したセットポイントに達するまでは視床下部が「低体温」と感知するため，悪寒，震えが起こる． ・高体温により体温調節機能が破壊されると，体熱感や温感などが感じられなくなることもある．
	バイタルサイン：体温・脈拍	・41℃以上が8〜10時間時持続すると多臓器不全〜生存危機に陥る． ・44〜45℃で体たんぱくに不可逆的な変性が生じる． 高体温時は頻脈となることが多い．
	視診・触診：発汗，皮膚温上昇，皮膚乾燥，ふるえなどはないか	・発熱にともなう悪寒やふるえは体温が変化したセットポイントまで上昇すると消失する．
低体温	問診：原因となる疾患，症状，身体状況はないか	・熱の産生低下による低体温の原因には内分泌機能の異常による代謝の低下，低栄養などがある． ・体熱放散過剰による低体温の原因には末梢血管拡張（収縮障害），ショックなどがある． ・セットポイントの低下による低体温の原因には，薬物（クロルプロマジン，ジアゼパム，モルヒネ）の使用，ふぐ中毒などがある．
	問診：無気力，倦怠感はないか	
	バイタルサイン：体温，脈拍，血圧	・体温30℃前後で意識障害，25℃前後で仮死となる． ・蘇生可能な体温は急速冷却で直腸温20℃，緩徐冷却で25℃程度である． ・血圧は低下することが多い． ・脈拍は徐脈となり，不整脈が出現することもある．
	視診・触診・聴診：皮膚温の低下，皮膚色蒼白，チアノーゼ，震え，鳥肌，意識レベルの低下，腸蠕動の減弱・消失，活動の低下，無表情	・組織への酸素供給量の低下，酸素消費量の低下，代謝の低下，呼吸中枢の抑制，心拍出量の低下などによる症状が出現する．

表Ⅷ-5　体液調節機能のアセスメント

項　目	内　　　容	根拠・判断
体液の状態	問診・視診 　浸透圧を反映する症状：いらいら，錯乱，不穏，抑うつなど	細胞内の水分に過不足が生じるために中枢神経系の症状が出現する．症状の程度は浸透圧の程度や変化の速さを反映する．
	バイタルサイン 　血圧：体位による変動など	循環血漿量が増加すると血圧は高くなる．細胞間液の増加のみで循環血液量が少ない場合は血圧は変わらない．循環血液量が減少している場合，立位で拡張期圧が上昇せず，10mmHg以上下がる．
	視診・触診 　浮腫：脛骨や仙骨の骨部の凹み，眼瞼 　皮膚・粘膜：弾力性の低下，粘膜の乾燥，しわなど	浮腫は水・Naの体内貯留状態を反映する．全身性の浮腫の場合は眼瞼に観察される． 皮膚の乾燥・弾力性低下は体液量全体の不足によって生じる．
	検査データ 　血清Na値・K値：高，低 　血清Ca値：高，低 　心電図：電解質異常を示す波形 　骨症状：X-P上骨折像，異形性 　血液ガス分析値（PH, $PaCO_2$, HCO_3^-, BE, アニオンギャップ*）	K濃度は細胞膜電位を規定するため，高値・低値では筋や心筋など興奮性細胞膜を持つ細胞の機能障害（脱力・筋力低下・けいれん・不整脈）などが起こる． 神経細胞に対して鎮静作用を持つため，高低により逆の神経・筋症状があらわれる． 高K：T波増高・先鋭化 QRS，PQ延長，心室細動 低K：T波平坦化，ST低下，U波増高 高Ca：QT短縮，PQ延長，QRS軽度延長，房室ブロック，心室頻拍 低Ca：QT延長，T波平坦化・逆転 慢性的なCaの不足により骨が脆くなり，骨折しやすくなる．過剰により骨痛や異形成による骨折が見られる． PH7.35以下：アシドーシス，7.45以上：アルカローシス
体外からの取り入れ	問診・視診 　飲水：量・回数，水・お茶・ジュースなど 　食事量・食事内容 　輸血，薬物使用：電解質を多く含む薬物，酸・アルカリの薬物，毒物の使用，輸血	通常は摂取食事量を考慮するが，正確な水分摂取量を把握するためには食物中の水分含有率から概算する． Naは摂取した食物の中で特に塩分濃度の高い食品の摂取量を把握する．厳密な把握には塩分測定器を用いる． NaやKを含む薬物の使用，代用食品の摂取，保存血輸血では赤血球の破壊によるKの放出が起こる．
体外への排泄	問診・測定 　尿：量・性状・比重・回数 　問診・視診 　発汗量，不感蒸泄量 　消化管からの排出量：内容，便の性状・量，瘻孔からの排出量，嘔吐の量 　利尿薬の使用状況：種類，量 　問診・視診・聴診・検査データ 　呼吸状態：呼吸の速さ，深さ 　閉塞性呼吸障害の有無	尿比重は，尿中の水分の割合を把握する指標となる（グルコースの輸液中や造影剤の使用では高値を示す）． Na,K,Caの排泄は尿からが最も多い．尿中の濃度の測定は障害の原因把握や電解質バランス補正の目安になる． 発汗により，体内の水分・Na・Kが喪失される． K保持性利尿剤以外の利尿剤の使用により，尿中へのKの排泄量が増加し，体内では不足することがある．フロセミドの使用ではCaの排出は増加し，サイアザイド系利尿剤ではCa排泄が抑制されることがある．その場合体内での不足，過剰が起こる． 呼吸が速い，または深い場合 CO_2 の排泄が多くなり，アルカローシスになる場合がある．呼吸数が少ない，呼吸が浅い，また閉塞性の呼吸障害があるなどの場合，CO_2 の排泄が減少し，アシドーシスになることがある．

* 未測定の陰イオン量：R〔Na^+〕＝〔Cl^-〕＋〔HCO_3^-〕＋R（通常12±2mg）
　　　　　　　　　　アシドーシスの原因を推測する

表Ⅷ-3　体液調節機能障害の原因（つづき）

体外からの取り入れ	体外への排出	血漿の状態・症状	考えられる原因
水・Na摂取不足	発汗↑↑・下痢	水・Na不足 血圧低下 皮膚乾燥	排出量に対する水・Naの取り入れ不足
高張性輸液	尿量↓・低比重	高浸透圧	体内水分の相対的不足（不適切な輸液）
低張性輸液	尿量↑・低比重	低浸透圧	体内水分の過剰（不適切な輸液）

表Ⅷ-4　主なホルモンの分泌部位と作用

分泌部位	ホルモンの名称	主な作用
下垂体後葉	ADH（抗利尿ホルモン／バゾプレッシン） オキシトシン	・腎臓での水の再吸収を促進 ・子宮収縮
下垂体前葉	GH（成長ホルモン） TSH（甲状腺刺激ホルモン） ACTH（副腎皮質刺激ホルモン） FSH（卵胞刺激ホルモン） LH（黄体形成ホルモン） プロラクチン	・骨の成長・発育促進，糖たんぱく脂質代謝調節 ・甲状腺ホルモンの分泌促進 ・副腎皮質ホルモンの分泌促進 ・卵胞の成熟を促進し，卵胞ホルモンの分泌促進 ・排卵誘発，黄体形成，黄体ホルモンの分泌促進 ・乳房の発達，乳汁分泌
甲状腺 上皮小体	T_3・T_4（甲状腺ホルモン） PTH（副甲状腺ホルモン）	・代謝亢進，正常な成長・発育 ・血中Ca上昇
副腎皮質 副腎髄質	コルチゾール（糖質コルチコイド） アルドステロン（鉱質コルチコイド） カテコールアミン（アドレナリン，ノルアドレナリンなど）	・炎症を抑える，血糖値を上昇させる ・腎臓でのNa再吸収を促進→体液量増加 ・血圧上昇，心拍数増加，筋収縮力増加，代謝率，血糖値の増加
膵臓	インスリン グルカゴン	・細胞への糖の取り込み促進→血糖低下 ・グリコーゲンを分解→血糖値上昇
卵巣 睾丸	エストロゲン プロゲステロン アンドロゲン（テストステロン）	・妊娠成立，女性第二次性徴の発現 ・妊娠維持 ・男性第二次性徴の発現，精子形成

2　機能障害とそれを引き起こす要因の評価

〔1〕問診

　表Ⅷ-1，表Ⅷ-2，表Ⅷ-5，表Ⅷ-6に基づき，問診を行う．

〔2〕フィジカルイグザミネーション

　表Ⅷ-1，表Ⅷ-2，表Ⅷ-5，表Ⅷ-6に基づき，フィジカルイグザミネーションを行う．

表Ⅷ-5 体液調節機能のアセスメント

項目	内容	根拠・判断
体液の状態	問診・視診 　浸透圧を反映する症状：いらいら，錯乱，不穏，抑うつなど	細胞内の水分に過不足が生じるために中枢神経系の症状が出現する．症状の程度は浸透圧の程度や変化の速さを反映する．
	バイタルサイン 　血圧：体位による変動など	循環血漿量が増加すると血圧は高くなる．細胞間液の増加のみで循環血液量が少ない場合は血圧は変わらない．循環血液量が減少している場合，立位で拡張期圧が上昇せず，10mmHg以上下がる．
	視診・触診 　浮腫：脛骨や仙骨の骨部の凹み，眼瞼 　皮膚・粘膜：弾力性の低下，粘膜の乾燥，しわなど	浮腫は水・Naの体内貯留状態を反映する．全身性の浮腫の場合は眼瞼に観察される． 皮膚の乾燥・弾力性低下は体液量全体の不足によって生じる．
	検査データ 　血清Na値・K値：高，低 　血清Ca値：高，低 　心電図：電解質異常を示す波形 　骨症状：X-P上骨折像，異形性 　血液ガス分析値（PH, PaCO₂, HCO₃⁻, BE, アニオンギャップ*）	K濃度は細胞膜電位を規定するため，高値・低値では筋や心筋など興奮性細胞膜を持つ細胞の機能障害（脱力・筋力低下・けいれん・不整脈）などが起こる． 神経細胞に対して鎮静作用を持つため，高低により逆の神経・筋症状があらわれる． 高K：T波増高・先鋭化 QRS，PQ延長，心室細動 低K：T波平坦化，ST低下，U波増高 高Ca：QT短縮，PQ延長，QRS軽度延長，房室ブロック，心室頻拍 低Ca：QT延長，T波平坦化・逆転 慢性的なCaの不足により骨が脆くなり，骨折しやすくなる．過剰により骨痛や異形成による骨折が見られる． PH7.35以下：アシドーシス，7.45以上：アルカローシス
体外からの取り入れ	問診・視診 　飲水：量・回数，水・お茶・ジュースなど 　食事量・食事内容 　輸血，薬物使用：電解質を多く含む薬物，酸・アルカリの薬物，毒物の使用，輸血	通常は摂取食事量を考慮するが，正確な水分摂取量を把握するためには食物中の水分含有率から概算する． Naは摂取した食物の中で特に塩分濃度の高い食品の摂取量を把握する．厳密な把握には塩分測定器を用いる．NaやKを含む薬物の使用，代用食品の摂取，保存血輸血では赤血球の破壊によるKの放出が起こる．
体外への排泄	問診・測定 　尿：量・性状・比重・回数 問診・視診 　発汗量，不感蒸泄量 　消化管からの排出量：内容，便の性状・量，瘻孔からの排出量，嘔吐の量 　利尿薬の使用状況：種類，量 問診・視診・聴診・検査データ 　呼吸状態：呼吸の速さ，深さ 　閉塞性呼吸障害の有無	尿比重は，尿中の水分の割合を把握する指標となる（グルコースの輸液中や造影剤の使用では高値を示す）． Na,K,Caの排泄は尿からが最も多い．尿中の濃度の測定は障害の原因把握や電解質バランス補正の目安になる． 発汗により，体内の水分・Na・Kが喪失される． K保持性利尿剤以外の利尿剤の使用により，尿中へのKの排泄量が増加し，体内では不足することがある．フロセミドの使用ではCaの排出は増加し，サイアザイド系利尿剤ではCa排泄が抑制されることがある．その場合体内での不足，過剰が起こる． 呼吸が速い，または深い場合 CO_2 の排泄が多くなり，アルカローシスになる場合がある．呼吸数が少ない，呼吸が浅い，また閉塞性の呼吸障害があるなどの場合，CO_2 の排泄が減少し，アシドーシスになることがある．

＊未測定の陰イオン量：R〔Na⁺〕＝〔Cl⁻〕＋〔HCO₃⁻〕＋R（通常12±2mg）
　　アシドーシスの原因を推測する

表Ⅷ-6　内分泌機能のアセスメント

項目・方法	内容	根拠・判断
問診 　全身状態，精神状態	疲労感，いらいら，睡眠障害，眠気，言詰緩慢，体重増加・減少，食欲亢進・低下	・甲状腺機能亢進ではいらいら・短眠・体重減少などが見られることがある ・甲状腺機能低下の場合は逆の症状となる
消化器症状	便秘，下痢	・甲状腺機能亢進では便秘や下痢となることがある ・副甲状腺機能亢進では下痢になることがある
フィジカルイグザミネーション 　バイタルサイン	体温，脈拍（数・強弱・リズム），呼吸（数・性状），血圧	・甲状腺機能亢進では体温が上昇することがある ・褐色細胞腫，クッシング症候群では血圧が上昇することがある ・アジソン病では血圧が低下することがある ・甲状腺・副甲状腺・副腎機能障害では脈拍数に異常が見られることがある
顔貌の視診	皮膚色，形，皮下脂肪，顔面浮腫	・クッシング症候群では顔面脂肪過多が見られることがある ・甲状腺機能亢進では眼球突出が見られることがある
皮膚の視診・触診	皮膚温，湿潤・乾燥，色	・甲状腺機能低下では皮膚乾燥，甲状腺機能亢進では皮膚湿潤が見られることがある ・アジソン病，甲状腺機能障害では皮膚色素沈着が見られることがある
体毛の視診・触診	体毛の過剰・喪失，頭髪の性質	・副腎機能異常では体毛過剰，甲状腺，副甲状腺機能異常では体毛喪失が見られることがある ・甲状腺機能亢進では細く柔らかい頭髪に，甲状腺機能低下では粗く乾燥した頭髪になることがある
爪の視診	爪の厚さ，凹凸，脆さ，色	・甲状腺機能亢進では厚く脆い爪になることがある ・アジソン病では爪の色素沈着が見られることがある ・甲状腺機能低下では爪の変形・凸凹が見られることがある
甲状腺の触診	位置，大きさ，硬度，左右不同，移動性，圧痛	
腹部の視診・聴診・打診・触診	皮膚線条，膨隆，脂肪沈着，腹水の貯留，腸蠕動音亢進	・クッシング症候群では体幹の脂肪沈着が見られることがある
性器の視診・触診	月経異常，性器の発育，大きさ，色，睾丸の左右差	
筋骨格系の視診・触診	体格，上下肢の動き・筋力の左右差，振戦	・甲状腺機能亢進では手指振戦が見られることがある
神経学的所見	触覚，痛覚，振動覚	・自律神経機能が障害されると知覚の過敏・鈍麻が見られることがある

3 機能障害時のアセスメント
[1] 熱中症が疑われる患者のアセスメント
(1) 熱中症とは

熱中症とは，体熱放散の不足により発生する障害の総称である．急性の障害は熱けいれん・熱射病，熱疲労の3型に分類される．慢性熱中症（熱衰弱）は高温環境下で長期にわたって労働する場合や，高温が続く夏期に起こる．体熱放散の不足は，高温，高湿，無風，輻射熱の温熱条件下での活動によって生じる．これらの条件下での労働や炎天下での激しい運動時等に発生しやすいことはよく知られている．地球の温暖化にともない，夏期の気温は上昇する傾向にある．さらに，住居の密閉性も高くなっており，住み慣れた地域，住居での生活であっても発生の可能性がある．急性の障害は迅速な対処が行われなければ，容易に生命の危機状態に陥る．障害の徴候を早めにとらえて対処することが重要である．

(2) フィジカルアセスメント

項目	内容
1）問診	●以下について問診する． ・環境条件（室内・室外の温度・湿度，気流の有無，輻射熱の有無，衣服の通気性など） ・上記環境条件下で活動した時間→時間が長いほど，体温調節機能の障害が進んでいる可能性がある． ・活動状況（労働，運動など）→活動量が多い，骨格筋への負荷が多いような活動，作業の場合，体内での産生熱量が増えるためうつ熱状態が起こりやすい． ・普段の生活環境，活動状況→普段の生活と温熱環境が異なっていると，生体が適応していないため，熱中症が起こりやすい．睡眠不足，体調不良など個人の状態が普段と違っていないかどうかも確認する． ・既往症，治療中の疾患，薬物摂取の有無→体温調節機能に障害が起こるような疾患，薬物の使用を確認する． ・中枢神経症状：頭痛，意識障害，口渇，疲労感，悪心，めまい，感覚異常
2）バイタルサイン	・**体温**：深部体温を把握することが必要であり直腸温または鼓膜温を測定する（直腸温より腋窩温は約0.5〜0.8℃，舌下は約0.2〜0.5℃低い）．熱けいれん，塩分欠乏性の熱疲労では正常，熱射病では40℃以上になることもある． ・**血圧**：熱虚症，塩分欠乏性の熱疲労と熱射病では低下する． ・**脈拍**：上昇するが，障害が進行すると低下する． ・**呼吸**：呼吸数は増える．
3）視診・触診	・**発汗の有無**：体温調節機能障害が高度になると発汗しない． ・**皮膚温，四肢末梢の皮膚色**：塩分欠乏性の熱疲労では冷感・蒼白が見ら

項目	内容
	れる，その他は熱感がある． ・**筋けいれんの有無**：多量の発汗後，水分のみ補給された場合，または塩分の欠乏による電解質の喪失によって生じる． ・**筋力低下・痛みの有無**：高体温による筋の崩壊により生じる．

(3) 検査
●以下の検査データを確認する．
①**血液検査**
　・GOT，GPT，BUN，クレアチニンの上昇→肝機能・腎機能の障害
　・血液凝固機能→DIC
②**頭部CT**
　・脳血管疾患，頭蓋内病変の有無
③**心電図**
　・筋の崩壊による高K血症の所見：T波上昇，PQ間隔延長（P波消失），PR間隔延長，QRSの拡張

(4) 重症度の判断
　中枢神経障害（1～2分以上の意識消失，昏睡状態），肝・腎機能障害（GOT，GPT，BUN，クレアチニンの上昇），DIC（播種性血管内凝固症候群）のうち1つでもあてはまる場合には重度の障害と判断される．迅速な救急処置が施されなければ容易に生命の危機に至り，救命できたとしても重い障害が残る．腎臓では脱水による腎血流量の低下，筋細胞の脱水・高熱による筋損傷による横紋筋融解症で生じたミオグロビンなどによる尿細管障害が生じる．急性の腎不全が生じた場合は高K血症にも注意する．体温調節機能障害を生じやすい疾患や薬物使用の有無を確認する必要もある．

［2］甲状腺機能亢進が疑われる患者のアセスメント
(1) 甲状腺機能亢進症とは
　甲状腺ホルモンは直接・間接的な熱の産生にあずかるほかエネルギー代謝や成長発達を促進するホルモンでもある．視床下部・下垂体・甲状腺のフィードバック系によって調節されている．甲状腺ホルモンは下垂体前葉から分泌される甲状腺刺激ホルモン（TSH）によって分泌される．バセドウ病とは，自己免疫性異常を背景に産生されるTSH受容体抗体の刺激により生じる甲状腺機能亢進症である．良性の自己免疫疾患であるが，甲状腺ホルモンの産生過剰によって代謝の亢進をはじめとして，全身にさまざまな症状が出現する．

(2) フィジカルアセスメント

項目	内容
1）問診	**気分**：情緒不安定，集中力に欠ける，落ち着きがない，神経質ということはないか **睡眠状態**：不眠の有無，睡眠時間が短くなっているか，熟睡感はあるか **温度への耐性**：汗かき，暑がり，夏に弱い，冬でも薄着ではないか **外見の変化についての自覚，他覚**：以前より目つきが厳しいと感じたり，人にいわれたりしないか **手のふるえ**：文字を書くときに手がふるえたりしないか **心悸亢進**：動悸や胸痛はないか **眼症状**：異物感，複視はないか **運動時の呼吸困難**：運動ですぐに息が上がるようになっていないか **体重減少，食欲亢進**：食事摂取量の増加，体重減少はないか，大食しても太らない，やせの大食いなどといわれないか **家族歴**：家系に甲状腺疾患をもつ人はいるか **筋力の低下**：筋力が低下した感じはするか（特に四肢近位端での筋力の低下） **月経，性機能**：無月経，性機能の低下はないか **消化管活動亢進**：多便，軟便，下痢 **病気，治療についての知識**：症状の無自覚，無意識の否定，治療についての誤った認識はないか **人間関係への影響**：身体の多様な症状，情緒や行動に影響する症状によって，家族や友人等との関係に障害はないか **日常生活**：日常生活上の変化やストレスになるような出来事はないか，喫煙・茶・コーヒーなど刺激になるような嗜好品の摂取はないか
2）バイタルサイン	**体温**：上昇 **心拍数・脈拍**：頻数・不整脈→代謝の亢進のため頻脈になり，心筋の興奮性も高まるため心房細動が起こりやすい **血圧**：脈圧上昇
3）視診・触診・打診・聴診	**甲状腺の触診**：座位で対面し，前方または後方から頸部を挟み込むように触診する **皮膚**：皮膚の紅潮，湿潤，高温，多汗，手掌紅斑，脛骨前部限局性の粘液水腫（浮腫状であるが圧痕を残さない） **毛髪**：細く，薄い **眼・眼瞼**：眼球突出（突眼），眼裂の拡大，眼光鋭利，下方注視，上眼瞼の動きの遅れ **手指振戦**：安静時振戦 **腱反射亢進**：上腕二頭筋，上腕三頭筋，膝蓋腱，アキレス腱で腱反射が亢進 **循環器系の障害**：呼吸困難，収縮期心雑音

(3) 検査

生化学検査：総コレステロール（T-CHO），クレアチニン値低下
アルカリフォスファターゼ（ALP）低下

ホルモン関連：甲状腺刺激ホルモン（TSH）低下
T3，遊離T4，TSH受容体，^{131}I摂取率，T4，遊離T3，T3-RU，チログロブリン，^{123}I甲状腺摂取率上昇

抗甲状腺ミクロゾーム抗体：陽性

抗チログロブリン抗体（TgAb）：陰性

TSH受容体抗体（TSHAb）：陽性

画像：X線・CT・MRI（形態を把握する），超音波（腫大の程度，腺腫の性状，形を描出する），甲状腺シンチグラフィー（びまん性に腫大して描出される），骨シンチグラフィー（全身の骨に強い集積を認める）

ECG：心房細動

(4) 緊急度の判断

バセドウ病は女性に多いことから，更年期障害，妊娠・出産・育児にともなう症状との混同も起こりやすい．また，加齢にともなって，甲状腺の腫れや典型的な症状は見られなくなるので注意が必要である．

甲状腺機能亢進症が増悪すると，高熱，頻脈，多汗，下痢などの症状が急激にあらわれ，意識消失に陥る．この状態は甲状腺クリーゼとよばれ，適切な治療が行われなければ，死に至るので，異常を早期にとらえることが必要である．誘因と主症状を表Ⅷ-7に示す．

表Ⅷ-7　甲状腺クリーゼの症状と誘因

5大症状	高熱，頻脈，多汗，下痢，精神不安 （2つ以上見られる場合はクリーゼを疑う）
その他の症状	心電図（頻数140～200/分，心房細動，ST-Tの低下），心不全，肺水腫，皮膚湿潤，腹痛，悪心・嘔吐，興奮，けいれん，呼吸困難など
検査	血液検査（f-T$_3$，f-T$_4$↑），超音波検査（血管網増生と血流増加による火焔状画像）
誘因	外科手術，感染（抜歯，外傷，肺炎など），分娩，糖尿病性昏睡，低血糖，脳血管障害，心筋梗塞，心不全，肺塞栓，精神的ストレス，ヨード造影剤の使用，甲状腺触診，^{131}I治療，抗甲状腺薬の中断など

② 心理・社会面のアセスメント

内部環境の調節機能は，精神的な要因によっても悪化する．内分泌の調節機能障害は，外観の変化をともなうことも多く，生活全般にわたるコントロールが必要とされるため，抑うつ状態にもなりやすい．したがって，機能障害に影響するような心理的要因の有無や，機能障害にともなう精神面の変化をアセスメントする必要がある．調節機能の変調は，外部環境からの影響を受けやすいため，社会面では特に生活環境のアセスメントも重要である．

(1) 疾患・障害の受け入れ

・**症状に対する考え方**：症状の出現が緩慢で時間をかけて進行することも多いため，症状が疾

患や機能障害の兆候であると受け入れにくい
- 日常生活の自己管理についての考え方：長期にわたる日常生活管理が必要であるため，それがストレスになっていたり，きちんと自己管理していても治癒・改善しないことへのあせりやいらだちが不十分な自己管理につながる
- ボディイメージ：外見の変化や，行動面の障害により，ボディイメージが大きく変化するため，うつ状態を生じたり社会生活が消極的となりやすい
- ストレス対処法：ストレスが症状の悪化につながるため，ストレス認知と効果的なストレス対処法を用いているか，知っているかを把握する必要がある

将来についての不安：薬物治療に関する不安，経済的不安，外見の変化がどうなるのかという不安，生命予後に対する不安など
社会的支援：支援者の有無，情緒的・手段的支援，自己管理やストレス対処に関する適切な助言者がいるかなど

(2) 気分・精神状態の変化
- 疾患による気分の変調：内分泌，自律神経系の調節異常によって，落ち込み，興奮，いらいら，無気力など気分の変調が起こりやすい
- 抑うつ状態：疾病そのものや薬物の影響，長期療養にともなうストレスなど抑うつ状態につながる要因が多い

(3) 生活環境
経済的状況：障害が職業に及ぼす影響，社会資源に関する知識・活用の状況など
居住地の自然環境：温度・湿度・高度・日照など
住居周辺の環境：住宅の密度，工場，高圧電線，産業廃棄物など内部環境かく乱物質の発生源はないか，水質はどうか
住居の状況：住居形態，築年数，室内環境（換気・温度・湿度）の調整が可能か

(4) 社会的役割
職業上の役割：機能障害，症状による職業への影響，職業上の役割によって治療や生活管理に支障はないか
家庭内，地域での役割：家庭内，地域での役割を遂行するうえで，機能障害を助長する要因はないか

3 家族・文化に関するアセスメント

　内部環境調節障害を持ちながら生活する人は，食事，活動，休息，住居環境など生活全般にわたる調整が必要になる．そのため，生活を共にする家族や職場の人の直接・間接的な協力の影響は大きい．また障害が周囲の人にわかりにくい反面，外見や行動の変化が生じることもあり，家族や友人などの情緒的支援は非常に重要である．さらに生育地，居住地での慣習や疾病，障害に対する偏見などは，療養行動や社会活動だけでなく生活全般に影響するため，障害された調節機能補完の妨げになるような要因がないかを把握することが必要である．

(1) 生育，居住地域，所属集団の特徴
- 体温調節機能に関連する要因：冷暖房や住居形態，服装など
- 食生活，食行動に関連する要因：水分や塩分の摂取など

・行事や共同作業：屋外作業の強要はないか
(2) 周囲の人々の理解・協力の程度
・容貌の変化に対する理解
・疾病や薬物療法への理解
・療養行動への理解・協力
・情緒的支援の有無

4 看護問題

内部環境調節障害のある患者の看護問題の主なものとしては表Ⅷ-8があげられる．

表Ⅷ-8　看護問題

体温調節障害	体温調節機能障害による生命の危機（急性・重症） 合併症の潜在的状態：多臓器不全（急性・重症） 症状にともなう安楽の変調 不適切な調節行動による症状の悪化 不十分・不適切な予防行動
内分泌機能障害	ボディイメージの混乱 治療，療養生活にともなうストレス 栄養状態の低下 不十分な自己管理
体液調節機能障害（慢性腎不全・透析導入後）	体液量の過剰 合併症の潜在的状態：心不全，高K血症，貧血，骨障害，感染，ブラッドアクセスのトラブル 透析にともなうストレス，不安 療養生活にともなうストレス，抑うつ状態 不十分な自己管理

参考文献
1．飛田美穂ほか監修著（1998）看護のための水・電解質，学習研究社
2．正木治恵ほか編著（1998）図説臨床看護学全書第9巻　調節機能障害と看護，同朋舎
3．中尾一和編（2001）看護のための最新医学講座7　代謝疾患・内分泌疾患，中山書店
4．佐々木成編（2000）看護のための最新医学講座6　腎疾患と高血圧，中山書店
5．小島善和編（1998）臨床看護学セミナー2　調節機能障害を持つ人の看護，メヂカルフレンド社
6．相川直樹監修，篠沢洋太郎編，篠沢洋太郎ほか（2003）臨床に生かす体液管理・輸液マニュアル，照林社
7．中谷壽男編（2002）看護のための最新医学講座25　救急，中山書店
8．斎藤　明監修（2000）透析患者の検査値ハンドブック，メディカ出版

学習課題

1. 体温調節機能障害を助長する原因を3つあげて，それぞれのアセスメントのポイントをまとめてみよう．
2. 体液の調節機能をアセスメントする指標を3つに分類し，主なアセスメント方法をあげてみよう．
3. 下垂体から分泌される主なホルモンの名称と作用をあげてみよう．
4. 甲状腺機能についてのアセスメントの内容と方法をまとめてみよう．
5. 熱中症の緊急性を判断する指標と注意点をあげてみよう．
6. 内部環境調節障害のある患者の心理・社会面のアセスメントのポイントを4つあげて説明してみよう．
7. 内部環境調節障害のある患者の生活・文化的背景に関するアセスメントの視点をのべてみよう．

IX

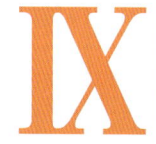

生体防御機能障害（患者）のアセスメント

学習目標
1. 生体防御機能障害の中でも免疫機能が障害された成人のフィジカルアセスメントの手法と主な検査を理解する．
2. 生体防御反応としての発熱を中心とした重点アセスメントの視点と方法を理解する．
3. 生体防御機能障害を有する人の心理・社会的側面についてのアセスメントの要点を理解する．

1 生体防御機能障害のフィジカルアセスメント

　内的・外的な環境から生体を防御する機能には，主に遮蔽機能[1]と免疫機能がある．遮蔽機能は，皮膚や粘膜により担われ，外界からの物理的・化学的侵害や微生物の侵入を防ぎ，自己の体液を保持することで生体を守る機能である．一方免疫機能は，遮蔽機能の障害により，体内に侵入した細菌やウイルス，変性した自己の細胞などの異物（非自己）と自己を認識し，排除する機能である．これらの機能が障害されると，病原菌の侵入による感染が起こり，生体は内外からの刺激に対する防衛反応として炎症を生じる．

　ここでは免疫機能障害のアセスメントを解説する．

1 免疫機能障害

　免疫機能の障害に関しては，必要以上に免疫反応が起こる場合（アレルギーや自己免疫異常）と免疫反応が起こらない場合（免疫不全）の2つのパターンがある．

［1］アレルギーとは

　抗原抗体反応の結果，必要以上に免疫反応が起こることで，生体に障害をもたらすものをアレルギーという．アレルギーは5つの型に分類される（表Ⅸ-1）．

［2］自己免疫異常とは

　自己の体の細胞にある抗原に対して，自分で抗体を産生して起こる．限局された臓器のみが傷害されるものを臓器特異的自己免疫疾患とよび，全身にわたり傷害されるものを全身性自己免疫疾患（臓器非特異的自己免疫疾患）とよぶ（表Ⅸ-2）．症状としては，自己抗体やT細胞の反応が炎症を引き起こすため，さまざまな部位で炎症症状を呈し，発熱を認めることが多い．

［3］免疫不全とは

　免疫機構のどこかの部分に先天的，後天的な欠損が生じ，その結果として免疫機能が正常に働かず，生体防御機能が低下している状態である．後天的な免疫不全には，エイズ（AIDS），造血器系悪性腫瘍，抗がん剤治療や移植など治療によって生じる免疫不全がある．実際の症状は，感染に対する抵抗力低下に起因する．特徴としては，通常感染しないような弱毒微生物による感染症（日和見感染）を起こしたり，感染症状が難治性，重症化，遷延化したり，反復感染をすることがあげられる．

表Ⅸ-1　アレルギー分類

アレルギーの分類	発症までの時間	主な疾患
Ⅰ型 （アナフィラキシー型）	即時 15～30分	食物アレルギー，アトピー性湿疹，薬物アレルギー アナフィラキシー 気管支喘息，花粉症
Ⅱ型 （細胞傷害型）	即時	自己免疫性溶血性貧血 特発性血小板減少性紫斑病 重症筋無力症，橋本病
Ⅲ型 （免疫複合体型・アルサス型）	即時 4～8時間	全身性エリテマトーデス 過敏性肺臓炎 関節リウマチ
Ⅳ型 （遅延型・ツベルクリン型）	遅延型 24～48時間	接触性皮膚炎 結核，ツベルクリン反応 同種移植拒絶反応
Ⅴ型 （刺激型）	即時	甲状腺機能亢進症

表Ⅸ-2　自己免疫異常

代表的な臓器特異的自己免疫疾患				代表的な全身性自己免疫疾患
疾患名	標的臓器	疾患名	標的臓器	疾患名
バセドウ病	甲状腺	グッドパスチャー症候群	腎・肺	全身性エリテマトーデス
慢性甲状腺炎（橋本病）	甲状腺	特発性血小板減少性紫斑病	血小板	関節リウマチ
インシュリン依存性糖尿病	膵臓	リウマチ熱	心臓	シェーグレン症候群
特発性アジソン病	副腎	自己免疫性溶血性貧血	赤血球	全身性強皮症
悪性貧血	胃	発作性寒冷血色素尿症	赤血球	多発性筋炎・皮膚筋炎
潰瘍性大腸炎	大腸	原発性胆汁性肝硬変症	肝	ウェゲナー肉芽腫
多発性硬化症	脳	男性不妊症	精巣	
重症筋無力症	筋肉	尋常性天疱瘡	皮膚	

（中田安成，林　優子監修，エクセルナース「免疫・アレルギー編」p.50，メディカルレビュー社より転載，一部改変）

2　機能障害とそれを引き起こす要因の評価

〔1〕問診

- 表Ⅸ-3をもとに問診する．

表Ⅸ-3　問診

カテゴリー	具体的な内容	根拠
1）身体症状の有無	発熱の有無： 　期間，熱型	●生体防御機能が障害されると細菌やウイルスなど異物の侵入に対して感染を起こし，防衛反応として炎症が生じる．関節リウマチや全身性エリテマトーデスのような自己免疫異常では自己の抗体に対して炎症反応を生じる．そのため体温は上昇することが多い．
	関節の症状： 　疼痛，こわばり，腫脹，発赤，熱感	●自己免疫疾患における炎症所見が関節に見られることが多く，発症の仕方や障害の程度により疾患が特徴づけられる． ●関節リウマチでは，朝起床時に手指がこわばる症状が見られることがある．
	リンパ節腫脹の有無	●エイズや日和見感染に関連した免疫不全患者によく見られる．また自己免疫疾患や腫瘍性疾患，感染でも腫脹が見られる．
	発疹の有無，症状	●免疫機能の障害による感染，アレルギー反応による炎症反応として，発疹が見られる．発疹は疾患に特有のものもある．
	排泄時の症状： 　尿の性状・回数，排尿時痛の有無，便の性状・回数，腹痛の有無	●免疫不全状態では細菌感染を起こしやすく，腸炎・尿路感染といった感染症を合併することが多い． ●潰瘍性大腸炎では，大腸粘膜にびらんや潰瘍を形成し，腹痛，頻回の下痢，血便を生じる．
2）既往疾患の有無	薬剤使用の有無	●抗がん剤，免疫抑制剤，副腎皮質ステロイド剤，抗生物質は免疫機能を低下させ，易感染となる． ●薬剤によりアレルギー反応を生じることがある．
	輸血の有無	●輸血によりアレルギー反応を生じることがある．
	疾患・治療歴： 　悪性腫瘍，糖尿病 　化学療法，放射線療法など	●骨髄腫，がん，白血病，悪性リンパ腫は非自己処理機能の低下を引き起こすため，易感染となる． ●手術や化学療法，放射線療法により，免疫機能が低下することもある． ●糖尿病は食細胞機能障害や免疫機能低下により易感染状態となる．
	外傷の有無	●熱傷や出血をともなう外傷では，皮膚の欠損により遮蔽機能が障害され，体液の喪失や組織の欠損により，好中球が減少し，免疫グロブリン値が低下して易感染状態になりやすい．
3）食品	アレルギー症状との関係	●卵・牛乳・小麦・そばなど食品によってはアレルゲンとなるものがある．
4）免疫機能障害を助長する要因の有無	ストレスの認知と対処方法	●死別・離婚・失業など強いストレスや慢性的なストレスは，食細胞の産生低下を引き起こす．
	職場や生活環境	●職場や生活環境における化学物質や有機塵埃，羽毛や枯草などがアレルギーの原因になることもある．
	食事内容と量： 　食欲不振，体重減少	●高度なたんぱく質やエネルギーの摂取不足は食細胞機能の低下をまねく．
	自己免疫疾患，アレルギー疾患の家族歴	●アレルギー性疾患では，遺伝的要因が関与する．

[2] フィジカルイグザミネーション

項目	内容
1) バイタルサイン	●体温を測定する（表Ⅸ-4参照）. ●脈拍数を測定する. 　・感染による発熱が生じている場合や自己免疫異常の場合は，炎症による代謝亢進のため，脈拍数が上昇していることが多い. 　・頻脈，動悸　→　甲状腺機能亢進症，慢性甲状腺炎（中毒期） 　・頻脈，貧血　→　抗がん剤による骨髄抑制，悪性貧血，全身性エリテマトーデス ●呼吸数を測定し，呼吸状態を観察する. 　・気道内分泌物貯留，呼吸困難　→　気管支喘息，アナフィラキシー 　　（血管透過性亢進による喉頭浮腫，気道の狭窄，気道粘膜分泌亢進による症状） 　・血痰，胸痛，呼吸困難　→　グッドパスチャー症候群[*] 　　（肺胞基底膜が抗原抗体反応により障害） ●血圧を測定する. 　・高血圧　→　強皮症（血管内膜の肥厚により内腔が狭窄するため） 　・低血圧　→　アジソン病 　・血圧低下　→　アナフィラキシーショック，敗血症
2) 意識レベル	●意識障害の有無は，JCSなどを用いて判断する. 　・意識障害　→　アナフィラキシー，敗血症 　・抑うつ，精神症状　→　全身性エリテマトーデス，副腎皮質ステロイド剤の副作用
3) 視診・触診	●皮膚・粘膜，外観の観察をする（表Ⅸ-5参照）.
4) 聴診	●以下の点を観察する. 　呼吸音：連続性ラ音（wheezing）→　喘息，アレルギー 　　　　　断続性ラ音（crackles）→　肺炎，感染症，ニューモシスチス肺炎 　　　　　胸膜摩擦音　→　全身性エリテマトーデス，関節リウマチ 　心　音：心膜摩擦音　→　強皮症，全身性エリテマトーデス，関節リウマチ 　　　　　心雑音　→　リウマチ熱 　腸蠕動音：亢進　→　下痢を症状とする感染症，自己免疫疾患

[*]抗糸球体基底膜抗体が肺胞基底膜と交差反応することにより，出血性肺胞炎，糸球体腎炎を呈する

表IX-4 発熱を症状とする主な疾患

	主な疾患	発熱の特徴	随伴症状	フィジカルイグザミネーション	検査：血液	検査：その他
感染症	肺炎・気管支炎	稽留熱	咳・呼吸困難, 胸痛	肺副雑音聴取	$SaO_2↓$, WBC↑, CRP↑	胸部X線：浸潤影
	心内膜炎	高熱	悪寒, 戦慄	心雑音, Osler結節	WBC↑, 血液培養	心電図・心エコー
	中耳炎	微熱〜	耳痛	鼓膜発赤, 表在リンパ節腫脹		
	髄膜炎・脳炎	稽留熱	頭痛, 悪心・嘔吐	髄膜刺激症状（項部硬直など）	WBC↑	髄液中の細胞数↑
	急性腎盂腎炎	38℃以上の弛張熱	患側腎部, 脊椎肋骨角CVA叩打痛	肋骨脊柱角（灼熱感・圧痛, 頻尿（灼熱感・切迫感）	WBC↑, CRP↑	膿尿・細菌尿
	胆嚢炎・胆管炎		黄疸, 右季肋部痛, 重症例ではショック・意識障害			腹部エコー
	腸炎・腹膜炎	正常〜上昇	腹痛, 下痢, 悪心・嘔吐	腹膜刺激症状	WBC↑, CRP↑	便培養
	敗血症	弛張熱	悪寒, 戦慄	頻脈, 血圧↓（ショック）	WBC↑, CRP↑, 血液培養	
	インフルエンザ	高熱	悪寒, 戦慄, 頭痛, 関節痛, 咳	頸部リンパ節腫脹	血球数↓, リンパ球↑	鼻汁・咽頭培養によるウイルスの検出
	ウイルス性肝炎	A型肝炎に多い	倦怠感	黄疸, 肝腫大, 皮疹	GOT↑, GPT↑, Bil値↑	肝生検
	伝染性単核症	夕方に上昇	頭痛, 咽頭痛・咽頭扁桃炎	リンパ節腫脹	WBC↑, リンパ球・単球↑	
	HIV感染	感染後2〜4週間後	咽頭炎, 関節痛, 筋肉痛	リンパ節腫脹, 皮疹	リンパ球↓, 血小板↓	
	マラリア	40℃を超える間欠熱	貧血, 呼吸不全, 痙攣	脾腫, 血圧↓	マラリア原虫タンパク検出	
悪性腫瘍	白血病	微熱	貧血・出血傾向, 頭痛, 嘔吐	肝腫大・脾腫, 皮疹	Hb↓, 血小板↓	骨髄穿刺：芽球≥30%
	ホジキン病	Pel-Ebstein型発熱	体重減少, 盗汗	リンパ節腫脹		リンパ節生検：リードステルンベルグ細胞
	非ホジキンリンパ腫	間欠熱	盗汗	リンパ節腫脹	リンパ球↓	
内分泌	甲状腺クリーゼ	高熱	精神症状, 運動過多, 振戦	洞性頻脈		
	亜急性甲状腺炎	38℃を超える高熱	上気道炎, 前頸部から耳介部へかけての放散痛	自発痛のある甲状腺腫	赤沈↑, CRP↑, 甲状腺刺激ホルモン↓, 遊離T4↓	頸部エコー：炎症部位が低エコー領域
	過敏性肺臓炎		咳・息切れ	捻髪音, 水泡音	好中球↑, CRP↑	胸部X線：びまん性散布性粒状陰影
	好酸球性肺炎	微熱〜	咳・呼吸困難・喀痰		好酸球↑	胸部X線：浸潤影
免疫異常	全身性エリテマトーデス	微熱〜高熱	関節炎, 光過敏症, 腎障害	蝶形紅斑, 口腔内潰瘍	赤沈↑, γグロブリン↑	たんぱく尿
	成人Still病	2峰性間欠熱	多発関節炎, 咽頭痛	リウマトイド疹, リンパ節腫脹	血清フェリチン値↑, CRP↑	
	血管炎症候群	高熱	急性腹症, 筋肉痛	皮膚潰瘍, 紫斑, 体重減少	血小板↑, 好酸球↑	血管造影：小動脈瘤, 血管の狭窄
	リウマチ熱	高熱	多発関節炎, 心炎	輪状紅斑, 心雑音聴取	WBC↑, CRP↑, 赤沈↑	ストレプトリジンOに対する抗体（ASO）価↑
その他	熱中症	高温環境での高熱	脱水症状, 意識障害, 貧血	舌の乾燥, 血圧↓		
	悪性症候群	高熱	錐体外路症状, 意識障害	頻脈, 筋硬直	WBC↑, CPK↑	

表Ⅸ-5　フィジカルイグザミネーション：皮膚・粘膜および外観

項目	内容		根拠・判断
1）皮膚の視診	斑	局所	・全身性エリテマトーデスでは，顔面に蝶形紅斑が見られる． ・皮膚筋炎では，上眼瞼の浮腫をともなうヘリオトロープ疹（紅斑）と四肢の関節伸側にゴットロン徴候（落屑性紅斑）が見られる．
		全身	・結節性多発動脈炎では，網状青色皮斑が見られる． ・シェーグレン症候群では，環状紅斑が見られる． ・潰瘍性大腸炎，ベーチェット病では結節性紅斑が見られる． ・アトピー性皮膚炎は，掻痒感のある湿疹（紅斑や丘疹）がくり返し出現する． ・蕁麻疹の皮膚症状は，強い掻痒感をともなう扁平に隆起した膨疹が，数分から数時間出現し，それが数日くり返される． ・特発性血小板減少性紫斑病では，血小板の減少にともない点状出血が紫斑となって観察される．
	結節		・結節性多発動脈炎・関節リウマチでは，皮下結節・リウマトイド結節が見られる．
	硬化		・強皮症では手指が腫脹し，その後硬化が進み，屈曲拘縮し，指尖潰瘍を生じることがある．
	レイノー現象		・全身性エリテマトーデスや強皮症に見られる．小血管が寒冷刺激など何らかの刺激により攣縮を起こし，虚血（皮膚が白色）→チアノーゼ（紫色）→痙縮の改善にともない血流が増加・充血（赤色）と手指の皮膚色が変化する．
	色素沈着		・アジソン病では，全身性に（特に口唇や口腔粘膜）黒っぽい色素沈着が観察される．
2）粘膜の視診	潰瘍		・全身性エリテマトーデスの活動期には，無痛性の口腔内潰瘍を生じる． ・ベーチェット病では口腔粘膜に再発性のアフタ性潰瘍を生じる． ・免疫不全症では，口腔内の常在菌による感染から口内炎や口腔内潰瘍が悪化しやすい．
	乾燥		・シェーグレン症候群では，外分泌腺機能低下により，眼や舌，口腔内の乾燥が見られる．
3）骨・関節の視診	四肢の症状： 関節の発赤・熱感・腫脹，筋力低下		・リウマチ熱，関節リウマチでは炎症所見が強いため，関節の発赤・熱感・腫脹が生じる． ・多発性筋炎・皮膚筋炎では，四肢近位筋，頸筋，下肢の筋力低下が生じる．
	関節破壊・変形		・関節リウマチでは，尺側偏位，スワンネック変形，ボタン穴変形，外反母趾，ハンマートゥなどの特徴的な変形を生じる． ・全身性エリテマトーデスでは，手指にジャクー変形が生じる． ・強皮症では，手指の末梢骨が吸収され短くなり，皮膚の硬化と指関節の拘縮が起こる．
4）リンパ節の触診	浅部リンパ節腫脹・圧痛		・可動性のないリンパ節腫脹は悪性腫瘍を示唆しており，腫脹部位に圧痛があれば炎症を考える．全身にわたる複数のリンパ節腫脹では，悪性リンパ腫や免疫不全による感染，自己免疫異常が考えられる．
5）外観	頭髪		・全身性エリテマトーデスでは，生え際の円形状脱毛が見られる． ・抗がん剤治療により免疫機能が低下している場合，抗がん剤の副作用で脱毛を生じている場合が多い．
	顔貌		・強皮症では病状の進行にともない，表情が乏しく仮面様となり，開口障害が生じる． ・ウェゲナー肉芽腫では，鞍鼻（外鼻変形）が起こる．

[3] 検査
①皮膚テスト
- 皮膚表面にわずかな傷を作りアレルゲンを滴下して生じる反応（皮膚の発赤）を診る．
  - ・プリック（スクラッチ）反応
  - ・皮内反応
- 接触アレルギーの有無を調べる．
  - ・パッチテスト

②血液検査（表Ⅸ-4参照）
- 免疫不全により白血球が減少することもあるが，感染を起こしている場合や炎症所見がある場合は白血球数の増加やCRP値の上昇が見られることが多い．
  - ・赤沈亢進 → 感染症，全身性エリテマトーデス，潰瘍性大腸炎，シェーグレン症候群，悪性腫瘍など
  - ・抗核抗体 → 自己免疫疾患
  - ・CD 4低下 → HIV/AIDS
  - ・リウマトイド因子 → 関節リウマチ
  - ・CK（クレアチンキナーゼ）上昇（筋炎により筋肉逸脱酵素が上昇） → 多発性筋炎／皮膚筋炎
  - ・RIST（総IgE測定法）：IgE増加 → アレルギー疾患（アトピー性喘息，アトピー性皮膚炎）

③骨レントゲン・MRI
  - ・関節リウマチでは，発症後6ヶ月以上で軟骨の破壊が生じる．X線上骨びらん・破壊・骨強直が見られる．

④胸部レントゲン
  - ・両下肺線維化（スリガラス様・網状粒状影） → 慢性呼吸不全 → 強皮症

⑤内視鏡検査
  - ・大腸粘膜のびまん性びらん，潰瘍形成 → 潰瘍性大腸炎

⑥骨髄生検
  - ・白血病など造血器腫瘍の診断に用いる．

3 機能障害時のアセスメント
[1] 発熱の見られる患者のアセスメント
(1) 発熱
　発熱は，生体防御機能が障害されたときに細菌やウイルスなど異物の侵入に対して感染を起こしたときや，自己の抗体に対して炎症反応を生じたときに，よく見られる症状である．発熱を症状とする疾患は多様であり，原因に応じた治療を行うためにも，生体防御機能障害患者のアセスメントでは，発熱の経過と随伴する症状，検査所見から防御機能障害の原因を見極めていくことが重要である．

(2) フィジカルアセスメント

項目	内容
1）問診	● 表Ⅸ-3をもとに問診する． ・発熱の期間が3～5日の場合は，何らかの感染症が考えられる． ・熱型の経過を聞く．
2）フィジカルイグザミネーション	● 表Ⅸ-4・表Ⅸ-5をもとに，以下のフィジカルイグザミネーションを行う． 神経症状：髄膜刺激症状[*1]・意識障害　→　髄膜炎，脳炎，熱中症 　　　　　錐体外路症状[*2]　→　悪性症候群 呼吸器症状：咳・呼吸困難・胸痛　→　肺炎，気管支炎，ウイルス感染症，マイコプラズマ感染症，好酸球性肺炎など 循環器系症状：心雑音　→　感染性心内膜炎，リウマチ熱 消化器症状：下痢・腹痛・腹膜刺激症状[*3]　→　腸炎，腹膜炎 皮膚所見：リンパ節腫脹　→　ホジキン病，非ホジキンリンパ腫，成人性still病，伝染性単核球症 　　　　　発疹・斑　→　突発性発疹，風疹，麻疹，全身性エリテマトーデス
3）検査所見	・感染による白血球の増加や炎症反応の上昇が特徴的に見られる． ・ウイルスや細菌による感染症の診断には，培養検査を行い菌やウイルスの検出を行う．

② 心理・社会面のアセスメント

過剰な免疫反応によって引き起こされる，アレルギーや自己免疫異常では，不快な症状が持続することが多く，日常生活に支障をきたすことが多い．そのため，不満やストレスが強くなり，それが増悪因子となるという悪循環をくり返す．また自己免疫疾患は慢性疾患であり，増悪と寛解をくり返し，原因や増悪する因子を除去するために生活上の制約が生じることが多い．

一方，免疫不全でも，易感染状態による療養上の注意や活動の制限が生じ，セルフケアが必要とされる．

これらのことから，患者の全体像を把握し，問題を明確にするためには現在の状態だけでなく，これまでの経過，将来にわたる不安や希望なども含めた情報を収集し，アセスメントを行うことが必要である．

(1) 患者の不安

① 不安の表出とその内容
② 身体症状：アトピーなどによる掻痒感，無意識にかく行動など
③ 不眠

[*1] 頭痛や項部硬直（枕なしの仰臥位で，患者の頭部を他動的に前屈させたとき，抵抗や疼痛を認める症状）やKernig徴候（ケルニッヒ徴候；仰臥位で患者の下肢を伸展したまま挙上すると，自動的に膝関節が屈曲する徴候），Brudzinski徴候（ブルジンスキー徴候；下肢を伸展させた患者の頭部を挙上すると，股関節と膝関節の自動的な屈曲が生じる徴候）が見られる．
[*2] 不随運動の出現と筋トーヌスの異常（痙縮と固縮）が認められる．
[*3] 腹部全体を軽く指先で触れ触診すると，圧痛や筋性防御（腹筋が板状に硬く触れる）や，反跳痛（圧迫を急に離したときに響くように痛みが生じる）がある．

(2) 疾病の受け入れ
①ストレス源の認知・対処方法
②抑うつ症状の有無
③疾患に対する知識：これまでの経過と疾患に対する思い
④適応機制・防衛機制
⑤価値観・信念

(3) 日常生活
①療養上の制約を理解し，実行できているか：免疫機能障害を増悪させる要因の除去，感染予防など治療上必要な行動，活動や運動の制限，仕事内容の検討，対人関係
②自己管理状況：疾患・治療に対する知識，決められた服薬や受診など治療の継続
③妊娠・出産に対する考え：自己免疫疾患では妊娠や出産が増悪の要因になる場合がある．特に全身性エリテマトーデスは，若い女性に好発するため日ごろから話し合える環境づくりが大切である
④周囲のサポート状況：心理的・物理的な支えとなってくれる人はいるのか

③ 家族・文化に関するアセスメント

　生体防御機能が障害された患者は，感染予防のために面会が制限されたり，治療上，日常生活が長期にわたり制約されたりすることが多いため，生活をともにする家族の心理的・身体的負担は大きい．自己免疫疾患や免疫不全などの慢性疾患における家族の負担は，直接患者の療養生活継続に影響を与えるため，家族の役割や生活状況，具体的なサポートについて把握することが大切である．またHIV/AIDSは感染性の疾患であるため，疾患や患者に対する誤った認識が生じやすく，患者は社会から疎外されるのではないかと不安を感じやすい．そのため周囲の疾患に関する理解とサポートがより重要となってくる．
　またアレルギー疾患は，小児期に発病し成人期にいたる慢性的な経過をたどっている場合も多く，これまでの生育歴や，周囲との対人関係，社会との関係，家族のあり方などによるストレスも疾患に影響を与える要因とされている．そのため家族だけでなく社会環境全体を含めたアセスメントが必要となる．

(1) 家族の心理状態
①家族の不安

(2) 家族の疾患や病状についての理解と受け止め方
①患者の疾患や病状に関する理解の程度
②患者が必要とする健康管理上の援助の認識
③役割変更に関する認識
④サポートの状況

(3) 生育・生活環境
①家族関係：親子関係
②病気やストレス，不安について家族間で話すことができる関係かどうか
③アレルゲン除去など療養環境の調整が可能かどうか

(4) 社会・周囲の人の理解
①職場の理解：仕事内容の調整や治療継続へのサポート
②周囲の人の病気に対する受け止め方

④ 看護問題

　生体防御機能障害では，主に免疫機能が障害されることにより，急性期では感染のリスクと感染により引き起こされた炎症による身体症状，日常生活におけるセルフケア不足などが看護問題としてあげられる．また自己免疫疾患のように慢性疾患も多く，療養上の注意点や必要とされる知識，対処行動に関連する問題や，長期化にともなう自己概念や社会的役割の変化，心理的な問題も看護問題としてあげられることが多い．

　生体防御系の障害により引き起こされる看護問題には表Ⅸ-6のようなものがある．

表Ⅸ-6　看護問題

急性期	慢性期
● 感染のリスク	● 疾患や治療，対処方法に関する知識不足
● 倦怠感	● 内服継続に対するノンコンプライアンス
● 栄養摂取の変化：必要量以下	● 非効果的コーピング
● 口腔粘膜の変調	● 社会的孤立
● 皮膚統合性障害	● 不安
● 急性疼痛	● ボディイメージ混乱
● 高体温	● 関節の変形による可動域制限／セルフケア不足
● 治療に関連した合併症の危険	● 治療にともなう日常生活活動の制限
● 活動耐性低下　日常生活活動の制限　セルフケア不足	● 疾患の進行に関連した役割遂行の変化

引用文献

1）前田澄子・野口美和子監修（1992）図説　新臨床看護学全書　第10巻　防衛機能の障害と看護，p.20，同朋社出版

参考文献

1．特集－発熱　全身的な基礎疾患の理解とその対策について，カレントテラピー21，12，2003
2．黒田裕子監修（1999）臨床看護学セミナー9　生体防御機能障害をもつ人の看護，メヂカルフレンド社
3．足利幸乃，櫻井利恵共訳（2000）ナーシングタイムセーバー　免疫障害・感染症と看護ケア，南江堂
4．河合眞一，森脇美登里編（2001）リウマチ・膠原病の治療と看護，南江堂
5．中田安成監修（2004）エクセルナース「免疫・アレルギー編」，メディカルレビュー社
6．綿貫　勤ほか編（2002）シンプル病理学第3版，南江堂

学習課題

1. 代表的な自己免疫疾患（関節リウマチ，全身性エリテマトーデスなど）の患者の身体的，心理・社会的なアセスメントの視点を考え，考えられる看護診断をあげてみよう．
2. 免疫不全を起こす疾患にはどのようなものがあるか考え，アセスメント項目をあげてみよう．

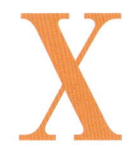

X 感覚機能障害(患者)のアセスメント

学習目標
1. 感覚器の異常を有する人をアセスメントするための主要な項目と方法を理解する.
2. めまいのある人のフィジカルアセスメントのポイントを理解する.

感覚機能障害のフィジカルアセスメント

　感覚器は外部からの刺激を受けとる器官で，視覚器・平衡聴覚器・嗅覚器・味覚器・皮膚の5つがある．各々の器官は刺激を受容する感覚細胞を持ち，これらで受容された刺激は，活動電流となって神経線維を伝わり，中枢で認識される．機能評価の詳細は第4章「フィジカルアセスメント」を参照されたい．
　ここでは，視覚・聴覚・平衡感覚・触覚・味覚・嗅覚の機能障害の有無と，障害を助長する要因の有無を評価する．

1 感覚器系の機能障害

　視覚障害は，レンズ・虹彩・網膜・脳の視覚野および神経路の損傷により，通光プロセス・入光量の調節・結像・伝道機能が障害されることにより生じる．原因となる主な疾患は表X-1のとおりである．
　聴覚障害は，外耳・中耳・内耳・大脳の聴覚野および神経路の損傷により，音の感受と伝導が障害されることで生じる．難聴の原因となる主な疾患は表X-2のとおりである．
　平衡感覚の障害は，内耳・前庭神経とその核・小脳・脳幹部の損傷により生じる．
　触覚機能の障害は，皮膚にある感覚受容器・脳および神経路の損傷により刺激の感受と伝達が障害されることで生じる．
　味覚障害は，味覚の受容器（舌および軟口蓋）・脳の味覚野および神経路の損傷により，味の感受と伝達が障害されることで生じる．
　嗅覚障害は，嗅覚の受容器（鼻腔および鼻粘膜）・脳の嗅覚野および神経路の損傷により，においの感受と伝達が障害されることで生じる．

表X-1　視覚障害の原因となる主な疾患

局所性の主な疾患	全身性の主な疾患
角膜外傷 前ブドウ膜炎・虹彩炎・角膜炎 結膜下出血 緑内障 網膜剥離 白内障 麦粒腫・霰粒腫 結膜・角膜異物	糖尿病：出血・網膜梗塞 高血圧症：血管の圧迫・出血・乳頭浮腫 甲状腺機能亢進症：結膜浮腫・眼瞼下垂・外眼筋運動の制限・視神経の圧迫 自己免疫疾患：虹彩炎，網膜動脈閉塞・視神経虚血・強膜炎・網膜塞栓など 脳血管障害 脳腫瘍

表X-2 難聴の原因となる疾患

難聴の種類	障害部位	主な疾患
伝音性難聴	外耳	外耳道閉塞症, 異物
	中耳	耳管閉塞症, 中耳炎, 鼓膜の破裂, 中耳奇形
感音性難聴	内耳	先天性発育異常, 内耳循環障害, 音響外傷, 気圧外傷, 頭部外傷, メニエール病, 薬剤中毒, 老人性変化, 内耳炎
	聴神経	聴神経腫瘍, 神経炎, 外傷
	脳幹・聴中枢	循環障害（脳血管障害, 低酸素脳症）, 脳腫瘍, 外傷

❷ 機能障害とそれを引き起こす要因の評価

〔1〕問診
- 表X-3について問診する.

〔2〕フィジカルイグザミネーション
- 表X-4についてフィジカルイグザミネーションする.

(1) 感覚機能を評価する際の留意点

感覚機能の評価は，患者本人の知覚，主観に委ねられている．視覚は部屋の明るさ，聴覚は周囲の騒音，触覚は室内の温度などに影響を受ける．フィジカルイグザミネーションを行う場所の環境を適正に調整することが必要である．また，患者に意識障害や知的能力の低下，緊張，不安，疲労などがあると，得られた反応の信頼性に問題が生じるため，以下の点に注意して評価する．

- 患者の感じ方を尊重し，誘導するような聞き方はしないようにする．
- 緊張，不安を緩和できるような場所の設定，接し方をする．
- 実施すること，患者に求められていることをわかりやすく説明する．
- 明確な指示をする．
- 身体の左右差や部位による違いを見るときには，できるかぎり同じような強さの刺激が加わるようにする．
- 意識障害，認知障害，知的能力の低下などの有無と程度について確認しておく．
- 得られた反応の信頼性に疑問がある場合は，日を変えて再度実施する．

(2) 意識障害，認知障害，知的能力の低下のある患者の評価（表X-5，X-6）

意識障害，認知障害，知的能力の低下のある患者の神経系の評価をするときに，重要な手がかりを与えてくれるのは反射である．機能障害を評価するのに審査すべき重要な反射としては，表在反射・腱反射・病的反射がある．

① **表在反射**：皮膚または粘膜に与えられた刺激により筋の反射的収縮が引き起こされる
② **腱反射**：腱や骨の突端を叩くことにより引き起こされる
③ **病的反射**：筋肉の伸展や皮膚表面の刺激により引き起こされ，原則として正常では認められない[1]

反射は，錐体路の障害を評価するための重要な指標となる．表在反射の減退・消失，腱反射の亢進・減退・消失，病的反射の出現の有無を見る．反射の亢進・減退・消失は，神経系に異常がない場合でも生じるので，左右差と部位による違いを確認することが重要である．その際，刺激

の与え方で結果が異なるので，十分に練習を積んで実施し，結果の解釈も慎重に行う．

表Ⅹ-3　問診

カテゴリー	具体的な内容	根　拠
1）障害の有無と程度	（1）視覚障害 ①症状：視力低下，視野の異常，複視，飛蚊，曇り，羞明感など，片眼か両眼か ②随伴症状：疼痛，痒掻感，流涙，異物感，頭痛，嘔気，嘔吐，麻痺，感覚異常など ③症状発症の様式：突然／徐々に ④経過：悪化／停滞／改善／反復 ⑤眼鏡などの使用状況	●眼の局所疾患・外傷では，片眼に症状が出現する ●全身疾患にともなう場合は両眼に症状が出現する ●角膜炎や白内障では，霧がかかったように感じる ●網膜剝離，硝子体出血では虫が飛んでいるように感じる ●結膜炎，異物，角膜混濁などでは，眼痛・痒掻をともなう ●緑内障の発作，網膜剝離，頭蓋内占拠性病変（脳出血，脳腫瘍など）では頭痛・嘔気・嘔吐をともなう ●網膜中心動脈閉塞症，網膜剝離，脳血管障害，硝子体出血などでは，突然症状が出現する
	（2）聴覚障害 ①症状：難聴 ②随伴症状：耳鳴，めまい，頭痛，嘔気，嘔吐，耳痛，耳漏，耳下腺痛，麻痺，感覚障害など ③症状発症の様式：突然／徐々に ④経過：悪化／停滞／改善／反復 ⑤補聴器の使用状況	●伝音性難聴では低調性の耳鳴，感音性難聴では高調性の耳鳴をともなうことがある
	（3）平衡感覚の障害 ①症状：めまい（性質・程度・頭位および体位との関係），ふらつき ②随伴症状：耳鳴，難聴，麻痺，感覚障害，意識障害など ③症状発症の様式：突然／徐々に ④症状の持続時間 ⑤経過：悪化／停滞／改善／反復	●末梢前庭系の障害では，急性に発症する場合と緩徐に発症する場合がある．急性に発症する場合はめまい，眼振をともなうことが多い
	（4）触覚の異常 ①症状：知覚の鈍麻・消失・過敏，しびれ感，疼痛の部位と程度 ②随伴症状：頭痛，嘔気，嘔吐，脱力，麻痺，膀胱直腸障害 ③症状発症の様式：突然／徐々に ④経過：悪化／停滞／改善 ⑤進み方	●脊髄の損傷では，感覚障害が胴では帯状，四肢では軸方向へすじ状に出現する ●末梢神経の損傷では，痛覚は神経分布より狭い範囲で，触覚は神経分布に一致して症状があらわれる ●大脳・脳幹部の損傷による場合は，片側性に出現し，身体の中心部に近づくほど症状が軽い
	（5）味覚障害 ①症状：味覚の消失，異常 ②随伴症状：一側の顔面筋麻痺，唾液分泌低下，聴覚過敏，涙の分泌低下 ③症状発症の様式：突然／徐々に ④経過：悪化／停滞／改善	
	（6）嗅覚障害 ①嗅覚の低下・消失，不快なにおいの知覚，味覚異常，片側か両側か ②随伴症状：頭痛，嘔気，嘔吐，麻痺，感覚異常など ③症状発症の様式：突然／徐々に ④経過：悪化／停滞／改善	●味覚の異常として訴えることもある ●腫瘍などによる側頭葉の鈎が刺激されると，一過性の不快なにおいを感じる
2）障害の要因	（1）視覚障害 ①既往歴：眼疾患，糖尿病，高血圧，不整脈，虚血性心疾患，出血性素因，緑内障，白内障 ②内服薬 ③職業：眼の疲れを助長する業務 ④コンタクトレンズの使用	●動脈硬化の危険因子，心疾患は，脳血管障害の原因となる ●高血圧，出血性素因，抗凝固薬の使用は出血を引き起こす ●コンタクトレンズの不適切な使用は，角膜の混濁や潰瘍の原因となる ●コンピューターの長時間使用で眼精疲労が生じる
	（2）聴覚障害 ①既往歴：メニエール病，頭部外傷，小児期の中耳炎，慢性中耳炎 ②薬物：ストレプトマイシン ③ヘッドホンの使用，騒音，大音響	●メニエール病では内耳障害により難聴を生じる ●頭部外傷では，内耳障害・聴神経損傷により難聴を生じることがある ●ストレプトマイシンの使用は聴神経障害を引き起こす ●騒音のひどい環境は難聴の原因となることがある
	（3）平衡感覚の障害 ①既往歴：メニエール病，頭部外傷，脳血管障害，頸椎症，貧血，心疾患など ②薬剤：睡眠薬 ③嗜好：アルコール・タバコ	●内耳神経とその核を損傷するような疾患では回転性めまいを生じることがある ●前庭核より上位の中枢神経を損傷するような疾患では，浮動性のめまいを生じることがある
	（4）触覚の異常 ①既往歴：脳血管障害，外傷，糖尿病，膠原病，帯状疱疹など ②内服薬 ③嗜好：アルコール，麻薬	●ウイルス感染，糖尿病，膠原病，中毒などでは，両側性に手袋や靴下をはいたような分布で感覚障害が生じる
	（5）味覚障害 ①既往歴：脳血管障害，帯状疱疹，外傷，中耳炎など ②食生活 ③心理的ストレス	●脳血管障害，頭部外傷，炎症などにより味覚野，顔面神経核下～鼓索神経分岐部より上の神経路が損傷すると，味覚障害を生じる ●亜鉛不足によって味覚障害が生じる
	（6）嗅覚障害 ①既往歴：頭部外傷，鼻炎，副鼻腔炎，精神疾患	●前頭蓋底骨折では嗅覚障害を生じやすい ●統合失調症では，幻嗅を生じることがある

表 X-4　フィジカルイグザミネーション

項目	内容	根拠・判断
1) 視力	視力低下・複視の有無	・眼球・視覚伝達路の異常により視力低下が生じる ・外眼筋の麻痺により複視が生じる
2) 視野	視野欠損の有無	・網膜・視神経・視交叉・視索・後頭葉の損傷により視野の欠損が生じる
3) 眼球運動	(1) 外眼筋の動きの異常の有無 (2) 瞳孔反射の異常の有無 (3) 眼振	・動眼神経に異常があると眼球は上耳鼻側・下耳側・鼻側水平方向へ動かない ・視神経の異常があると，障害側の直接対光反射，健側の間接対光反応が欠如／緩慢となる．動眼神経の異常があると，障害側の直接対光反射・間接対光反応が欠如／緩慢となる ・滑車神経に異常があると，眼球はト鼻側方向へ動かない ・外転神経に異常があると，眼球は耳側方向へ動かない ・末梢前庭路・脳幹・小脳に異常があると，眼振が生じる
4) 眼底	(1) 乳頭の形・大きさ・色の異常，突出の有無 (2) 網膜の血管の走行	・多発性硬化症や視神経の萎縮があると乳頭が蒼白となる ・乳頭浮腫では乳頭が発赤し，境界が不鮮明となる ・動脈の萎縮・硬化では動脈が細くなる
5) 聴力	気伝導・骨伝導の異常の有無	・外耳〜内耳での異常（伝音性の障害）の場合，ウェーバーテスト（Weber test）では，聴こえに左右差が生じ，患側でよく聴こえる．リンネテスト（Rinne test）では，骨伝導の方が気伝導より長くなる ・内耳〜中枢での異常（感音性の障害）の場合，ウェーバーテストでは，聴こえに左右差が生じ，健側でよく聴こえる
6) 平衡覚	ふらつきの有無	・前庭神経・脊髄後根・後索に異常があるとふらつく
7) においの判別	判別障害の有無	・嗅覚野・嗅神経に異常があると，においの判別ができない
8) 味の判別	判別障害の有無	・味覚野・顔面神経・舌下神経に異常があると味がわからない
9) 表在感覚	(1) 触覚の異常の有無 (2) 痛覚の異常の有無 (3) 温度覚の異常の有無 (4) 感覚解離の有無	・皮膚の感覚受容器・前脊髄視床路・視床皮質路・大脳感覚野に異常があると，触れたことがわからない ・皮膚の感覚受容器・外側脊髄視床路・視床皮質路・大脳感覚野に異常があると，痛み・温度がわからない ・三叉神経末梢部に異常があると，顔面の接触・痛覚・温度覚がわからない ・脳幹内に異常があると，顔面の痛覚・温度覚はわからないが，接触はわかる ・ヒステリーなど精神的な場合は，感覚障害の部位が神経分布と一致しない
10) 深部感覚	(1) 振動覚 (2) 深部痛覚 (3) 位置覚	・皮膚・筋の感覚受容器，後柱，脊髄延髄路，延髄視床路，視床皮質路，大脳感覚野に異常があると，振動・圧痛・位置がわからない ・ロンベルグ試験陽性の場合，脊髄後根・後索の障害の可能性を示す
11) 複合感覚	(1) 立体覚の異常の有無 (2) 書字感覚の異常の有無 (3) 二点識別覚の異常の有無	・頭頂葉（感覚野）に損傷があると，接触していることはわかってもそれが何なのかわからない．手掌に書いた字が判読できない．二点の識別ができない
12) 表在反射	(1) 粘膜反射 　① 角膜反射 　② くしゃみ反射（鼻粘膜） 　③ 咽頭反射（催吐反射） (2) 皮膚反射 　① 腹壁反射 　② 挙睾筋反射 　③ 足底反射 　④ 肛門反射	・反射の減弱・消失は，錐体路・末梢神経の障害を示す
13) 腱反射	(1) 下顎反射 (2) 頭後屈反射 (3) 上腕二頭筋反射 (4) 上腕三頭筋反射 (5) 腕橈骨筋反射 (6) 回内筋反射 (7) 胸筋反射 (8) 腹筋反射 (9) 膝蓋腱反射 (10) アキレス腱反射 (11) 下肢内転筋反射 (12) 膝屈筋反射	・腱反射の亢進は，反射中枢より上位の障害を示す ・反射の減弱・消失は，反射中枢・末梢神経の障害を示す
14) 病的反射	(1) 手指屈筋反射 　① ホフマン反射 　② トレムナー反射 　③ ワンテンベルク反射 (2) 足底反射 (3) バビンスキー反射 (4) チャドック反射	・陽性の場合，錐体路障害・末梢神経・筋の障害を示す

表X-5　反射中枢と神経

表在反射	求心性神経	中枢	遠心性神経
角膜反射	三叉神経	橋	顔面神経
くしゃみ反射	三叉神経	脳幹・上部脊髄	三叉・顔面・舌咽・迷走神経／呼気に関係する脊髄神経
咽頭反射	舌咽神経	延髄	迷走神経
腹壁反射	5〜12胸神経	$Th_{5〜12}$	5〜12胸神経
挙睾筋反射	大腿神経	$L_{1,2}$	陰部大腿神経
足底反射	脛骨神経	L_5, $S_{1,2}$	脛骨神経
肛門反射	陰部神経	$S_{3〜5}$	陰部神経

腱反射	求心性神経	中枢	遠心性神経
下顎反射	三叉神経	橋	三叉神経
頭後屈反射	三叉神経	$C_{1〜4}$	上部頸髄前根
上腕二頭筋反射	筋皮神経	$C_{5,6}$（主にC_5）	筋皮神経
上腕三頭筋反射	橈骨神経	$C_{6〜8}$（主にC_7）	橈骨神経
腕橈骨筋反射	橈骨神経	$C_{5,6}$（主にC_6）	橈骨神経
回内筋反射	正中神経	$C_{6〜8}$, Th_1	正中神経
胸筋反射	外・内胸筋神経	$C_5〜Th_1$	外・内胸筋神経
手指屈筋反射	正中神経	$C_6〜Th_1$	正中神経
膝蓋腱反射	大腿神経	$L_{2〜4}$	大腿神経
アキレス腱反射	脛骨神経	L_5, $S_{1,2}$	脛骨神経
下肢内転筋反射	閉鎖神経	$L_{3,4}$	閉鎖神経
膝屈筋反射	坐骨神経	$L_4〜S_2$	坐骨神経

（田崎義昭ほか（2004）ベッドサイドの神経の診かた，p.91，南山堂より転載，一部改変）

表X-6　病的反射の見方と判断

名　　称	見方	生じる反射
1）手指屈筋反射 （1）ホフマン反射 （2）トレムナー反射 （3）ワンテンベルク反射	（1）患者の手関節を軽く背屈させて，中指の尖端を看護師の拇指と示指・中指で挟み，患者の中指の爪を看護師の拇指で手掌側にはじく （2）患者の手関節は軽く背屈，手指は軽く屈曲させ，看護師の左手で患者の中指の中節を持ち，右手の中指または薬指で患者の中指尖端の手掌面を強くはじく （3）患者の手背を膝の上に置き，手指を軽く曲げさせる。看護師の示指・中指を患者の拇指以外の4本指の末端に伸ばして置き，看護師の指の上を打腱器で叩く	・拇指が内転・屈曲する
2）足底筋反射 （1）ロッソリーモ反射 （2）メンデル・ベヒテレフ反射	（1）拇趾以外の足趾の足底面または足趾の付け根を打腱器で上方に向けて急激に叩く （2）足背の中央部の外側を打腱器で叩く	・足趾が底屈する

表X-6　病的反射の見方と判断（つづき）

名　称	見方	生じる反射
（1）バビンスキー反射 （2）チャドック反射 （3）オッペンハイム反射 （4）ゴードン反射 （5）シェファー反射 （6）ゴンダ反射 （7）ストランスキー反射	（1）仰臥位で両下肢をリラックスさせ，足底の外縁を踵方向から拇趾の方へ向けて，打腱器の柄などでこする （2）足の外踝の下方を，打腱器の柄などで後ろから足先へ向かってこする （3）脛骨内縁を上方から下方へ向けて，看護師の拇指の腹でこする （4）患者のふくらはぎを看護師の指で強くつまむ （5）患者のアキレス腱を看護師の指で強くつまむ （6）足の拇趾以外の趾（通常は第4趾）をつまみ，踵方向へ強く引っ張る （7）足の第5趾を1〜数秒，強く外転させ，急に離す	・拇趾が背屈する ・片麻痺患者では，姿勢反射により障害側に顔を向けると反射がでにくくなり，健側に向けるとでやすくなる

3 機能障害時のアセスメント

［1］めまい（眩暈）を訴える患者のアセスメント

（1）めまいを引き起こす病態

①めまい

　めまいとは，自分の身体と周囲の物体との空間的関係を異常に感じることである．めまいは，内耳・前庭神経と核の損傷による末梢性のめまいと，前庭核より上の中枢神経の損傷による中枢性のめまいに分けられる（表X-7）．

表X-7　めまいの症状と原因となる主な疾患

中枢性めまい		末梢性めまい	
症　状	原因となる主な疾患	症　状	原因となる主な疾患
浮動性のめまい 症状は軽い 脳・脳神経の障害をともなう	脳循環障害：脳梗塞・脳出血，高血圧症，起立性低血圧症，頸動脈洞症候群など	回転性のめまい 症状が強い 頭部・頸部の位置と関係する 耳鳴・難聴をともなうことがある	耳疾患：メニエール病，外傷，炎症，突発性難聴など 聴神経障害：腫瘍，神経炎，外傷など 前庭核・脳幹障害：椎骨脳底動脈循環障害，小脳出血・梗塞，脳幹出血・梗塞，腫瘍，外傷など 頸部の障害：変形性脊椎症，鞭打ち損傷など

（2）フィジカルアセスメント

項目	内容
1）問診	●めまいの種類と程度を把握するために以下のことを問診する． 　・**症状**：回転する感じ，一方向へ動く感じ，浮遊感，ふらつく，真っ直ぐに歩けない

項目	内容
	・発症の仕方：いつからか，持続的か／間欠的か／繰り返すか，持続時間 ・誘発因子：頭部・頸部の回転や屈曲，起立，疲労，睡眠不足など ・随伴症状：頭痛，耳鳴，難聴，失神，知覚・運動障害，風邪症状，嘔気・嘔吐など ●めまいの原因を推察するために以下のことを問診する． ・既往歴：頭部外傷，中耳・内耳疾患，高血圧症，心疾患，糖尿病など ・内服薬：抗生物質，抗腫瘍薬，降圧薬
2）意識レベル	●意識障害の有無を観察する．
3）バイタルサイン	●血圧を測定する．
4）視診	●眼振の有無を観察する．

(3) 検査

●以下の検査データを確認する．
　・頭部CT・MRI：腫瘍，脳梗塞，脳出血，くも膜下出血などの所見

(4) 鑑別

小脳を含む脳神経系のアセスメントをあわせて行う．

② 心理・社会面のアセスメント

　感覚器系は，外界からの情報を取り入れる重要な器官であるため，症状の起こり方が急性であれば，患者の不安や恐怖感は相当なものである．障害の発生により自尊心の低下や，自己概念の脅威にもつながる．患者の心理状態とストレスへの対処方法について把握することが必要である．

　また，感覚の認知には心理状態が大きく影響する．感覚の異常が心因性であることも多いので，器質的に問題が認められないときは，心理テストを用いてアセスメントすることも考える．

　視覚障害では，日常生活活動の遂行が困難となる．また，視覚障害，聴覚障害では，外出，仕事，趣味などの社会活動の遂行も困難となる．外部からの情報が入手できないことにより，危険を察知することが困難となる．このため，周囲の環境，活動および参加状況と，活動・参加を促進するための資源について把握する．

●心理状態
　不安・恐怖を示す言動や表情，身体の変化
　抑うつ
　他者との交流
　ストレス認知と対処行動
●障害・症状の受け入れ
　価値観，信念
　疾病・障害・症状に関する知識や理解
　自己管理の必要性と方法の理解，遂行状況
　自己概念（ボディイメージ），自尊感情

- 日常生活
  障害による日常生活活動への影響（自立度）
  家庭環境の安全性
  必要な補助具
- 社会生活
  役割遂行への影響
  職場・学校などの環境
  必要な補助具，活用可能な社会資源

③ 家族・文化に関するアセスメント

　視覚・聴覚の障害では，他者とのコミュニケーションがとりにくくなり，家族や地域社会と疎遠になることもある．また，家族が介護にあたる場合は，感覚障害によって起こり得る危険を回避するように援助することが求められる．家族および周囲の人々の障害や対処方法に関する理解を把握する．

　外部からの刺激の感じ方は，日ごろの生活環境・文化に影響を受けやすい．日ごろの環境・生育環境によって閾値や快・不快が異なってくる．また，視覚障害や聴覚障害を持つ人の当事者グループなどでは，メンバー特有の価値観や信念，考え方があるともいわれる．それらは治療や療養生活にも関係してくるので，生活背景に関しても十分にアセスメントする．

- 家族
  疾患・障害・症状に対する理解
  必要とされる援助の理解，自分たちの能力の判断
  家族の健康状態，心理状態
  サポート体制
- 生活環境
  家庭・職場・学校の環境：照度，温度，湿度，環境音、におい、食生活など
  生活習慣
  職場・学校・近隣の人々の理解
- 生育環境・所属する集団
  重要他者や集団の価値観、信念
  慣習　など

④ 看護問題

　感覚器系の障害により引き起こされる看護問題の主なものには，表X-8のような問題がある．

表Ⅹ-8　看護問題

- 視覚障害により日常生活の遂行が困難である
- 視覚障害により外傷の危険性がある
- 視覚障害により社会生活上の制約がある
- 視覚障害により他者とのコミュニケーションがとりにくい
- 聴覚障害により危険（事故）回避が困難である
- 聴覚障害により他者とのコミュニケーションがとりにくい
- 聴覚障害により社会生活上の制約がある
- 平衡覚の障害により転倒・外傷の危険性がある
- 平衡覚の障害により日常生活の遂行が困難である
- 平衡覚の障害により社会生活上の制約がある
- 味覚障害により危険（腐敗物・毒物などの摂取）回避が困難である
- 味覚障害により食欲低下の可能性がある
- 触覚の障害により皮膚損傷（褥創・熱傷・外傷など）の危険性がある
- 嗅覚の障害により危険（ガス中毒・腐敗物）回避が困難である
- 嗅覚の障害により食欲低下の可能性がある
- 役割変更
- 不安
- ボディイメージの混乱
- 自己概念の脅威／自尊感情の低下

引用文献

1）田崎義昭，斎藤佳雄（2001）ベッドサイドの神経の診かた，p.63，南山堂

参考文献

1．瀧　健治ほか編（2003）症候からの鑑別診断の進めかた，羊土社
2．高久史麿ほか監訳（2001）問診と身体所見でここまでわかる！，メディカル・サイエンス・インターナショナル

学習課題

1．感覚器系に異常を訴える人のフィジカルアセスメントの主な内容をあげてみよう．
2．感覚器系に障害のある人の心理・社会面，家族・文化に関するアセスメントの主な項目をあげてみよう．
3．感覚器系に障害がある人のアセスメントにおける留意点をあげてみよう．

XI

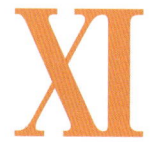

認知機能障害・言語障害（患者）のアセスメント

学習目標

1. 認知機能障害・言語障害の見られる患者のヘルスアセスメントの内容と方法を理解する．
2. 言語障害の見られる患者のフィジカルアセスメントの内容と方法を理解する．

認知機能障害・言語障害のフィジカルアセスメント

　認知機能とは，刺激を知覚し判断し反応するという情報処理の過程であり，日本では「高次脳機能」という用語の使用が定着してきている．空間の認知，対象の認知，注意，記憶，目的を持った計画的な行動，言語の理解・表現・伝達などの機能が含まれる．高次脳機能を司る主な器官は大脳と視床であり，脳血管障害・頭部外傷・脳の変性疾患・脳の炎症性疾患・脳腫瘍・脱髄疾患などによって障害される．主な脳の損傷部位と高次脳機能障害は表XI-1のとおりである．

表XI-1　大脳半球の各脳葉の障害により起こる主な高次脳機能障害

障害側	右　側	左　側	右・左どちらか片側	両　側
前頭葉		口唇の失行，失書，運動性失語，左手の失行	気分の高揚，Talkativenessの増加，冗談，如才なさの欠如，順応障害，自発性の欠如	無為，無動性無言，注意の維持能力・複雑な課題の解決能力の欠如，思考の硬直，緩和な感情，変わりやすい気分
側頭葉	空間的位置関係の判断能力の低下　視覚的に提示された非言語的検査障害　音やある種の音楽の失認	感覚性失語，失音楽，呼名障害，健忘性失語	聴覚的錯覚と幻覚	Korsakoff健忘，無感情，温和，性的活動の増加，見かけの怒り（Klüver-Bucy症候群）
頭頂葉	地誌的記憶喪失，病態失認，着衣失行，半側無視，病態失認，身体失認	失読，Gerstmann症候群，触覚失認，両側の観念運動性失行	感覚の消去	
後頭葉	視覚性の錯覚（変形視）と幻覚，地誌的記憶と視覚的な見当識の喪失	失読，色彩呼称障害，失認	同名性の半側色盲，幻覚	皮質盲，色彩失認，相貌失認，視覚性同時認知障害，Balint症候群

（星野晴彦ほか（2001）高次神経機能障害をきたす疾患，モダンフィジシャン，21(3)，p.241，新興医学出版社より転載）

　言語には，話す・書くといった表出，聞く・読むといった受容の要素がある．表出機能は，表出にかかわる器官の形態，支配神経，運動中枢，言語中枢の損傷などによって障害される．受容機能は，感覚受容器の形態，支配神経，感覚中枢，言語中枢の損傷などによって障害される．
　ここでは，高次脳機能障害および言語障害の有無・程度と，障害を助長する要因の有無を評価する．

1 高次脳機能障害および言語障害

[1] 高次脳機能障害

　高次脳機能障害には種々あるが，代表的なものは以下のとおりである．
①**注意障害**：ある刺激に焦点をあてる機能，注意の強度を一定期間持続する機能，より重要な情報に反応する，2つ以上の刺激に同時に反応するなど目的志向的な行動を制御する機能の障害[1]．
②**記憶障害**：あらゆる体験を脳が処理できる形に符号化し，貯蔵し，取り出す機能の障害[2]．
③**失行**：運動障害（麻痺）や了解障害（失語），認知障害（失認），意図の理解障害（認知症），意欲の障害がないのに，指示された運動や物品使用を誤って行うこと[3]．

④**失認**：物や人の顔を見て何なのか，誰なのかなど識別すること，音や話し言葉を聞いて何の音か誰の声かなど識別する機能の障害．
⑤**視空間認知障害**：個々の対象の空間的な位置，複数の対象の空間的な位置関係を視覚的に識別する能力の障害[4]．
⑥**遂行機能障害**：運動機能障害・感覚機能障害・記憶障害・失行・失認などがないにもかかわらず，目的のある一連の行動を達成できないこと[5]．

構音失行や失語は高次脳機能障害に含まれるが，本書ではそれらを言語障害で取り扱う．

〔2〕**言語障害**

言語障害の代表的なものには，失語・失読失書・発語失行・難聴・聴覚失認などがある．構音障害は厳密には言語そのものの障害ではないが臨床的に言語障害に含められている．詳細は後述する．

❷ 機能障害とそれを引き起こす要因の評価

〔1〕**問診**

表Ⅺ-2について問診する．
高次脳機能障害は患者本人には自覚されにくいため，家族など患者の身近な人からも聴取する．

〔2〕**フィジカルイグザミネーション**

表Ⅺ-3についてフィジカルイグザミネーションする．
高次脳機能の評価では，刺激に対する患者の反応，課題の遂行や行動を観察することがほとんどを占める．運動機能や感覚機能の障害と鑑別するために，フィジカルイグザミネーションを行う．失語があると，言語を用いた刺激や課題の遂行は困難となる．指標を用いて評価する場合は，型通りではなく表情やしぐさも含めて判断する．また，言語機能の評価では，発声にかかわる器官の形態および機能以外に，視力・聴力・上肢の筋力・言語以外の高次脳機能をあわせて評価する．
高次脳機能を評価するために標準化されたテストの結果を把握してアセスメントに役立てる．

表XI-2 問診

カテゴリー	具体的な内容	根拠
1）障害の有無と程度	(1) 意識障害 ①症状：昏睡，半昏睡，昏迷，傾眠 ②随伴症状：痙攣，頭痛，嘔吐，発熱，麻痺，感覚障害，言語障害など ③症状発症の様式：突然／徐々に ④経過：悪化／停滞／改善／反復	●てんかん，脳血管障害，脳腫瘍などでは，痙攣をともなう ●髄膜炎，脳炎，脳膿瘍などでは発熱が先行する ●くも膜下出血，脳出血，高血圧性脳症，髄膜脳炎などでは前駆症状として激しい頭痛がある ●脳血管障害，心筋梗塞などは突然発症する ●てんかん，脳梗塞，脳腫瘍，肝疾患，不整脈，糖尿病などでは過去にも経験をもつことがある
	(2) 注意障害，記憶障害，失認，失行，視空間認知障害，遂行機能障害 ①症状：動作緩慢，反応が鈍い，注意散漫，思い出せない，物・顔・場所・色などが見分けられない，意味のある行動がとれない，物が歪んで見える，物があるのに気づかない，目的に合った行動がとれないなど ②随伴症状：麻痺，感覚障害，言語障害など ③症状発症の様式：突然／徐々に ④経過：悪化／停滞／改善	●前頭葉の左側の損傷では失行・運動性失語，両側性の損傷では注意・感情・思考の障害が見られる ●側頭葉の右側の損傷では位置関係の判断力の低下・音の失認，左側の損傷では感覚性失語，両側性の損傷では健忘などが見られる ●頭頂葉の右側の損傷では失行・身体失認，左側の損傷では失読などが見られる ●後頭葉の右側の損傷では物が歪んで見える，左側の損傷では失読，両側性の損傷では色や顔の失認などが見られる
	(3) 言語障害 ①症状：呂律が回らない，言葉が正しくでない，話し言葉が理解できない，書いてあることを読めない・理解できない，字が書けないなど ②随伴症状：麻痺，嚥下障害など ③症状発症の様式：突然／徐々に ④経過：悪化／停滞／改善／反復 ⑤利き手	●構音器官の損傷・構音運動の障害があると意図した音が正しく生成されない（構音障害） ●言語中枢が損傷されると，話し言語の理解・発話・喚語・復唱・音読・書き取りなどが困難となる（失語症） ●脳血管障害・頭部外傷・脳の炎症性疾患では急性に発症する ●脳腫瘍・アルツハイマー病などでは徐々に発症する ●一過性脳虚血発作・てんかん発作などでは反復する ●利き手と反対側の脳に言語中枢があるといわれる
2）障害の要因	(1) 意識障害 ①既往歴：外傷，高血圧，心疾患，腎疾患，糖尿病，肝疾患，慢性呼吸不全，がん，内分泌疾患 ②内服薬 ③ガスの吸入	●硬膜下出血，硬膜外出血では外傷後しばらくしてから意識障害が生じることがある ●高血圧は，脳血管障害，心筋梗塞などの原因となる ●心疾患は，心筋梗塞，不整脈，脳血栓症の原因となる ●腎疾患は，尿毒症性昏睡の原因となる ●糖尿病は，糖尿病性昏睡の原因となる ●肝疾患は，肝性昏睡の原因となる ●血糖降下薬の使用は低血糖性昏睡の原因となる ●睡眠薬などの大量の服用は薬物中毒の原因となる ●慢性呼吸不全で酸素吸入をしている場合，CO_2ナルコーシスの原因となる
	(2) 高次脳機能障害・言語機能障害 ①既往歴：頭部外傷，脳血管障害，脳の変性疾患，脳の炎症性疾患，脳腫瘍など ②長期輸液療法によるVB_1欠乏	●大脳半球の損傷により高次脳機能障害を生じる ●ビタミンB_1が欠乏すると，慢性期には作話・健忘などの症状が見られる

表XI-3 フィジカルイグザミネーション

項目	内容・方法	根拠・判断
1）意識	(1) JCS・GCSで評価する ・失語が疑われる場合，JCSでは「A」（apathy, aphasiaの略）を付記する ・気管内挿管・気管切開などにより発話が困難な場合は，動作による意思表示で判断し，GCSの言語反応では「T」（tracheostomyの略）を付記する ・睡眠か意識障害か鑑別する場合は，刺激により覚醒させ，15秒ほど刺激を与えずに開眼しているかどうかを診る ・痛み刺激は少なくとも2ヶ所で行い，刺激が与えられている部位に手足を持っていく（四肢の動作）／うめき声を発するかどうかを診る	● 失語が疑われる場合，意識内容の正しい評価は困難となる ● 覚醒後，刺激を止めても開眼や瞬きをしていれば睡眠中，再び眠り込む場合は意識障害 ● 四肢の動きが反射か刺激に対する反応かを鑑別するには，下顎のつけ根を圧迫する．この部位の圧迫では，脊髄反射は起こらない
2）注意	(1) Attentional Rating Scale（表XI-4参照）などの項目を参考に，行動を観察する	● 注意が障害されるとすべての認知機能が障害される
3）記憶	(1) 以下の質問を行い，家族や関係者の証言と照合する ・発症前のできごと ・発症してからのできごと ・数日前のできごと ・数時間前のできごと ・数分前のできごと ・よく会っている家族や友人の名前 (2) 行動を観察する ・物のおき場所を忘れる ・日課を忘れる ・トイレ・自室など場所がわからなくなる ・オリエンテーションを思い出せない ・重要でないこと・関係ないことを何度もくり返して話す	● 個人的な体験に関する情報を思い出せない場合，エピソード記憶の障害が考えられる 　・発症時以降の新しい情報を思い出せない（前向性健忘） 　・発症時以前の情報を思い出せない（逆向性健忘） ● 数・単語など簡単な内容を与えた（聞かせる・見せる）直後に，再生（言う・書く）できない場合，短期記憶の障害が考えられる ● 事実・概念・語彙など知識として確立した記憶（物の名前・用途・語の意味）を言えない・説明できない・理解できない場合，意味記憶の障害が考えられる
4）失行	(1) 動作の口頭指示／模倣するよう指示し，正しく行うことができるかを診る ・舌うちをする，口笛を吹く ・ボタンをかける，スプーン・フォークを使用する ・敬礼をする，さよなら・おいでおいでをする ・はさみを使う，ブラシで髪をとかす，歯磨きをする ・洋服・寝間着を着る　など	● 舌打ち・口笛を吹く・咳をするなど口腔や顔面を用いて行う信号動作を行うことができない場合，顔面失行が考えられる ● 麻痺や感覚障害がないのに，手指が上手に使えない（ボタンかけ・スプーンの使用）場合，肢節運動失行が考えられる ● 社会的慣習性の高い信号運動（おいでおいで・バイバイ・じゃんけんのチョキなど）を行うことができない場合，観念運動失行が考えられる ● 使用する道具はわかっているが，正しく操作できない（順番や対象に誤りが生じる）場合，観念失行が考えられる ● 衣類を自分の身体との関連で正しく着用することができない場合，着衣失行が考えられる ● 手本を視覚的に見て模倣（図形の模写・図形並べ・積木）ができない場合，構成失行が考えられる

表XI-3　フィジカルイグザミネーション（つづき）

項　目	内　容・方　法	根　拠・判　断
5）失認	（1）視覚性失認 　①物を見せ，名前を答えてもらう 　　答えられない場合，それに触れて名前を答えてもらう 　　物の使い方をジェスチャーで示せるか診る 　　同じ図形を選べるか，図を模写できるかを診る 　②いくつかの物を並べ，仲間探しをしてもらう （2）聴覚性失認 　①環境音（鳥のさえずり・自動車の走る音など）を聞いてもらい，何の音か答えてもらう 　②背景雑音がある中で単語を聞いてもらい，聞き取れるか診る 　③病前によく知っている音楽を聞いてもらい，曲名を答えてもらう （3）触覚性失認 　①眼を閉じた状態で，患者の掌に図形（○・△・□など）を書き，判別してもらう 　②眼を閉じた状態で，患者の掌に日常品をのせ，名前を答えてもらう	●物を見ただけではそれが何かいえないが，触るということができ，使い方を示すことができる場合，視覚性失認が考えられる 　・使い方を示すことはできないが，同じ図形を選んで迅速に模写することができる（連合型視覚性失認） 　・使い方を示すことができず，同じ図形を選んでも断片的にしか模写することができない（統合型視覚性失認） 　・使い方を示すことができず，同じ図形を選べない，また選べても模写することができない（統覚型視覚性失認） ●聴覚障害がないのに，環境音・雑音が聞こえる中での言語・音楽が識別できない場合，聴覚性失認が考えられる ●触覚には問題がないのに，掌に書いた図形・掌に置いた物体の識別ができない場合，触覚性失認が考えられる
6）視空間認知	（1）箱・時計などを模写してもらい，立体感・遠近感の欠如，歪み，半側の無視などがないかを診る （2）左右交互から，話し掛ける・握手を求めるなどを行い，一側からの刺激に反応しないことがないかを診る （3）半側を無視した行動がないかを観察する 　・食事のトレー上，半側の器の食事を残す 　・移動時，半側の物にぶつかりやすい 　・車椅子の半側のブレーキ・フットレストの上げ下ろしを忘れる 　・曲がるべき通路を通過してしまう　など	●垂直線や水平線が傾斜して知覚される・物体の遠近がわからず奥行きが判断できない・三次元の物体が平面のように見える・物体の動きが知覚できない場合，視空間知覚障害が考えられる ●物体が歪んで見える・実際の大きさとは異なって見える場合，変形視が考えられる ●バリント症候群では， 　・視線がある対象に固着し，他の対象を自発的に注視しない（精神性注視麻痺） 　・ある対象を注視すると視野内の他の対象に気づかない（視覚性注意障害） 　・目の前にだされた対象を注視してとらえることができない（視覚性運動失調） ●損傷を受けた大脳半球の反対側の空間にあるものを見落とす場合，半側空間無視が考えられる ●熟知した場所で道に迷う（街並失認・道順障害）場合，地誌的障害が考えられる
7）遂行機能	（1）今後の予定を聞き，計画の確かさ・実現性を診る （2）行動の手順について質問し正しいかどうかを診る 　・料理の手順 　・仕事の手順　など （3）DEX（Dysexecutive questionaire）（表XI-5参照）などの項目を参考に，行動を観察する	●目標を明確にできない・実現性のある計画が立てられない・行動の手順が不適切・行動の調節ができない（物を壊れるほど強く引っ張るなど）場合，遂行機能障害が考えられる
8）言語	（1）会話を通して話す・聴く状態を診る 　・発声 　・発語 　・話し言葉の理解 　・話題の把握・意味の理解・状況の察知 （2）新聞・雑誌などを読めるかを診る （3）氏名・住所など書字できるかを診る	●構音障害では，声量低下・発声持続時間の短縮・声質の変化など声の変化，構音の誤り，構音の速さ・正確さ・リズムの異常が見られる ●発語失行では，声の変化は見られないが，構音の誤り，3音節のくり返しが困難となる ●程度の差はあるが，話す・読む・聴く・書く，すべての要素で障害がある場合，失語が考えられる（表XI-6参照） ●失語では，構音の異常はない ●右脳損傷（劣位側）の場合，文脈システムの障害が見られる ●会話の障害が軽度であるのに，読み書きが重度に障害されている場合，失読失書が考えられる 　・書けるが読めない（純粋失読） 　・読めるが書けない（純粋失書）

表Ⅺ-4 Ponsford and Kinsellaらによる Attentional Rating Scale

1) 眠そうで，活力（エネルギー）に欠けて見える
2) すぐに疲れる
3) 動作がのろい
4) 言葉での反応が遅い
5) 頭脳的ないしは心理的な作業（たとえば，計算など）が遅い
6) 言われないと何事も続けられない
7) 長時間（約15秒以上）宙をじっと見つめている
8) ひとつのことに注意を集中するのが困難である
9) すぐに注意散漫になる
10) 一度に2つ以上のことに注意を向けることができない
11) 注意をうまく向けられないために，間違いをおかす
12) なにかする際に細かいことが抜けてしまう（誤る）
13) 落ち着きがない
14) 一つのことに長く（5分間以上）集中して取り組めない

まったく認められない＝0点
時として認められる＝1点
時々認められる＝2点
ほとんどいつも認められる＝3点
絶えず認められる＝4点

(Ponsford, J., Kinsella, G.：The use of a rating scale of attentional behaviour, Neuropsychol Rehabilitation 1, p.241-257, 1991，先崎 章，枝久保達夫ほか（1997）臨床的注意評価スケールの信頼性と妥当性の検討，総合リハビリテーション，25, p.567-573，医学書院より転載)

表Ⅺ-5 遂行機能障害患者の認知・行動的変化（DEX質問表からの抜粋）

行動に関する変化
・最初に思いついたことを何も考えずに行動する．
・自分の問題点がどの程度なのかよくわからず，将来についても現実的でない．
・人前で，他人が困るようなことを言ったりやったりする．
・ごくささいなことで腹を立てる
・状況でどう振る舞うべきかを気にかけない．
・落ちつきがなく，少しの間でもじっとしていられない．
・たとえすべきでないとわかっていてもついやってしまう
・自分の行動を他人がどう思っているか気づかなかったり関心がなかったりする．

認知に関する変化
・実際になかったことが，本当にあったかのように思い，人にその話をする．
・過去の出来事がごちゃまぜになり，実際にはどういう順番で起きたかわからなくなる．
・何かをやりはじめたり，話し始めると，何度も繰り返してしまう．
・何かに集中することができず，すぐに気が散ってしまう．
・物事を決断できなかったり，何をしたいのかを決められなかったりする．

情動に関する変化
・物事に夢中になりすぎて，度を超してしまう．
・物事に対して無気力だったり熱意がなかったりする．
・感情をうまくあらわせない．

(江藤文夫，武田克彦ほか編，田渕 肇，鹿島晴雄（2004）Clinical Rehabilitation別冊　高次脳機能障害のリハビリテーションVer. 2, p.48，医歯薬出版より転載)

3 機能障害時のアセスメント

本書では，「意識障害」「言語的コミュニケーションの障害」を取り上げ，具体的なアセスメントを解説する．

[1] 意識障害のある患者のアセスメント
(1) 意識障害を引き起こす病態
①意識障害

意識は，上行性網様体賦活系と視床下部賦活系によって調節されている．意識には覚醒と意識内容の2つの側面があり，それらが障害されている状態が意識障害である．単純な意識障害（意識混濁）と複雑な意識障害（意識狭窄，意識変容）に分けられる．

意識混濁は，意識の明るさ（覚醒）の障害であり，以下のように分けられる．

昏睡：自発運動がなく，刺激にまったく反応しない
嗜眠：睡眠を持続している状態で，強い刺激を与えないと覚醒・反応しない
傾眠：種々の刺激で覚醒し，質問に答えたり動作をする
昏蒙：注意散漫で簡単な命令には応じるが，自発的な言動はなくボンヤリとしている
明識困難状態：注意力・集中力が低下し，意欲や発動性も低下する

意識狭窄は，意識野の広がりが狭まった状態である．
意識変容は，精神活動が不完全となった状態で，次のようなものがある．

朦朧状態：注意関心が目の前のことに限られ，無目的・衝動的な行動をとる
アメンチア：思考のまとまりを欠き，注意・集中力が低下した状態
せん妄：軽度から中等度の意識混濁に激しい興奮・幻覚をともなった状態

②意識障害の原因

意識障害は，脳自体の異常のほか，中毒，全身疾患にともなう種々の原因によって生じる「パート3 事例編 外来でのアセスメント」の項参照）．

(2) フィジカルアセスメント

項目	内容
1）問診	●家族に対して実施する． 　・症状：自発運動があるか，刺激すると応じるか 　・随伴症状：痙攣，頭痛，嘔吐，発熱，麻痺，感覚障害，言語障害など 　・発症の仕方：突然か／徐々にか 　・進行の仕方：悪化している／変わらない／軽快している 　・既往：以前にも同じようなことがあったか 　・既往歴：外傷，高血圧，心疾患，腎疾患，糖尿病，肝疾患，慢性閉塞性肺疾患，がん，内分泌疾患，精神科疾患など 　・内服薬：血糖降下薬，利尿薬，睡眠薬 　・酸素吸入などの治療 　・事故・自殺企図
2）バイタルサイン	●呼吸状態を観察する 　・異常呼吸の有無 　　チェーン・ストークス呼吸→両側性大脳皮質〜間脳の障害 　　過呼吸→橋上部〜中脳下部の障害 　　失調性呼吸→延髄の障害 　　クスマウル呼吸→糖尿病性ケトアシドーシス 　　ビオー呼吸→髄膜炎末期 　・呼吸数・深さ・リズム 　　呼吸抑制→薬物中毒（モルヒネ・バルビツール） 　　頻呼吸→肝疾患，尿毒症，薬物中毒（有機溶剤・サルチル酸） 　・呼気のにおい：アルコール臭→アルコール中毒 　　　　　　　　　アセトン臭→糖尿病性昏睡 　　　　　　　　　アミン臭→肝性昏睡，尿毒症 ●脈拍を測定する． 　・頻脈→不整脈，甲状腺クリーゼ，薬物中毒（向精神薬・抗コリン薬） 　・徐脈→不整脈，電解質異常（高K），粘液水腫 ●血圧を測定する． 　・血圧低下→ショック，肺塞栓症，糖尿病性昏睡，バルビツール中毒，アルコール中毒 　・血圧上昇→脳血管障害，高血圧性脳症 　・血圧の左右差→大動脈解離 ●体温を測定する．

項目	内容
	・高体温・発熱→感染症，甲状腺クリーゼ，副腎クリーゼ，熱中症，脳幹部損傷 ・低体温→アルコール中毒，バルビツール中毒，脱水
3）意識レベル	●以下の指標を用いて意識障害の程度を観察する．失語症により応答できない場合もあるので，それを考慮する． ・JCS（Japan Coma Scale） ・GCS（Glasgow Coma Scale） ・軽度の意識障害のスケール
4）視診・神経学的所見	●以下の観察を行う． ・瞳孔の異常の有無：縮瞳→薬物中毒（モルヒネ・有機リン），橋〜間脳の障害 　　　　　　　　　　散瞳→薬物中毒（スコポラミン・アトロピン），低血糖，低酸素脳症 　　　　　　　　　　瞳孔不同→脳損傷 ・眼球運動の異常の有無：偏視→脳損傷，低血糖，てんかん 　　　　　　　　　　　　眼振→脳血管障害，ウェルニッケ脳症，脳腫瘍 ・項部硬直の有無→くも膜下出血，髄膜炎，脳炎 ・異常姿勢の有無：除皮質硬直→内包・基底核・視床など大脳半球の広範囲な障害 　　　　　　　　　除脳硬直→中脳〜橋の両側性の障害 ・舌・口腔内の乾燥→脱水 ・麻痺・病的反射→脳損傷 ・羽ばたき振戦→肝疾患

（3）検査

●以下の検査データを確認する．

① **動脈血ガス分析値**
  - PO_2（SpO_2）低下→心疾患，肺塞栓症，呼吸器感染症，緊張性気胸など
  - PCO_2上昇・呼吸性アシドーシス→CO_2ナルコーシス
  - PCO_2上昇・代謝性アルカローシス→低K血症
  - PCO_2低下・代謝性アシドーシス→尿毒症，糖尿病性ケトアシドーシス
  - PCO_2低下・呼吸性アルカローシス→肝性脳症，過換気
  - COHb上昇→CO中毒

② **心電図**：急性心筋梗塞，不整脈
③ **頭部CT**：脳血管障害，外傷，脳腫瘍
④ **髄液検査**：髄膜炎，脳炎，くも膜下出血
⑤ **胸部レントゲン**：心疾患，呼吸器疾患，緊張性気胸，血胸
⑥ **腹部エコー・CT**：肝疾患，腹腔内出血

⑦**尿検査**：薬物反応
⑧**血液検査**
- Hb・RBC低下→出血
- WBC・CRP上昇→感染症
- CPK・CK-MB上昇→急性心筋梗塞
- 血糖値の上昇・低下→高血糖，低血糖
- 肝機能・アンモニア値上昇→肝疾患
- BUN・Cr値上昇→腎疾患，出血，脱水
- 電解質異常

(4) 鑑別

意識障害はさまざまな原因によって生じ，対応も異なってくる．手がかりとなる情報から，予測される原因に関する問診やフィジカルイグザミネーションを行い，緊急度や重症度を判断する．

［2］言語的コミュニケーション障害のある患者のアセスメント
(1) 言語障害を引き起こす病態
①言語障害

話す・読む・聴く・書く機能が障害された状態である．話す機能の障害には，失語・構音障害などがある．読む機能の障害には，失語・失読などがある．聴く機能の障害には失語・難聴・聴覚失認などがある．書く機能の障害には，失語・失書などがある．

- **失語**：一旦獲得された言語機能が，大脳の言語中枢の損傷により低下あるいは消失した状態[6]で，程度の差こそあれ，話す・読む・聴く・書くすべての機能が障害されている．損傷部位によりさまざまな症状を示す（表XI-6）．

表XI-6 主な失語症と症状

	全失語	ブローカ失語	ウェルニッケ失語	健忘失語
損傷部位	シルビウス裂周囲の広範囲な損傷	ブローカ野・中心前回・中心後回・ブローカ野深部白質	ウェルニッケ野・縁上回・角回・側頭	局在する部位なし
発話	言葉を発しない 無意味な発声	非流暢 1〜数語・短文は可能 喚語困難[*1] 錯語[*2]あり	流暢 喚語困難 錯語著明 ジャルゴン[*3]あり	流暢 喚語困難 迂言[*4]・代名詞が多い
聴覚的理解	単語レベルで困難	簡単な文は可能 文法的理解は困難	単語レベルで困難	可能
復唱	ほとんど不可能	困難	困難	可能
呼称	ほとんど不可能	困難 ヒントで可なことあり	困難 ヒントは無効	困難 錯語・迂言が多い
読み	ほとんど不可能	困難	困難	可能
書字	ほとんど不可能	困難	意味不明の字の羅列	可能

*1 単語が思い出せない状態
*2 単語中の音が変化する（字性錯語）・別の単語に置き換わる（語性錯語）
*3 理解できない音を羅列する
*4 回りくどい言い方で表現する

- **失読失書**：病前可能だった読み書きが，大脳の一定部位の損傷により障害される．意識障害・知能障害・運動障害をともなわず，発語機能は保たれた状態である．
- **構音障害**：構音器官の支配神経，構音筋間の協調運動の障害などにより発声および発語が障害された状態である．
- **言語運用能力障害**：右脳損傷により（左脳に言語中枢がある場合），話し手が送る情報を分析し，統合し，話し手の意図を推論する能力に問題が生じる[7]．

②言語障害の原因

前述のように，脳，神経・筋疾患のほか，認知症や精神疾患でも言語障害を生じる．

(2) フィジカルアセスメント

項目	内容
1）問診	●表XI-2の「言語障害」の項について問診する．問診のやりとりで聴く・話す機能が障害されていると推察された場合，利き手や病前の状態については家族から話を聞く．
2）意識レベル	●JCS，GCSによって評価するが，いずれも評価項目に言葉による応答が含まれているため，表情や行動を基に判断する．
3）機能の評価	●構音器官を視診する． ・口の形態と開閉 ・頬・下顎の形態と動き ・口唇・舌の形態と動き ・口蓋垂・軟口蓋の形態と動き ●関連器官の評価を行う． ・難聴の有無 ・視力・視野障害の有無 ・運動麻痺・感覚麻痺の有無 ●会話を通して音の発声状態を診る． ・声量の低下 ・発声持続時間の短縮 ・声質の変化 ・構音の速さ・正確さ・リズムの異常 ・プロソディー（音律）の異常 ●発語を指示して，発声状態を診る． ・「アー」と母音を長く伸ばしてもらう ・「タタタ……」など同じ音を速くくり返していってもらう ・「パタカ……」など3音をくり返していってもらう ●次のような指示を与え，従えるかどうかにより話し言葉の理解状況を診る． ・眼を閉じてください ・鼻を触ってください

項目	内容
	・時計を指差してください ・手帳を閉じてから鉛筆を持ってください　など ● 「はい・いいえ」で答えられる質問をし，正しく解答できるかにより話し言葉の理解状況を診る． 　・あなたは○○さんですか 　・あなたは男性／女性ですか　など ● プロフィールなどの質問を行い，発語状態を診る． 　・言葉がでてくるか 　・流暢さ 　・正しい言葉か 　・文法は正しいか ● 身近にあるもの（時計・はさみ・茶碗・鉛筆など）を指差して呼称できるかを診る． 　・スラスラと言えるか 　・正しく言えるか ● 検者が単語や短い文を読み，復唱できるかを診る． 　・どこまで復唱可能か 　・正しいか ● 読字できるかを診る． 　・漢字／ひらがな，短文／長文，新聞・雑誌など 　・カードに書いてある指示に従えるか ● 書字ができるかを診る． 　・自分の氏名・住所 　・書き取り ● 言語の運用状態を診る． 　・話題の中心となっていることを理解し，表出できるか 　・話に含められた意味を理解し，表出できるか 　・重要性・緊急性など状況を理解し，表出できるか 　・声の高低・強弱などを理解し，表出できるか

(3) 検査

以下の検査データを把握する．
・頭部ＣＴ，ＭＲＩ，ＳＰＥＣＴ：脳の病巣の部位

(4) 鑑別

意識障害や認知症との鑑別をする．

② 心理・社会面のアセスメント

　高次脳機能障害は，機能障害そのものより，日常生活や社会生活を円滑に遂行できない，危険が回避できないなどが問題となる．症状が強い場合や，逆に軽症で目立たない場合は，患者自身が障害を自覚していないために，心理的苦痛は少ないかもしれない．反面，それは外傷・離棟・離院など危険な行為につながる．入院中でも，同じことを何度もくり返す，場の空気が読めず不適切な言動をする，感情の起伏が激しいなどの症状によって，他者から敬遠されるような状況が生じる．また，医療者を含め周囲の人が何度も同じような注意や指示を与えることは，患者にストレスを感じさせることになる．家庭にもどり，社会生活を行う段階になると問題はより克明になる．入院生活に比べると周囲の刺激が急増し，課題も複雑になるため，情報処理や判断が困難となるからである．病状によっては，病前の仕事や役割を変更しなければならず，新しい仕事に就こうとしてもうまくいかないことが多い．思うようにならない，周囲の人から理解を得られない，病前の役割を果たせないなどは，患者の精神状態を不安定にさせ症状を悪化させたり，自尊心を低下させる．問題解決的な対処も難しいので，問題が遷延化しやすい．

　言語障害は，他者と意思疎通が図れないことで，患者に孤立感やストレスを感じさせ，自尊心の低下をまねく．それらがさらに社会的交流を減少させることにつながる．言語障害でも，病前の仕事や役割を変更しなければならないことがある．

　これらの点をふまえ，以下のことに関してアセスメントする．
①障害の認識，自己像
②ストレスと感じているか・対処方略・ストレス反応
③他者との関係性
・孤立感・孤独感・疎外感
・社会的な関係・交流，パイプ役となる人の存在
・周囲の認識・理解・対応
④職業・役割変更の必要性
⑤家屋，居住地，学校，職場の環境：安全性
⑥活用しうる社会資源：入所施設，通所施設，在宅サービス，スポーツ施設，当事者会，手当・年金などの経済的資源

③ 家族・文化に関するアセスメント

　高次脳機能障害は，患者の病前の状況を知らない者にとっては個性との区別がつきにくい．家族は患者の様子を見て，早い時期から「前と違う」という思いを抱くらしいが，家に帰るころには元にもどるだろうと考えることが多く問題視されない．高次脳機能障害とはどのような状態なのか，あるいは患者の状態が疾患や外傷によるものであることについて十分な説明を受けずに退院し，退院後に問題に直面して負担感を感じる．外傷性脳損傷による者は年齢が若く，運動障害を有する場合ほど社会資源を活用できないことや，高次脳機能障害に関する社会の理解が十分でないので，家族のストレスはかなり大きい．病前の患者と家族の関係や家族と地域社会の人々との関係によっては，家族が患者を抱え込んで社会とのつながりを遮断してしまうこともある．

言語障害では，意思疎通が図れないこと，障害の受容過程で見られる防御的コーピングによって，患者の怒りをぶつける対象が家族であることも多い．また，しばらくすると家族は患者の意図をくみ取ることができるようになる分，逆に非言語的コミュニケーションに依存して，言語の活用が減少してしまうこともある．これによって家族以外の人との交流が妨げられる．
　以上のことから，次のことに関してアセスメントする．
　①家族の心理・社会的状況
　・家族の障害に対する理解・対応法
　・家族に求められる援助と自分たちの能力の評価
　・家庭内の役割変更
　・家族員に障害を有する人が生じたことの受けとめ方
　・将来に対する不安
　・家族のストレス認知・対処方略・ストレス反応
　・家族のサポートシステム・活用状況
　②家族の健康状態
　③障害者に対する地域的な特色

④ 看護問題

　認知機能障害，言語障害により引き起こされる看護問題の主なものには，表Ⅺ-7，表Ⅺ-8のような問題がある．

表Ⅺ-7　認知機能障害により生じる看護問題
- 記憶障害
- コミュニケーションの障害
- 社会との交流が図れない
- 孤立
- 半側空間無視
- 失認
- 失行
- 外傷の危険
- 日常生活・社会生活の自立困難
- 役割の変更
- 家族機能の破綻
- 家族の介護負担感
- 家族の不安

表Ⅺ-8　言語機能障害により生じる看護問題
- コミュニケーションの障害
- 社会との交流が図れない
- 孤独感
- 自尊感情の低下
- ボディイメージの混乱
- 役割の変更

引用文献

1）江藤文夫ほか編，先崎　章，加藤元一郎（2004）注意障害，Clinical Rehabilitation別冊，高次脳機能障害のリハビリテーション第2巻，21号
2）石合純夫（2003）高次脳機能障害学，p.159，医歯薬出版
3）江藤文夫ほか編，坂東充秋（2004）失行，Clinical Rehabilitation別冊，高次脳機能障害のリハビリテーション第2巻，61号

4）江藤文夫ほか編，高橋伸佳（2004）視空間認知障害，Clinical Rehabilitation別冊，高次脳機能障害のリハビリテーション第2巻，26号
5）江藤文夫ほか編，田渕　肇，鹿島晴雄（2004）遂行機能障害，Clinical Rehabilitation別冊，高次脳機能障害のリハビリテーション第2巻，46号
6）鈴木匡子・山鳥　重（1996）失語症とは，新・失語症患者の看護，ブレインナーシング1996春季増刊号，p.6
7）伊藤元信，笹沼澄子編，竹内愛子（2002）右脳損傷によるコミュニケーション障害，新編言語治療マニュアル，p.85，医歯薬出版

参考文献
1．石川ふみよ（2003）言語機能障害のある患者のアセスメント，クリニカルスタディ，24巻，5号
2．田崎義昭ほか（2001）ベッドサイドの神経の診かた，南山堂

学習課題
1．認知機能（高次脳機能）障害の主要な症状の有無を評価するための質問項目をあげてみよう．
2．認知機能（高次脳機能）障害のフィジカルイグザミネーションの項目をあげてみよう．
3．失語症のタイプを推察するのにどのようなことを評価するだろうか？　項目をあげてみよう．
4．認知機能・言語機能障害患者をとりまく環境を評価するための項目をあげてみよう．

XII

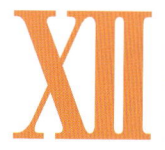

運動機能障害（患者）のアセスメント

---学習目標---
1. 運動機能障害の見られる患者のアセスメントに必要な面接・フィジカルイグザミネーションの内容と方法を理解する．
2. 運動機能障害やそのリスクを示す身体所見を理解する．

運動機能障害のフィジカルアセスメント

運動機能障害は，運動器・神経系の損傷をはじめさまざまな原因によって起こる．運動麻痺1つとっても脳血管障害と脊髄損傷で生じる麻痺は異なり，麻痺により生じる関節拘縮予防のための援助も，弛緩性の場合と痙性の場合とでは違いがある．このように，運動機能の回復や機能障害があることによって生じる廃用性障害予防のための援助を効果的に行うには，原因や状態を適正に判断することが必要である．また，運動機能障害は対象者の日常生活や社会生活の制限に直結する．発症前の機能まで回復することがのぞめない場合，徐々に機能が低下していく場合は，対象者の持つ力を最大限に発揮しながら代償手段を用いて生活することとなる．適正な手段を選択して，生活の質を維持できるように援助するためには，現在の機能と生活の自立度，環境，心理面に関する評価も適正に行われなければならない．

1 運動機能障害

〔1〕運動とは

運動とは，物体の位置や場所を変えることである．人が能動的な動きをするためには，筋肉・骨格などの運動器とそれをつかさどる神経系が正常に機能していることが必要である．筋は，筋線維の種類によって横紋筋と平滑筋に分けられ，横紋筋はさらに骨格筋と心筋に分けられる．このうち，意思によって動かすことができる筋肉は脳・脊髄神経が支配する骨格筋である．随意運動は，大脳の連合野・運動野・基底核，視床などを巡る回路でプログラミングされた指令が，下行性伝導路（錐体路・錐体外路），末梢神経を通って筋に至り，筋の神経線維を収縮させることで生じる．筋が収縮または弛緩すると，筋に付着する骨が動き，関節の角度が変化して運動が生じる．

〔2〕運動機能障害

運動機能の障害は，運動器そのものの障害，運動をつかさどる神経の障害により生じる（表XII-1）．

表XII-1　運動機能障害の主な原因

	原因となる疾患	障害部位	運動障害の症状
脳	脳血管障害 頭部外傷 脳腫瘍 脳の炎症性疾患 脳の変性疾患	前頭葉	運動失調
		大脳運動領域・前運動領域	運動麻痺（単麻痺／片麻痺） 筋緊張の異常（痙縮・硬直・強剛・弛緩） 運動性失行 深部腱反射の低下／亢進，病的反射
		頭頂葉	反対側の筋萎縮 運動失調
		内包（皮質延髄路）	運動麻痺（片麻痺：構音・嚥下・舌・顔面の運動障害） 下顎反射・口輪筋反射亢進
		内包（皮質脊髄路）	運動麻痺（片麻痺） 四肢の筋の異常（急性期は弛緩・慢性期は痙縮） 深部腱反射の亢進，病的反射
		基底核	不随意運動
		間脳	運動失調

表XII-1　運動機能障害の主な原因（つづき）

	原因となる疾患	障害部位	運動障害の症状
脳		脳幹	運動麻痺（片麻痺） 小脳性運動失調
		小脳	運動失調
脊髄	脊髄腫瘍 脊髄の炎症 脊髄の血管疾患 脊髄の変性疾患 脱髄など	脊髄前角細胞	四肢の筋の萎縮，脱力，運動麻痺，線維束攣縮 深部腱反射の消失
		外側皮質脊髄路	四肢の筋の痙性，運動障害 深部腱反射の亢進
		後索	運動失調
末梢神経	外傷 機械的圧迫 腫瘍 感染 中毒 代謝障害 アレルギー 血管障害 遺伝など	正中神経（手根管）	拇指外転の筋力低下，手の痛み
		尺骨神経 （肘の尺骨神経溝）	指の外転の筋力低下，拇指球の萎縮
		橈骨神経（上肢）	手首の下垂，神経分布領域での運動の低下
		尺骨神経・正中神経 （胸郭出口）	上肢の外転時の手に刺すような痛み 正中神経の分布領域の筋力低下
		坐骨神経（梨状筋）	足の下垂，アキレス腱反射の低下
		腓骨神経（腓骨小頭）	足の下垂
		後脛骨神経（足根管）	踵の焼けつくような感じ，足部の筋力低下
		大腿神経	膝の伸展の筋力低下，膝蓋腱反射の低下
筋・神経疾患	重症筋無力症	神経筋接合部の興奮伝達ブロック	脱力，運動障害 （筋萎縮・神経障害は見られない）
	周期性四肢麻痺	Kの異常	
	進行性筋ジストロフィー 多発性筋炎・皮膚筋炎 筋萎縮性側索硬化症 脊髄性進行性筋萎縮症	運動ニューロン障害	筋萎縮，筋力低下 運動障害
骨・関節疾患	骨折，捻挫，脱臼 靭帯損傷 関節の変形性疾患 膠原病など	骨 関節	関節の変形，可動性低下 疼痛 筋力低下

　骨折，脱臼，靭帯や半月板の損傷，骨・関節の炎症性疾患・変形性疾患などでは，関節の動きの制限や疼痛によって運動が障害される．

　大脳の運動中枢から筋線維までの，運動神経のいずれかの場所に障害があると運動麻痺が生じる．損傷部位によって，上位運動ニューロンによるものと下位運動ニューロンによるものに大別される．前者は，大脳皮質から脳神経核および脊髄前角細胞に至る経路上（核より上）の障害によるもので，後者は脳神経核および脊髄前角細胞から筋に至る経路上（核より下）の障害による．上位運動ニューロンの障害は，錐体路と錐体外路の障害に大別される．運動麻痺は，麻痺の程度により完全麻痺と不全麻痺に，麻痺の性質により痙性麻痺と弛緩性麻痺に分けられる．痙性麻痺は，上位運動ニューロンの障害より生じ，筋緊張の亢進，深部腱反射の亢進，病的反射の出現，巧緻運動の低下，筋力低下などが見られる．弛緩性麻痺は，下位運動ニューロンの障害と上位運動ニューロンの障害のうち，錐体路のみの障害や，錐体路・錐体外路が同時におかされた場合の初期に生じ，筋緊張の低下，深部腱反射の低下，粗大運動の低下が見られる．運動麻痺の部位によっては，表XII-2のように分けられる．

　小脳も姿勢や運動の調節にかかわっており，損傷によって，平衡障害，筋緊張の低下，振戦（筋の不規則な収縮によるふるえ），運動失調（運動の方向や程度の変化，姿勢の異常）など協調運動の障害があらわれる．

　運動機能障害とその要因に関する運動器や神経疾患がなくても，長期臥床や安静療法によって

表XII-2　運動麻痺の部位による分類

麻痺の種類	状態	原因
単麻痺	四肢のうち1肢だけに麻痺が見られる	・脳血管障害・脳腫瘍などによる大脳皮質運動領域の損傷，脊髄前角・前根・末梢神経の損傷
対麻痺	両側の下肢に麻痺が見られる	・外傷・圧迫性病変・血管障害・炎症などによる脊髄障害，両側大脳の下肢運動中枢の障害，ミオパシー，心因性など
片麻痺	左右一側の上下肢に麻痺が見られる	・脳血管障害などによる頸髄より上部の皮質脊髄路の障害 ・内包付近での障害では，病変と反対側に麻痺が見られる ・中脳・橋・延髄の障害では，病変と同側の脳神経麻痺と反対側の上下肢に麻痺が見られる（交叉性片麻痺）
四肢麻痺	両側の上下肢に麻痺が見られる	・両側大脳から末梢神経に至る経路上の障害 ・圧迫性病変・外傷・炎症・血管障害などによる頸髄障害，多発神経炎，両側性の大脳の損傷などによる
一部の筋の麻痺	末梢神経の支配領域に麻痺が見られる	・圧迫・外傷・振動・炎症（帯状疱疹・ハンセン病など）・中毒（鉛・砒素・水銀など）などによる単一の末梢神経または神経幹の障害

　運動量が減少すると，廃用性障害として，筋の萎縮，筋力低下，関節拘縮などが起こり，これらが運動障害の原因となる．また，筋の収縮を持続させるためには，酸素の供給が不可欠であるため，呼吸機能障害，心機能障害，造血器系の障害によって，筋への酸素供給が阻害されると，運動に支障をきたす．この他，カリウム・ナトリウムなどの電解質の異常によっても四肢の脱力，筋の痙縮を引き起こすことがある．

2 機能障害とそれを引き起こす要因の評価

〔1〕問診

　問診の内容は，表XII-3のとおりである．脳損傷により，言語を含む認知機能に障害がある場合は，家族や関係者にも話を聞く．

表XII-3　問診

カテゴリー	内容	根拠
1）運動器の障害	(1)身体の変形の有無 (2)機能障害の有無 ①自覚症状 ・筋：疼痛，脱力，痙攣 ・関節：疼痛，腫脹，発赤，熱感，朝のこわばり ・腰背部：疼痛，放散痛，下肢の脱力・しびれ ②症状発症の様式 ・症状は移動性か ・1関節／2～3関節／4関節以上か ③疼痛がある場合PQRSTアセスメント ・P（provoking factor）：どんなことで痛くなるか ・Q（quality）：どんな痛みか ・R（region & radiation）：どこが痛むか ・S（severity）：どれくらいの強さの痛みか ・T（time）：いつから痛むか・いつ痛むか・痛みはどれくらい続くか	・関節炎では，関節をどの方向に動かしても痛みを感じる ・腱や滑液包の炎症など関節周囲の疾患では，関節内・関節近傍，罹患部位を動かしたときだけ痛みを感じる ・非関節性の疾患では，関節の動きとは関係なく痛みを感じる ・神経痛では，皮膚分節や末梢神経の分布に沿って痛みを感じる ・痛風では，第1中足趾関節に痛みを感じることが多い ・単関節炎は，感染・痛風・ライム病・変形性関節症・外傷などで生じる ・多関節炎は，感染症・関節リウマチ・脊椎関節症・全身性エリテマトーデス（SLE）などで生じる ・関節リウマチでは，対称性に侵される

表XII-3　問診（つづき）

カテゴリー	内　容	根　拠
2）神経系の障害	(1)感覚機能の異常 ①自覚症状 　・知覚（触覚・痛覚・温度覚）の変化 　・視覚・聴覚・味覚・嗅覚の変化 　・平衡感覚の変化 (2)運動機能の異常 ①自覚症状 　・姿勢保持・歩行の障害 　・嚥下障害 　・言語障害 (3)随伴症状 　・頭痛，嘔吐，めまい，耳鳴，痙攣，記憶の低下 (4)症状発症の様式 ①突発的／徐々に ②発作性／周期性 ③患者が気づいた原因または誘因 ④随伴する全身症状：発熱など ⑤症状の起こった順序 ⑥経過：悪化／停滞／改善／反復 ⑦発症前の状態：利き手，活動	・発症初期の状態や発症の様式をきくことで原因の予測につながる ・右利きの患者のほとんどは，言語中枢が左半球に存在する
3）障害の要因	(1)運動器の障害の要因 ①既往歴： 　骨・筋肉・関節・靭帯・軟骨・関節などの外傷，関節疾患・悪性腫瘍の既往，手術の既往，心・肺・消化器系の症状の存在，日光過敏症の存在 ②ダニへの曝露 ③副腎皮質ステロイドの使用	・感染による関節炎の場合は，全身症状が先駆する ・関節リウマチ・脊椎関節症では，心・肺の障害を生じることがある ・ライム病は，ダニに媒介されるスピロヘータによる ・副腎皮質ステロイドの長期使用は骨粗しょうを引き起こす
	(2)神経系の障害の要因 ①家族歴：遺伝性疾患の有無（高血圧・糖尿病・腎疾患・心疾患・がん・出血性素因など）	・振戦・舞踏病などは家族性に発症 ・脊髄・小脳性の運動失調は遺伝性のことがある
	②既往歴：外傷・中毒・髄膜炎・脳炎・慢性疾患・出産状態	・外傷・中毒・髄膜炎・脳炎・出産時のトラブルは後遺症を残す可能性がある
	③社会歴：職業，アルコール，薬物の使用・内服（覚醒剤・睡眠剤・鎮静剤など）	・職業によっては鉛・水銀・一酸化炭素などの中毒を引き起こすような環境にあることもある ・抗パーキンソン薬の副作用によっても運動障害（wearing-off 現象，on-off 現象）を生じる
4）日常生活の規制	日常生活活動の自立度 社会生活上の規制	

［2］フィジカルイグザミネーション

　運動機能障害に関するフィジカルイグザミネーションは，表XII-4のとおりである．運動麻痺が認められる場合は，どのような麻痺か（表XII-2），それは上位運動ニューロンによるものか，下位運動ニューロンによるものかを判別する（表XII-5）．運動麻痺が片麻痺の場合には，ブルンストローム片麻痺機能テスト（Brunnstrom stage）を用いて評価する（表XII-6）．

　日常生活活動（ADL：activities of daily living）の評価には，バーセル指数（Barthel index）（表XII-7），機能的自立度評価法（FIM：functional independence measure），応用動作の評価にはIADL（instrumental activities of daily living）スケール（表XII-8）などを用いることで，患者にかかわる職種間で情報を共有し，経過を客観的に把握することができる．

表Ⅻ-4　フィジカルイグザミネーション

項　　目	内　　容	根　拠　・　判　断
1）全身	（1）姿勢：立位保持，バランス，特有の姿勢の有無 （2）プロポーション：筋肉のつき具合 （3）動きのスムーズさ：歩行の異常 （4）脊柱・上肢・下肢：左右対称性・奇形・彎曲の有無	・1人で姿勢の保持ができない　→下肢の運動障害，運動失調 ・特有の姿勢　→パーキンソン病の前傾姿勢，脳血管障害の痙性麻痺による姿勢など ・歩行の異常　→痙性麻痺歩行：脳血管障害，脳性麻痺，運動失調性歩行：小脳疾患・前庭神経障害など
2）筋の異常	（1）筋の萎縮 ・筋のやわらかさと力の入り具合 ・四肢の周囲径を測定する	・筋はやわらかく力を入れさせても固くならない　→筋萎縮 ・筋は萎縮しているが力は入る　→全身衰弱を起こす疾患，老化，廃用など ・筋が萎縮し力も入らない　→神経疾患，筋疾患 ・近位筋の萎縮　→筋ジストロフィー，多発性筋炎 ・遠位筋の萎縮　→筋萎縮性側索硬化症など
	（2）筋緊張 ・手・肘・足・膝関節を動かしたときの抵抗 ・上肢：肘関節屈伸，前腕の回内・回外，手関節の背側・掌側の屈伸 ・下肢：足関節の屈伸・回内・回外，膝関節の屈伸	・急激な受動運動に対し，屈曲または伸展どちらかに抵抗を示す（初めは抵抗が大きく，しばらくすると弱まる．運動が速いほど抵抗が大きい）　→筋緊張亢進（痙縮）：錐体路障害による ・受動運動を受けている間中，屈伸両方向に一定の抵抗を示す　→筋緊張亢進（硬直）：錐体外路系の疾患に多い ・受動運動によって抵抗が弱い，消失している　→筋緊張低下：脳卒中による片麻痺の初期症状
	（3）筋の収縮 ・筋の起始部と付着部の2点を近づけたときの，間の筋の弛緩 ・下肢：足関節の背屈，上肢：肘関節の屈曲	・収縮（逆説的収縮）し，新しい肢位を保つ　→錐体外路系の障害
	（4）筋力 　MMT：munual muscle testing（徒手筋力テスト）（パート1参照）	・下位運動ニューロンの障害では，支配神経に由来する筋のみの動きが侵される ・上位運動ニューロンの障害では，孤立した筋だけが侵されることはない
	（5）不随意運動：振戦，舞踏運動，アテトーゼ様運動，ミオクローヌスなど ・静止時振戦：上肢の力を抜いて膝の上に置いたときに振戦があるか ・姿勢時振戦：上肢を前方に伸展し，手指を開いた時に振戦があるか ・運動時振戦：鼻指鼻試験・踵すね試験のときに振戦があるか	・不随意運動　→基底核の病変で，錐体外路系の障害

表XII-4　フィジカルイグザミネーション（つづき）

項　目	内　容	根　拠・判　断
3）関節の異常	（1）視診：左右対称性，腫脹，発赤，紅斑，捻髪音，軋轢音の有無 （2）触診：熱感，腫脹，圧痛，浮腫の有無	・炎症性関節炎（関節リウマチ，SLE，感染症など）では，関節の発赤・熱感・圧痛・関節面周囲の疼痛・肥厚・関節液の貯留が認められる ・炎症性関節炎の慢性期には，関節の変形を生じる ・非炎症性関節炎（変形性関節症，無血管性壊死など）では，変形・捻髪音が生じることがある
	（3）関節可動域 　ROM：range of motion（パート1参照） 　＊まず自分で動かしてもらい（能動的角度），参考可動域に満たない場合は，看護師が動かして診る（他動的角度）	・関節内の構造上の変化による場合，能動的角度と他動的角度はほぼ一致する ・疼痛や麻痺がある場合，他動的角度の方が大きくなる ・関節炎では両角度の制限を生じる ・関節周囲の疾患では，他動的角度は正常だが，能動的角度は制限されることがある ・非関節性の疾患・神経痛では，ROMは正常
4）反射の異常	（1）表在反射の減弱・消失 （2）深部反射の減弱・消失・亢進 （3）病的反射：ホフマン反射，トレムナー反射，バビンスキー反射，チャドック反射など （「感覚機能障害（患者）のアセスメント」の章参照）	・表在反射の減弱・消失：錐体路・末梢神経障害を示す ・深部腱反射の減弱・消失　→反射中枢・末梢神経の障害を示す ・深部腱反射の亢進　→反射中枢より上位の障害を示す ・異常反射　→一側に陽性な場合異常を示すことが多い（錐体路障害），末梢神経・筋の障害では屈筋は麻痺し伸筋は正常
5）小脳の障害	（1）立位・座位・歩行の異常	・立位では，両脚を広げ，両腕を外転して平衡を保とうとするが，全身が不規則に動揺する ・ロンベルグ試験陰性（動揺は増すが倒れることはない） ・座位では，膝を開き，両手をベッドについて支えている．頭が間断なく揺れ動く ・歩行は重心をとるために足を大きく開く
	（2）言語の異常	・構音障害：発語が爆発性，不明瞭，緩慢
	（3）四肢の運動失調：鼻指鼻試験，指鼻試験，膝打ち試験，足趾手指試験，踵膝試験，向こう脛叩打試験など （パート1参照）	・動きがぎこちなく振戦がある，目標に到達しない，指示どおりの動きができない，障害側が目的に達しないではずれてくる
	（4）書字の異常	・字がだんだん大きくなったり，小さくなったりする

表XII-5　上位運動ニューロン障害と下位運動ニューロン障害の判別

	上位運動ニューロン障害	下位運動ニューロン障害
筋緊張	亢進 痙縮がある	低下 弛緩する
腱反射	亢進	減弱ないし消失
筋萎縮	ない あっても廃用性筋萎縮	著明
バビンスキー反射	陽性	陰性
線維束性収縮[*1]	陰性	陽性
傷害される筋	びまん性 孤立した筋のみが侵される事はない	孤立した筋のみが侵される

[*1]：皮膚の上から見ることのできる筋肉の自発的な収縮．舌，頤，上腕，骨間筋，肩甲部，大腿，腓腹筋などで見られる．

（田崎義昭ほか（2004）ベッドサイドの神経の診かた，p.159，南山堂より転載，一部改変）

表XII-6　ブルンストローム・ステージ（Brunnstrome stage）分類

ステージ分類	上肢	手指	下肢
ステージ1	弛緩性，随意運動なし	随意運動なし	弛緩性，随意運動なし
ステージ2	肩や肘がわずかに動く	わずかに手指の屈曲ができる	共同運動あるいはその要素の一部がわずかに出現（反射や連合運動でもよい）
ステージ3	上肢挙上60°くらいまで 屈曲あるいは伸展共同運動パターンが出現する	総握りが可能であるが，指伸展は随意的にできない 反射的に指の伸展が可能なこともあり得る	股・膝・足関節の屈曲・伸展共同運動あるいはその要素が一部随意的に可能である
ステージ4	上肢前挙90°まで可能（肘伸展位で） 肘を90°屈曲位で身体につけ，回内・回外が可能 上肢をうしろに回して手を腰につける	拇指の横つまみが可能 手指の伸展がわずかに可能	座位で床上に足を滑らせながら膝屈曲90°以上可能．膝屈曲位で足関節のみ背屈可能（座位で踵を床につけたまま，つま先を持ち上げる）
ステージ5	上肢前挙から頭上に挙上する（肘伸展位） 上肢の側挙90°まで可能 前挙でも側挙でもよいが，後者が難しい 肘伸展位で前腕回内・回外が可能である	手掌つまみ，円筒握り，球握りが可能である（ぎこちないが，ある程度実用的である） 手指の総開きが可能である	立位で股関節をほとんど動かさず，膝屈曲が可能 立位で患肢を少し前に出し，膝伸展のまま足関節の背屈が可能
ステージ6	ステージ5の分離運動がすみやかに行える 正常と比べてスピードが遅い	すべてのつまみが可能であり，上手にできる 手指の伸展が可動域全体にわたって可能になり，手指の分離運動が可能である 健側より多少拙劣でもよい	立位での股関節の外転が，骨盤挙上による外転角度以上に可能 座位で内側および外側ハムストリングの交互収縮により，下肢の内旋・外旋が可能（足内反，外反をともなう）

（Brunnstrom S：Movement Therapy in Hemiplegia, Harper & Row Publishers, New York, 1970. 佐久間穣爾，松村秩訳（1974）片麻痺の運動療法，p.48-54, p.60-61，医歯薬出版をもとに作表）

表XII-7 バーセル・インデックス（Barthel index）

項目	点数	記述	基準
①食事	10	自立	皿やテーブルから自力で食物を取って，食べることができる．自助具を用いてもよい．食事を妥当な時間内に終える
	5	部分介助	なんらかの介助・監視が必要（食物を切り刻むなど）
	0	全介助	
②椅子とベッド間の移乗	15	自立	すべての動作が可能（車椅子を安全にベッドに近づける，ブレーキをかける，フットレストを持ち上げる．ベッドへ安全に移る．臥位になる．ベッドの縁に腰かける．車椅子の位置を変える．以上の動作の逆）
	10	最小限の介助	上記動作（1つ以上）最小限の介助または安全のための指示や監視が必要
	5	移乗の介助	自力で臥位から起き上がって腰かけられるが，移乗に介助が必要
	0	全介助または不可能	
③整容	5	自立	手と顔を洗う．洗髪をする．歯を磨く．髭を剃る（道具はなんでもよいが，引出しからの出納も含めて道具の操作・管理が介助なしにできる）．女性は化粧も含む（ただし髪を編んだり，髪型を整えることは除く）
	0	部分介助または全介助	
④トイレ動作	10	自立	トイレの出入り（腰かけ，離れを含む），ボタンやファスナーの着脱と汚れないための準備，トイレットペーパーの使用ができる．手すりの使用は可．トイレの代わりに差し込み便器を使う場合には便器の洗浄管理ができる
	5	部分介助	バランス不安定，衣服操作，トイレットペーパーの使用に介助が必要
	0	全介助または不可能	
⑤入浴	5	自立	浴槽に入る，シャワーを使う，スポンジで洗う．このすべてがどんな方法でもよいが，他人の援助なしで可能
	0	部分介助または全介助	
⑥移動	15	自立	介助や監視なしに45m以上歩ける．義肢・装具や杖・歩行器（車付きを除く）を使用してよい．装具使用の場合には立位や座位でロック操作が可能なこと．装着と取りはずしが可能なこと
	10	部分介助	上記事項について，わずかの介助や監視があれば45m以上歩ける
	5	車椅子使用	歩くことはできないが，自力で車椅子の操作ができる．角を曲がる，方向転換，テーブル，ベッド，トイレなどへの操作時，45m以上移動できる．患者が歩行可能なときは採点しない
	0	上記以外	
⑦階段昇降	10	自立	介助や監視なしに安全に階段の昇降ができる．手すり，杖，クラッチの使用可．杖を持ったままの昇降も可能
	5	部分介助	上記事項について，介助や監視が必要
	0	不可能	
⑧更衣	10	自立	通常着けている衣類，靴，装具の着脱（細かい着方までは必要条件としない：実用性があればよい）が行える
	5	部分介助	上記事項について，介助を要するが，作業の半分以上は自分で行え，妥当な時間内に終了する
	0	上記以外	
⑨排便コントロール	10	自立	排便自制が可能で失敗がない．脊髄損傷患者などの排便訓練後の坐薬や浣腸の使用を含む
	5	部分介助	坐薬や浣腸の使用に介助を要したり，ときどき失敗する
	0	上記以外	
⑩排尿コントロール	10	自立	昼夜とも排尿自制が可能．脊髄損傷患者の場合，集尿バッグなどの装着・清掃管理が自立している
	5	部分介助	ときどき失敗がある．トイレに行くことや尿器の準備が間に合わなかったり，集尿バッグの操作に介助が必要
	0	上記以外	

＊100点満点で評価する

表XII-8　IADL（Instrumental Activities Daily Living）尺度

	項　　　目
1．電話の使用	I．手助けなしに番号を調べ，電話をかけ，電話の応答ができる A．電話を受けるが，番号を調べて電話をかけるのに援助を要する D．電話を使えない
2．外出	I．1人で公共交通機関を利用する．または自動車を運転する A．1人でなければ外出できる D．外出できない
3．買物	I．輸送手段があればすべての買物を1人で行う A．1人でなければ買物ができる D．買物ができない
4．食事の支度	I．自分で適切な食事の献立を立て，調理することができる A．軽食なら用意することができるが，きちんとした食事の調理は1人ではできない D．どんな食事も作ることができない
5．家事	I．重度作業（床磨きなど）をこなせる A．簡単な家事はこなせるが，重度作業には援助を要する D．どんな家事もこなせない
6．服薬	I．適正量を適正な時間に服薬できる A．服薬できるが，服薬時間の注意や薬の準備には援助を要する D．服薬できない
7．金銭の管理	I．必要品の購入，請求書の支払い，銀行へ行くことなどはできる A．日用品は購入するが，請求書の支払，銀行へ行くことなどには援助を要する D．金銭を扱うことができない

I：自立　A：要介助　D：依存
（Duke University Center for the Study of Aging and Human Development（1978）Multidimensional Functional Assessment Questionnaire, 2nd ed. p.169-170，岡本祐三監訳（1998）高齢者機能評価ハンドブック，p.97，医学書院より転載，一部改変）

3 機能障害時のアセスメント

［1］四肢の疼痛を訴える患者のアセスメント

　四肢の疼痛は以下のようなさまざまな原因によって起こる．

全身性：熱中症，膠原病，感染性心内膜炎など

神経：神経痛・神経根痛（椎間板ヘルニア，脊椎すべり症，脊柱間狭窄症，脊椎腫瘍，脊椎膿瘍など）など

関節・靱帯：変形性関節症，関節炎，外傷（捻挫，靱帯損傷，半月板損傷，腱損傷など），出血性素因による関節内出血，痛風など

骨：骨折，大腿骨骨頭壊死など

筋：筋膜炎，筋膿瘍，外傷（筋膜損傷），悪性症候群，横紋筋融解症，ガス壊疽など

血管：動脈硬化性閉塞症，バージャー病，静脈瘤など

関連痛：急性心筋梗塞，急性大動脈解離，結石など

　まずは早急に対処が必要な状態かどうかを見極めることが必要である．早急に対処が必要な状態とは，生命にかかわる状態や，対処が遅れると機能の悪化を招くような状態を指す．そのためには四肢だけに目が向かないようにする必要がある．一般的に疼痛が身体部位の限られた場所に見られる場合は局所の疾患，いくつかの場所に見られる場合は全身性の疾患が原因で，その関連

痛として生じていることが多いといわれる．早急な対処が必要な状態については，表XII-9に示した．疼痛は自覚的なものであり，問診の仕方によって得られる情報が変わってきてしまうので，注意が必要である．また，自覚症状だけにとらわれず，フィジカルイグザミネーションによって，補完する．

(1) 問診

項目	内容
1) 症状	・疼痛のある部位 ・どのような痛みか ・程度
2) 随伴症状	・発熱　→感染症 ・皮膚の色調の変化　→膠原病，動脈閉塞症 ・身体の動かしにくさ
3) 発症のしかた	・突然／徐々に ・持続的／間欠的 ・増強／軽減／不変 ・どのようなときに痛みがでるか：運動時・運動後・安静時 ・誘発因子：喫煙 ・高温環境　→熱中症
4) 既往歴	・外傷，易感染性を示す疾患・治療 ・内服薬：ステロイド薬・抗精神病薬・高脂血症薬など　→悪性症候群，横紋筋融解症など

(2) フィジカルイグザミネーション

項目	内容
1) バイタルサイン	・発熱　→感染症
2) 疼痛部位の形状	・変形・腫脹　→外傷，関節内出血，膠原病，関節炎など ・チアノーゼ・蒼白　→動脈閉塞症 ・発赤・圧痛・熱感　→感染症，痛風 ・末梢動脈の触知不能　→動脈閉塞症
3) 神経学的所見	・麻痺 ・跛行　→動脈閉塞症，脊髄管狭窄症など ・関節可動域制限　→関節炎，膠原病，外傷など
4) ADL，IADL	

(3) 検査

以下の検査所見を確認する

・血液検査：WBC↑，CRP↑，血液培養による感染症起炎菌の同定

・**画像診断**：X線　→骨折
・**尿検査**：ミオグロビン尿　→横紋筋融解症

表XII-9　早急に対処が必要な「四肢の疼痛」をあらわす主な疾患

疾　患	問　診	フィジカルイグザミネーション
感染性心内膜炎	発熱，倦怠感 指先，趾先の疼痛	発熱 脾腫 オスラー結節[*1]
感染性関節炎	すべての方向に能動的・他動的な動きで激しい痛み	発熱 関節の発赤・熱感・圧痛・変形・腫脹
壊死性筋膜炎	疼痛 病歴：皮膚の傷・外傷，糖尿病	発熱 患部の発赤，腫脹，熱感，圧痛，壊疽，水泡 浸出液，捻髪音 皮膚感覚の消失
横紋筋融解症	筋肉痛，筋力低下 過激な運動 病歴：外傷，糖尿病 内服薬（副腎皮質ステロイド，高脂血症薬） アルコール摂取	筋力低下 ミオグロビン尿
骨折・脱臼・靱帯損傷・半月板損傷	外傷 内服（副腎皮質ステロイド） 動かすと疼痛	四肢・関節の変形・動揺・腫脹 脚長差 捻髪音・軋轢音 圧痛
大腿骨骨頭壊死	安静時・動作時のソ径部痛 病歴：糖尿病，肝疾患 内服（副腎皮質ステロイド） アルコールの摂取	股関節の動作時の疼痛 股関節の可動域制限 跛行

＊1：指先，趾先の皮膚・皮下にあらわれる有痛性の小紅斑

② 心理・社会面のアセスメント

　運動機能障害は，患者の意識が清明であれば，患者自身も認知しやすい障害である．しかし，その分患者の示す心理反応はさまざまである．運動機能障害は，外傷や脳血管障害のように突然発生することもあれば，パーキンソン病や重症筋無力症などのように徐々に発生し，進行していく場合もある．例えば，外傷性脊髄損傷では，障害は突然発生するが，二次損傷がなければ障害はそこでストップする．脳血管障害による運動機能障害も突然発生するが，回復の見込みは必ずしも明確ではなく，再発の可能性もある．脳の変性疾患や筋・神経疾患では，障害が徐々に発生し，進行する．突然の発症では，それが不慮の事故による場合であればことさらに，発症直後の衝撃は大きい．障害が固定しない場合は，非現実的な期待を持ち続けることもある．障害の受け入れに関しては，患者のパーソナリティに加えて，障害の発生要因や進行状況が大きく影響する．

　また，患者を取り巻く人的・物的環境が日常生活や社会生活の自立度に影響する．家屋の改造や福祉用具の使用，介護者の確保がADLの自立度を高める．職場や地域の人々の理解が，就業や文化・教育活動への参加を容易にする．したがって，そのとき患者が示している心理状態や社会的状態だけでなく，背景にある阻害要因や促進要因をアセスメントすることが必要である．

以上のことをふまえて，次の点についてアセスメントする．

● **心理面のアセスメント**
・運動機能障害の状態・日常生活遂行能力の認知
・障害のある状態をどのように意味づけているか
・周囲の役割期待・患者の知覚・葛藤
・ボディイメージ・自己に対する知覚・評価
・他者が抱いている患者に対するイメージの知覚
・発症前に用いてきたコーピング方略
・ストレス反応

● **社会面のアセスメント**
・発症前の役割・役割変更の必要性
・家庭環境・職場環境・居住地周囲の環境
・家屋改造・職場の環境調整の可能性
・活用可能な社会資源

③ 家族・文化に関するアセスメント

前述したように，患者の障害の受け入れや生活の自立には環境要因が影響を及ぼす．家族や職場および地域の人々が患者の障害を受け入れ，支持的対応をすることが患者の心理的適応を促進し，社会参加を可能にする．

以下の点についてアセスメントする．

● **家族に関するアセスメント**
・患者の運動機能障害・生活遂行能力に対する認知
・運動機能障害を持つ家族員の発生に関する意味づけ
・介護の必要性・自分たちの能力の理解
・発症前の家族機能
・家族内役割変更の必要性
・新たな役割を担うことへの準備状況
・家族内の資源・ソーシャルサポート
・普段とっているストレスへの対処方略
・ストレス反応
・不安・負担感

● **文化に関するアセスメント**
・障害者に対する態度（地域性）

④ 看護問題

運動機能障害による看護問題には，能動的な運動ができないことと，それにともなって生じる生活面，心理社会面の問題がある．疾患の性質上，身体の形態や機能そのものを改善するには限界がある場合がある．これらの人々の看護では，障害を進行させる要因を除去すること，低下した機能を代償する手段を見出して，生活を再構築できるように援助する．問題点もその視点に立って抽出し，アプローチした方が，他職種との役割の違いが明確になり，患者や家族のよりよい成果を期待できる．看護問題は表XII-10のとおりである．

表XII-10 看護問題

- ●身体的問題
  - ・身体を随意的に動かすことができない
  - ・廃用性症候群の可能性
  - ・誤用性症候群の可能性
  - ・転倒・外傷の危険性
- ●生活面の問題
  - ・床上で移動ができない
  - ・車椅子・椅子への移乗ができない
  - ・車椅子の稼動ができない
  - ・歩行ができない
  - ・食事摂取が自力でできない
  - ・清潔行為が自力でできない
  - ・整容行為が自力でできない
  - ・排泄行為が自力でできない
- ・余暇活動を行うことができない
- ・家事動作を行うことができない
- ●心理的問題
  - ・ボディイメージ・自己概念の混乱
  - ・自尊心の低下
  - ・不安
  - ・非効果的な対処行動
- ●社会的問題
  - ・役割遂行ができない・変更の必要がある
  - ・家族の心身の負担
  - ・家族の不安
  - ・家族の非効果的な対処行動
  - ・周囲の人々の理解が得られない（孤立）

参考文献

1. 田崎義昭・斎藤佳雄（2001）ベッドサイドの神経の診かた，南山堂
2. 瀧健治ほか編（2003）症候からの鑑別診断の進め方，羊土社
3. 高久史麿・箕輪良行監訳（2001）問診と身体所見でここまでわかる，メディカル・サイエンス・インターナショナル

学習課題

1. 運動機能に障害の見られる患者のアセスメントを行うときの主な問診項目をあげてみよう．
2. 運動麻痺の見られる患者のアセスメントで，障害の原因を判別するために用いられるフィジカルイグザミネーションの項目と特徴を説明してみよう．
3. 四肢の疼痛を訴える患者のアセスメントのポイントをあげてみよう．
4. 運動機能障害をもつ患者の心理・社会的側面のアセスメントの主な項目をあげてみよう．

XIII

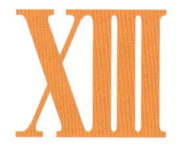

排泄機能障害（患者）のアセスメント

学習目標

1. 排泄機能障害に関する問診・フィジカルイグザミネーションの目的と方法を理解する．
2. 排泄機能障害やそのリスクを示す所見を理解する．
3. 排泄機能障害についてアセスメントした結果と看護問題の関連を理解する．
4. 発症から在宅までの継続的なヘルスアセスメントの視点を理解する．

1 排泄機能障害のフィジカルアセスメント

排泄とは，膀胱に尿をためて（畜尿して）体外に排出（排尿）する，あるいは便を排出するなど身体から老廃物を分泌あるいは排出することである．排泄障害は，栄養摂取・消化・代謝・吸収などの結果，不要になったものが体外に排出されるという一連の過程のいずれの障害，あるいは他の疾患の影響などさまざまな原因で起こる．したがって排泄にかかわる神経系の働きと，腎・泌尿器系の機能・器質障害の有無，消化器系の異常に加え，排泄習慣やコントロール，排泄環境・心理的要因にも配慮してアセスメントする．

1 排泄機能障害

[1] 排泄のメカニズム

腎臓は血漿浸透圧の維持，物質の排泄と再吸収を行い，水分出納，体液の至適pH維持（pH = 7.4 ± 0.5）や尿の排泄といった重要な役割を果たしている．それ以外にもレニンによる血圧維持，造血作用に必須のエリスロポエチンなどホルモンの産成も行っている．尿は腎臓でつくられ，図XIII-1のような神経支配を経て，体外に排泄される．蓄尿して，尿意を感じトイレに行き排出するという排泄機能の両方が正常でなければ，何らかの排泄障害が生じる．

排便は摂取した食物の栄養が，消化吸収された残りの老廃物や腸内細菌により生成される．便は，食事による胃－結腸反射により，便自体の重量により腸へ移行する．直腸内圧が50mmHgを超えると便意を感じ，直腸の強い収縮と肛門括約筋の弛緩で排便が起こる．大腸における神経支配は，副交感神経と交感神経による．副交感神経は，横行結腸までが第X脳神経（迷走神経）の分枝，横行結腸から肛門までが骨盤神経（$S_{2〜4}$）支配である．交感神経は，横行結腸までを大内臓神経（$Th_{5〜9}$），小内臓神経（$Th_{10〜12}$）が，腰部結腸神経が全体を，下腹神経が直腸を支配している．図XIII-2は直腸内圧が高まってから排便までのメカニズムを示した．

XIII 排泄機能障害（患者）のアセスメント

図 XIII-1　排尿のメカニズム

大脳皮質感覚野：尿意⇔最高排尿中枢
橋の排尿中枢
胸・腰髄の交感神経核刺激

腰髄・仙髄
排尿中枢

脊髄 Th11／Th12／L1／L2／L3／L4／L5／S1／S2／S3／S4／S5

下腹神経（交感神経）
骨盤神経（副交感神経）
陰部神経（体性神経）

膀胱に蓄尿（不随意）
① 興奮 → アドレナリン
　α受容体（平滑筋）：膀胱壁弛緩 ＋ 内尿道括約筋収縮（尿道口周辺）→ 膀胱壁伸展
　β受容体（横紋筋）：膀胱体部 ＋ 膀胱排尿筋弛緩
② 膀胱内圧亢進 ＝ 膀胱内圧一定 100〜150mLで内圧10cmH₂O
　*内圧維持調整 膀胱弛緩

膀胱の緊張（尿量300mL以上）
300mLくらいまで内圧一定

③（求心性）
④ 興奮 → アセチルコリン
　膀胱壁収縮 ＋ 尿道口周辺弛緩 → 排尿（随意）
　内尿道括約筋弛緩（平滑筋）
　*不随意になると尿失禁

膀胱内の尿の移動で刺激

⑤（反射的に興奮）

骨盤底部の尿生殖隔膜部 — 尿の漏出防止
　つねに緊張 収縮 ＋ 腹圧 ⑨
　β受容体：外尿道括約筋
　　　　　 骨盤底筋群弛緩

凡例：
→　求心性
↑　尿意を感じてからの流れ
↑　刺激の伝達
青字　尿意を感じてからの変化

① 膀胱に尿をためる。膀胱壁が弛緩し内尿道括約筋（平滑筋）が収縮
② 膀胱内圧亢進
③ 膀胱内圧亢進は膀胱内圧受容体を刺激し、求心性に骨盤神経へ
④ 刺激はS₂〜₄へ伝達
⑤ 刺激が脊髄に伝わり反射弓を介して排尿となる。この動きをするのが副交感神経
⑥ 脊髄→脳へ反射的に排尿を抑制
⑦ 最高排尿中枢→脊髄
⑧ 陰部神経→外尿道括約筋（横紋筋）
⑨ 腹圧をかける（随意）
⑩ 排尿（随意）

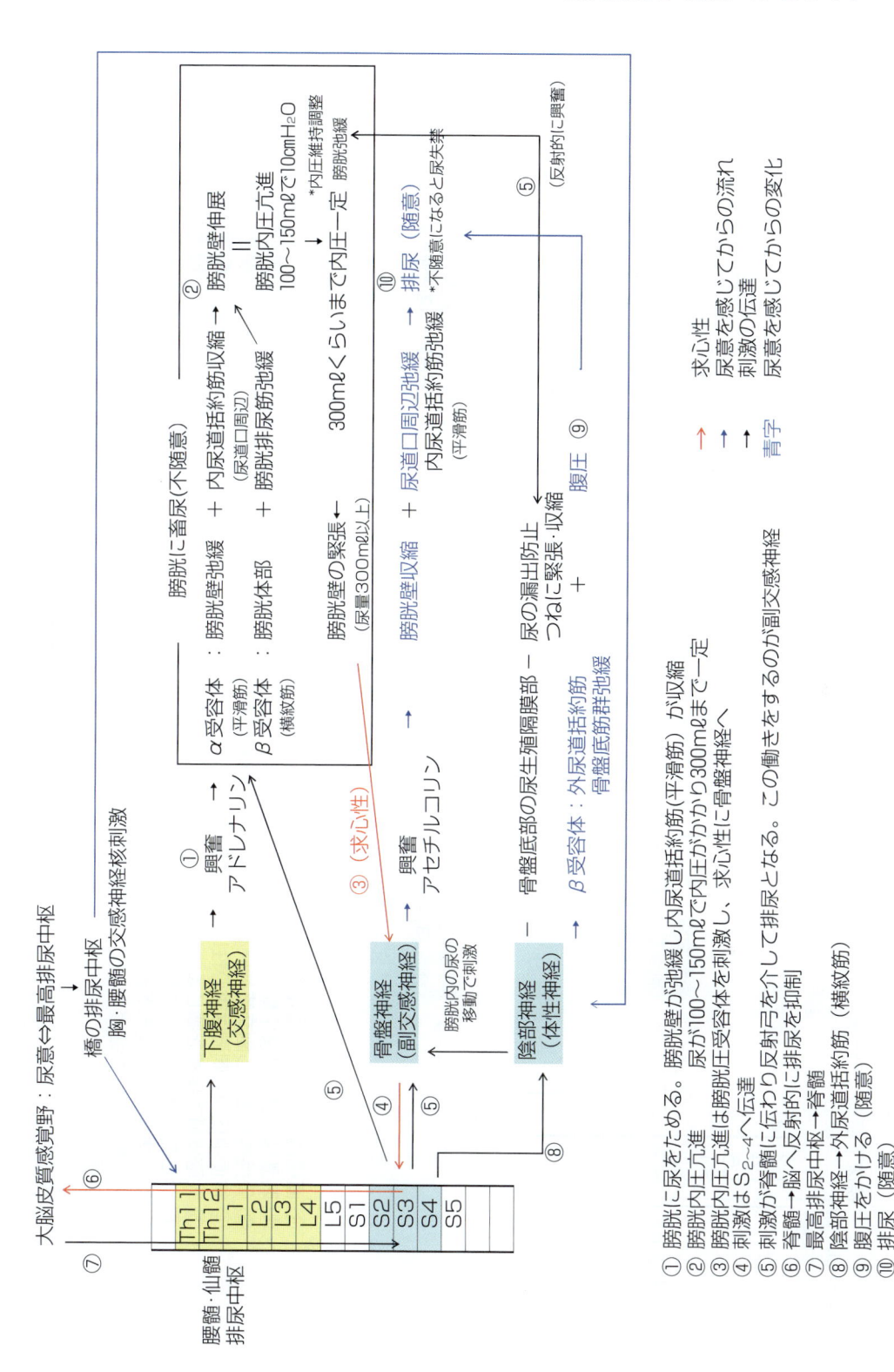

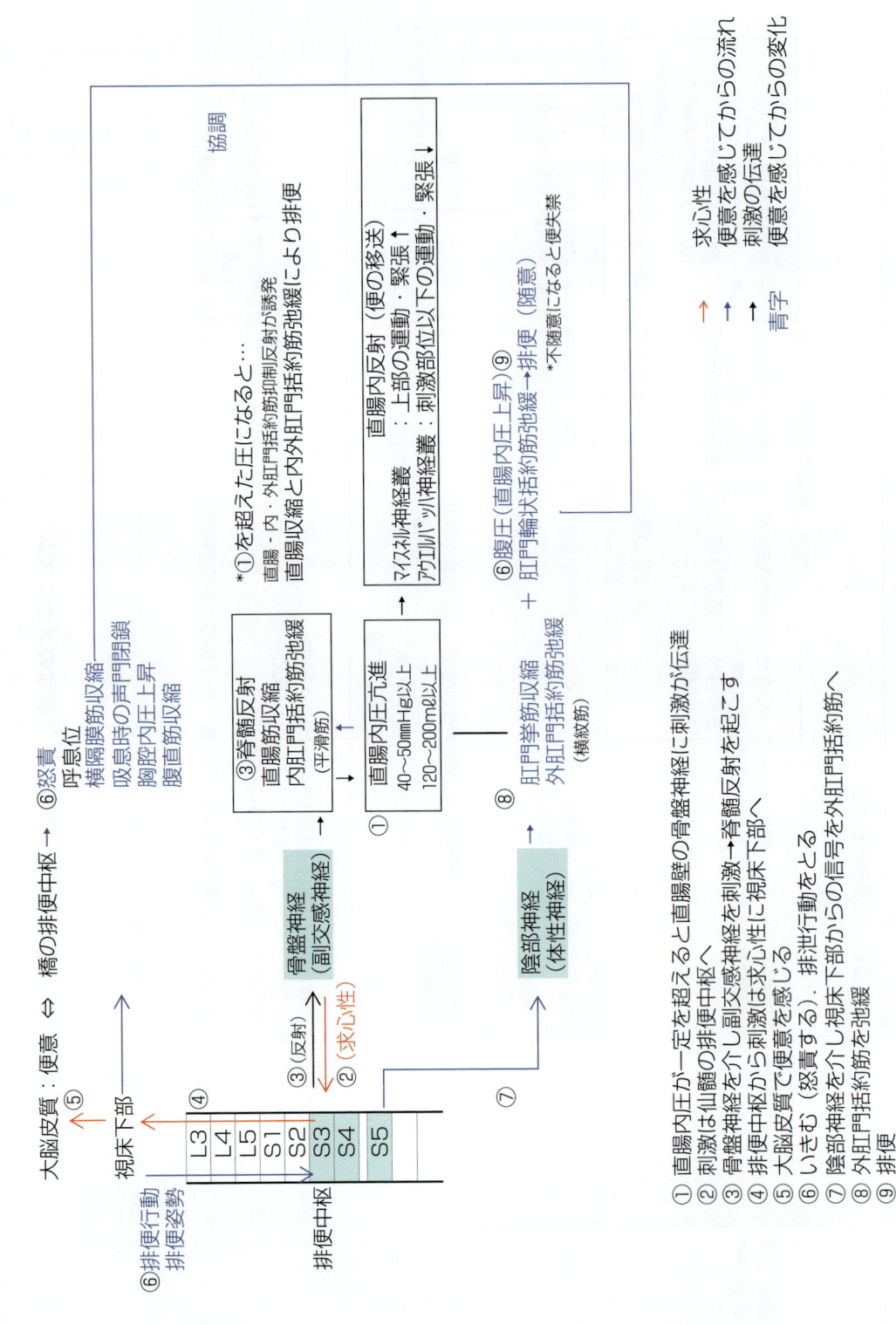

XIII 排泄機能障害（患者）のアセスメント

図 XIII-2　排便のメカニズム

① 直腸内圧が一定を超えると直腸壁の骨盤神経に刺激が伝達
② 刺激は仙髄の排便中枢へ
③ 骨盤神経を介し副交感神経を刺激→脊髄反射を起こす
④ 排便中枢から刺激は求心性に視床下部へ
⑤ 大脳皮質で便意を感じる
⑥ いきむ（怒責する）。排泄行動をとる
⑦ 陰部神経を介し仙髄下部からの信号を外肛門括約筋へ
⑧ 外肛門括約筋を弛緩
⑨ 排便

2 排泄機能障害とそれを引き起こす要因の評価

〔1〕問診
表XIII-1について問診する．

〔2〕フィジカルイグザミネーション
表XIII-2について視診・触診・聴診を行う．

3 機能障害時のアセスメント

〔1〕排尿障害（尿閉・尿失禁）が疑われる患者のアセスメント

(1) 尿閉・尿失禁とは

排尿障害は，尿閉・排尿困難といった排出障害と尿失禁に代表される膀胱に尿をためる蓄尿障害とに大別される．ここでは代表的な尿閉と尿失禁についてアセスメントする．

尿閉とは，膀胱に尿はたまるが，まったくあるいはごく少量しか排尿できない状態のことをいう．主な原因として尿路の機能的閉塞（膀胱結石，膀胱腫瘍，尿管瘤，前立腺肥大症，尿道外傷など）や排尿を司る神経障害（脊髄損傷，脊髄腫瘍，神経因性膀胱など），炎症や精神的要因，疼痛により腹圧がかけられないなどがある．女性では子宮筋腫や妊娠で膀胱頸部が圧迫されて起こることもある．原因別に治療方法は異なり，尿閉を放置していると恥骨上部に疼痛を生じ膀胱破裂の危険や，両側水腎症をへて腎後性腎不全となることもある．したがって，水分出納や時間を考慮した判断が必要となる．

尿失禁は，膀胱内圧（膀胱排尿筋圧＋腹圧）が尿道の閉鎖圧（尿道抵抗）より高くなり，尿が無意識あるいは不随意に膀胱から排出される状態の総称をいう．失禁の量と頻度は，原因により異なる．

これら排尿障害を及ぼす原因となる疾患は，図XIII-1に示すような排尿中枢・排尿神経伝達路の障害や，図XIII-3に示すようなものがある．排尿障害は複数の原因が関与している場合が多く原因の特定は難しい．

(2) 尿失禁の種類

尿失禁は，さまざまな原因で起こり，その症状から分類されることが多い（表XIII-3）．図XIII-1のような支配神経経路に何らかの障害が起こり，蓄尿や排泄機能に異常をきたしたものは神経因性膀胱という．ここに含まれないものでは夜尿症や尿管異所開口，放射線照射による瘻孔形成（尿管腟瘻など）がある．さらに，心因性の尿失禁では，患者の症状に対する退行現象や依存，反抗，不安，他者の関心を引く行動などが見られたり，家族や介護者の放任や介護力不足から起きることもある．

(3) フィジカルアセスメント

腎臓・尿道・膀胱のフィジカルイグザミネーションの方法は，表XIII-2参照．叩打法で腰背部に疼痛や響く感覚があると腎臓の炎症などが考えられる．また，叩かなくても腰に両手をあて，背中に位置する親指のあたりが痛む場合も同様に炎症などを疑う．

前立腺は，膀胱と精囊の下方（骨盤最低位），直腸の前方に位置する．その中央を尿道が通っている．前立腺は2葉に分かれ栗のような形をしている．働きは，精液成分の一部である前立腺液

表XIII-1　問診

カテゴリー	具体的な内容	根拠
1）排泄機能障害の有無	（1）排泄パターン 　尿意・便意の有無，自制が可能か 　失禁の有無と発生状況，回数と間隔 　排尿量（1回量，1日量） 　時間的特徴はないか（夜間集中など） 　排泄物の性状 　　尿：色調，混濁，浮遊物の有無など 　　便：色調，硬さなど	●蓄尿・排尿のサイクルに機能的あるいは器質的障害があると，排尿回数・間隔に変化がでる．高齢者では原因は1つとは限らない 排尿障害があると排尿困難，残尿，尿閉 蓄尿障害があると頻尿，尿失禁が見られる
	（2）排泄時の疼痛の有無と自覚症状 　疼痛 　※認知症などで尿便意の有無，自覚症状がわかりにくいときは失禁前のしぐさや表情・言動の変化を観察する 　腹部不快	●排尿時の疼痛は結石・感染などの要因で起こり，排便時では痔を疑う．原因により，疼痛が起きる場面は異なる 排尿時痛：膀胱炎，尿路結石 恥骨直上：膀胱由来の疼痛 腰背部痛：結石・腫瘍（一側性），腎盂腎炎（発熱をともなう）， 　　　　　腎不全（両側性），腎疾患では肋骨縁下方の腰部・脊椎外側部など 腹痛：尿路結石の仙痛発作 排便時痛：痔 残尿感：感染，前立腺肥大症，結石など 膀胱緊満感：失禁や尿閉の兆候 腹部膨満感：イレウス，便秘，ガスの貯留
	（3）排泄方法の変化	●排泄障害の有無により排泄方法が異なる ・排尿：自己導尿，膀胱留置カテーテル，膀胱瘻など ・排便：下剤の内服，座薬，浣腸，摘便，ストーマなど
	（4）尿の出方 　尿の勢いがない，尿線が細い 　尿線が途切れる 　尿のきれが悪い 　排尿時間がかかる	●尿の尿線細小，排尿時間の遷延は尿道括約筋の弛緩が不十分な場合に生じ，排尿後のもれは，尿道括約筋の収縮異常を示す．また排尿力の減退は膀胱壁の筋肉の弛緩を示す ・怒責排尿，尿線細少→尿閉や尿管の通過障害など ・終末時滴下→前立腺肥大症，尿道括約筋の障害 ・尿線中絶→膀胱結石や腫瘍などによる内尿道口の閉塞など 　　　　　　　※少しの体動で再開する場合もある ・尿道抵抗の増大で排尿時間が変化する 　尿意があっても排尿までに時間がかかる→遷延性排尿 　排尿時間が長く尿がだらだらとでる状態→再延性排尿
	（5）排便回数と間隔	●便失禁の分類により異なる．回数が多い場合は下痢，少ない時はイレウス． 感染や薬の副作用では排便間隔が短く下痢の場合もある
	（6）排泄機能に障害を及ぼす疾患の有無 　排尿中枢・神経伝達経路の障害 　増殖性の腫瘍など 　直腸・肛門・尿路などの炎症や感染 　多発性硬化症，糖尿病	●左記の障害の原因になる主な疾患は以下が考えられる 脳血管障害，パーキンソン病，脊髄損傷 直腸がん，結石（腎，膀胱，尿道） 潰瘍性大腸炎，クローン病，膀胱炎 便失禁→肛門括約筋支配の神経障害を起こすため
	（7）随伴症状の有無 　悪心，嘔吐，脱水，冷汗など	●イレウスによる悪心・嘔吐や下痢，尿閉などによる脱水症状，電解質バランス異常により起こることがある
2）排泄障害の要因の有無	（1）薬物の影響	●薬剤の使用により排尿障害を引き起こすことがある 尿道抵抗や膀胱内圧に影響を与えるもの（表XIII-5） （降圧剤，精神安定剤，三環系うつ剤，抗ヒスタミン剤，感冒剤など）
	（2）排便兆候，排便習慣の遂行	●口-肛門反射の有無と利用，排便促進の工夫など
	（3）腹圧をかけることができるか	●高血圧による怒責のリスクはないか 運動障害があると腹圧をかけやすい排泄姿勢がとれず，排泄障害を起こす原因となる
	（4）ストレスの強い環境にないか	●ストレスは交感神経を刺激し便秘・下痢を起こしたり，心因性の排尿障害を起こすことがある

表XIII-1 問診（つづき）

カテゴリー	具体的な内容	根拠
3）排泄機能障害を助長する要因の有無	(1)排泄動作の自立の有無	●認知障害や運動機能障害があると、尿意ー移動ー排泄姿勢保持ー衣服の着脱といった一連の動作ができず、尿失禁や排泄を避けるため飲水・食事を制限し脱水、便秘となる場合がある．また心肺機能の低下により動作が困難となることもある
	尿意を伝えられない	→失語症，介護者不足
	排泄の場所・方法・用具の理解	→認知能力の低下，認知症，視力障害（白内障，糖尿病）
	排泄動作の自立度	→運動機能障害（麻痺，関節拘縮，筋力低下，バランス不良，疼痛，振戦）
	衣服着脱・姿勢保持・後始末・バランス	→関節可動域制限・筋力低下・動作巧緻性低下，衣服の不具合など
	安全性や安定性の保持	→不随意運動・麻痺・感覚障害
	(2)排泄に適した環境であるか 排泄用具（家庭・職場・その他）	●トイレの構造，ポータブル，尿器，自己導尿など排泄用具に不具合があると排尿姿勢をとりにくい．もれるのではないかという不安から排泄意欲が減退する
	排泄設備の位置／構造	●距離，音や採光，プライバシーなどが適切でないと排泄することが苦になる
	衣服など 紙オムツや尿取りパッドの使用	●下着の機能性・快適性・清潔・必要枚数の確保は尿路感染予防になる 洗濯の頻度や洗濯にともなう介助者の負担を思い不潔になりやすい
	気温，湿度 援助者の対応 職場・家庭の理解と協力 羞恥心，プライバシー，環境の変化，気兼ね，排泄物の処理など	●高温多湿では尿量の減少，低温では頻尿になりやすい ●人員不足，信頼関係の欠如，不慣れは排泄意欲低下につながる
	(3)食事内容と量は適当か	●繊維性食品の減少は便秘を招き，摂取量の不足は便量の減少につながる
	(4)水分摂取量の低下，脱水	●水分が少なくなると尿量は減少し，脱水を起こす．脱水は腸管内の水分不足を招き便秘の要因にもなる
	(5)アルコール類の摂取量	●大量摂取は（コーヒーなどカフェイン含有飲料含む）は腎臓に負担をかける．また利尿作用で脱水の要因にもなる 大量飲酒は下痢・頻尿を誘発
	(6)ストレスの認知と対処法	●ストレスは交感神経を刺激し便秘の要因となる．極度の不安や緊張も排泄障害の原因となる
	(7)体重の増減，浮腫の有無	●体液貯留や脱水，下痢など水分出納バランス異常で体重の増減が起こる．長期間の便秘・イレウスでも起こる
	(8)浮腫の有無	●腎不全や体液バランス異常などで，眼瞼，下腿，足背，陰嚢，陰唇などに浮腫を生じる
	(9)本人の意欲と理解度	●障害認知や自立意欲が不足すると，排泄パターンを崩す

表XIII-2 フィジカルイグザミネーション

項目	内容	根拠・判断
1）腎臓の触診	(1)腫大の有無 (2)左右差の有無	・腎腫瘍，多発性腎のう胞（両腎肥大）では腎が触れる ・水腎症や腫瘍などで左右差を生じる
2）腎臓の打診	(1)圧痛・叩打痛の有無	・急性の感染症，糸球体腎炎，ネフローゼ症候群の場合は圧痛・叩打痛を生じる
3）外陰部の視診	(1)尿道口の異常の有無	・尿道口の損傷，奇形，異物などにより尿の通過障害を起こすことがある ・失禁による陰部の不潔やカテーテルにより感染を生じることがある ・男性の場合，狭窄や膿で尿道口の閉塞を起こすことがある
4）膀胱の触診	(1)下腹部膨隆の有無	・膀胱に大量に尿がたまると下腹部（膀胱）が腫瘤として触れる ・尿意があり，恥骨上部の圧痛あり→膀胱炎 ・残尿，膀胱拡大，膀胱腫瘍などでも下腹部の膨隆を触知する
5）膀胱の打診	(1)濁音の有無	・膀胱内に尿が充満すると濁音が聴取される ・排尿直後に打診して濁音が聴取されたら尿閉が疑われる

表 XIII-2　フィジカルイグザミネーション（つづき）

項目	内容	根拠・判断
6）腹部聴診	（1）蠕動音	亢進：1回/5〜15秒以上の回数　→下痢 消失：5分以上聴取不可　→イレウス，便秘
7）腹部打診	（1）ガスや便の有無	鼓音：腸管にガス貯留，膀胱が空 濁音：腸管に便貯留，膀胱が充満
	（2）イレウス（振水音）	水がはねるような音の聴取　例）チャプン・チャプン
8）腹部の触診	（1）精巣挙筋反射	精巣が挙上しないときは排尿に関連する $L_1 \cdot L_2$ の神経障害が考えられる
	（2）腹部膨満の有無	便秘やイレウス，ガスの貯留で腹部が膨隆する．時に便塊を触知する
9）肛門周囲の視診	（1）皮膚の異常の有無	・感染，失禁の湿潤により発赤，びらん，潰瘍を生じることがある ・痔による腫脹，出血があると十分，怒責できない
10）肛門の触診	（1）圧痛や腫瘤の有無 あれば大きさ・硬さ 表面の性状	・痔や圧痛があると十分に腹圧がかけられない
	（2）痔の有無	・内痔核は3時，7時，11時（下腸管膜動脈）の位置に好発する ※病変部は時計時間の位置で示す
	（3）肛門反射	・肛門収縮が見られない場合は $S_1 〜 S_3$ の障害が考えられる 脊髄損傷などで生じ尿漏れや便失禁などが起こる
11）直腸の触診 〈直腸診〉	（1）肛門括約筋随意収縮の有無 （2）腫瘤や圧痛の有無	・脊髄損傷や骨盤底筋群の低下があると随意に肛門が収縮できずに失禁する ・直腸の通過障害をきたす疾患では，腫瘤を触知する 圧痛をともなうときは，病変の位置，形，大きさ，境界の有無を観察
12）前立腺の触診	（1）肥大，圧痛の有無	・肥大，圧痛，腫瘤などがあると尿の通過障害（尿線細小，排尿時間の延長，排尿時痛）残尿・残尿感を起こす

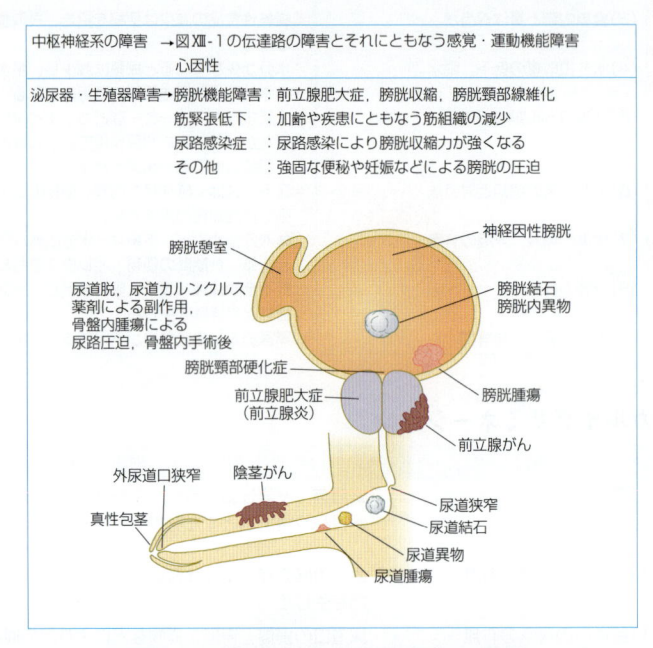

中枢神経系の障害　→図XIII-1の伝達路の障害とそれにともなう感覚・運動機能障害
心因性
泌尿器・生殖器障害→膀胱機能障害：前立腺肥大症，膀胱収縮，膀胱頸部線維化
　　　　　　　　　　筋緊張低下　：加齢や疾患にともなう筋組織の減少
　　　　　　　　　　尿路感染症　：尿路感染により膀胱収縮力が強くなる
　　　　　　　　　　その他　　　：強固な便秘や妊娠などによる膀胱の圧迫

（図：排尿障害をきたす主な疾患の図解。膀胱憩室、尿道脱、尿道カルンクルス、薬剤による副作用、骨盤内腫瘍による尿路圧迫、骨盤内手術後、膀胱頸部硬化症、前立腺肥大症（前立腺炎）、外尿道口狭窄、陰茎がん、真性包茎、神経因性膀胱、膀胱結石、膀胱内異物、膀胱腫瘍、前立腺がん、尿道狭窄、尿道結石、尿道異物、尿道腫瘍）

図 XIII-3　排尿障害をきたす主な疾患

（城間和郎（2000）臨床ナースのための症候別病態生理キーポイント臨床看護5，p.980，へるす出版より転載，一部改変）

表XIII-3　尿失禁の原因別分類

尿失禁の分類	症状	原因	失禁のメカニズム
腹圧性尿失禁	咳やくしゃみ，ジャンプなど急激な腹圧亢進をもたらす動作で，尿がもれる 女性に多い （男性より女性は尿道が短いため）	加齢，出産 骨盤底筋群の脆弱化 外尿道括約筋傷害	瞬間的または急激な腹圧亢進 筋力低下により膀胱が下降 尿道括約筋の低下
溢流性尿失禁	残尿量が増大し，尿閉状態で膀胱は満杯となる．わずかな腹圧上昇で膀胱容量の限界を超えた尿が少量ずつ溢れ出す． 腹圧を上昇させる動作がなくても失禁する	骨盤内手術後 糖尿病 前立腺肥大症 神経因性膀胱 薬剤 膀胱機能障害 下部尿路閉塞	満杯／尿閉状態 前立腺肥大症／前立腺がん 尿道狭窄 少しずつもれる
切迫性尿失禁	排尿筋の収縮力が尿道外括約筋の収縮力より強い． 膀胱に少量の尿がたまっただけで尿意が起きて，我慢できずに失禁してしまう．頻尿	脊椎・脳の手術後 前立腺肥大症 膀胱結石 膀胱炎・前立腺炎 排尿筋反射亢進	中枢神経 知覚が過敏／排尿抑制の障害 少量の尿で尿意
反射性尿失禁	尿意はない． 膀胱にある程度尿がたまるとすぐに尿失禁する（反射的排尿）	腰髄以上の脊髄疾患 脊髄損傷・腫瘍 脊柱管狭窄症	伝達による障害 図XIII-1参照
機能性尿失禁	機能障害なし 運動麻痺などで移動や排尿準備に戸惑い失禁してしまう	認知症 （アルツハイマー・脳血管性） 関節疾患	膀胱・尿道など機能障害なし

を尿道内に分泌することである．ホルモンバランスが崩れると腺組織が増殖し，腫瘤を形成し尿道を圧迫する（前立腺肥大症）．その結果，排尿時痛，排尿困難，努力排尿，尿線細小，残尿感が起こる．

項目	内容
1）問診	●排尿障害（尿閉・尿失禁）の原因を推定するために以下の内容を問診する．本人が認知できない場合は，家族などの関係者に問診する． ・**排尿時の自覚症状** 　**尿失禁**：尿意の有無，痛みや不快感の有無，運動や動作との関連，失禁状況（1回量，頻度），排尿回数と時間（表XIII-3） 　**尿閉**：表XIII-4について問診 ・**過去の失禁経験** ・**排尿障害をきたす薬剤の使用**（表XIII-5） 　**尿閉**：副交感神経遮断薬，不整脈治療など 　**尿失禁**：利尿剤，睡眠薬，精神安定剤，鎮静剤など ※注意：下部尿路に通過障害のある人が頻尿改善薬を内服すると，抗コリン作用により利尿筋が弛緩し頻尿は改善するが，尿道抵抗が高いため残尿量の増加・尿閉など排尿困難が増悪することがある．
2）バイタルサイン	●血圧を測定する． 　・急激な排泄により血圧低下をきたし，ショックを起こすことがある． 　・血圧の変動と尿量の変化 ●体温を測定する． 　・膀胱留置カテーテルや導尿時の不潔操作により，尿路感染，腎盂腎炎，急性前立腺炎を生じ高熱をだすことがある．尿道膀胱炎や結石では発熱は見られない． ●脈拍・呼吸を測定する． 　・頻脈，呼吸数増加→尿閉・尿失禁ではあまり変化はないが，不快感の増強やショック時には増加．
3）視診・触診	●尿の性状についてアセスメントする． ・**尿比重**：尿閉では濃縮尿，尿失禁では濃縮尿または正常． ・**尿量**：水分出納バランスを経時的に観察する．夜間尿量の増加は不眠を招き，昼間の失禁を招く．また水分摂取量に対し，排尿量が少ないときは尿閉，失禁を疑う． ・**尿性状**：におい，混濁，混入物の有無→感染症，血尿，結石など． ●皮膚・概観を観察する． ・失禁による陰部の皮膚の湿潤・発赤・びらん・感染の有無（臭気含む） ・冷汗，下腹部膨満，腹痛，腰背部疼痛など随伴症状の有無 ・排泄行動の自立度：尿意伝達，排泄場所への移動，排泄姿勢をとる，衣服の着脱など　→機能性尿失禁で顕著に低下

表 XIII-4　尿閉のアセスメント

項目	内容	症状
問診	排尿不能の程度分類	尿意はあってもすぐに排尿できない 尿は一滴もでない→完全尿閉 少量ずつ頻尿　→不完全尿閉（溢流性尿失禁）
	発症経過	突然発症　→急性完全尿閉（激しい苦痛をともなう） 慢性的な残尿　→残尿による膀胱拡張あり（数100mL以上もあり） 　　　　　　　　例）前立腺肥大症，尿道結石，神経因性膀胱など
	自覚症状	怒責排尿，尿線細小，尿線中絶 1日の回数と時刻，排尿時間，尿意から排尿までの時間 　→排尿間隔の延長は膀胱拡張，腎機能障害を起こす 尿失禁の有無　→膀胱容量を超えた分が溢流性尿失禁となる 疼痛の有無→腹圧が十分にかけられず尿閉を起こすことがある
	随伴症状	下腹部の緊満感，残尿感，腰背部痛 ショック症状（急激な排尿では血圧低下によるショックを起こすことがある）
	既往歴	骨盤神経，脊髄神経など排尿にかかわる神経の損傷 　膀胱　：神経因性膀胱，膀胱（頸部）腫瘍，膀胱結石・異物，膀胱脱，膀胱頸部硬化症 　尿道　：尿道損傷，尿道腫瘍，尿道狭窄，尿道結石・異物 　前立腺：前立腺肥大，前立腺がん，前立腺炎 　その他：糖尿病，脳血管障害，骨盤内手術歴の有無，内服薬（表 XIII-5 参照）など 　　　　例）前立腺肥大症，尿道結石，神経因性膀胱など
フィジカルイグザミネーション	腹部の触診 腎臓の打診 膀胱の打診	下腹部の膨隆，圧迫により尿意が強くなる 排尿直後に打診したとき，濁音が聴取される 濁音が聴取される
検査	腹部エコー	膀胱拡張を認める 膀胱拡張なし→水腎症・前立腺肥大症の有無を確認

表 XIII-5　排尿障害をきたす薬剤

麻薬	抗精神病薬（フェノチアジン系）
麻薬性鎮咳薬	（ブチロフェノン系）
中枢性骨格筋弛緩薬	精神安定薬・睡眠鎮静薬
末梢性骨格筋弛緩薬	（ベンゾジアゼピン系）
頻尿・尿失禁治療薬	抗不整脈薬
鎮痙薬	β遮断薬
消化管潰瘍治療薬	血管拡張薬
パーキンソン病治療薬	気管支拡張薬
抗ヒスタミン薬	感冒薬
三環系抗うつ薬	抗結核薬

（4）検査

●以下の検査データを把握する．

　排尿機能の評価には，尿検査一般（尿沈渣，尿培養）や血液検査（腎機能）以外に以下のような検査がある．

フェノールスルホンフタレイン（PSP）試験：近位尿細管や腎血流量
フィッシュバーグ濃縮試験：遠位尿細管と集合管の尿の濃縮能
インジゴカルミン検査：両側の尿管から尿が排泄されるまでの時間
腎盂・尿管造影：造影剤の排泄状態
腎シンチグラフィ：腎・尿管の形態や通過障害
膀胱鏡：排尿障害の原因特定，鏡視下での手術
尿流測定：尿の勢い（流量）

膀胱・尿道内圧測定：圧の変化から蓄尿障害か排尿障害かを推測する．
膀胱括約筋筋電図：外尿道括約筋の収縮状況
その他：尿失禁定量テスト，超音波・X線・CT・MRIなど

　残尿量の確認は，経腹的超音波検査やブラダスキャン®で確認するか，あるいは自排尿後，導尿にて測定する．尿閉の場合，急激な排尿は血圧低下，ショックを招くので注意する．腹圧性尿失禁は，60分間パッド試験で失禁の程度を調べる．

　うつ，失禁の不安，孤独感からくる心因性の失禁が疑われる場合，抑うつ尺度，行動観察を行う．

［2］排便機能障害が疑われる患者のアセスメント
(1) イレウス・便失禁とは

　イレウスとは，腸の内容物（ガスと便）が何らかの原因により腸管通過障害を起こし，腸内に充満し，肛門に運ばれない状態をいう．症状として腹痛，悪心・嘔吐（ときには吐物に便臭あり），腹部膨満，排ガス・便がないなどの症状を呈する．この状態が続くと，脱水や電解質異常の悪化，ショック状態などで死にいたることもある．

　便失禁とは，排ガス・排便がコントロールできないことをいう．失禁の程度は，ガスが少量もれるものから固形便がもれるものまでさまざまである．主な原因，分類，症状などは表XIII-6にま

表XIII-6　便失禁のアセスメント

	項目	内容
原因	器質的障害	外傷・外科手術（肛門括約筋の損傷，感染） 直腸・肛門の先天性奇形 神経損傷（腸蠕動の低下，肛門括約筋の障害） 放射線治療の影響 直腸脱，直腸炎，直腸がんなど
	神経損傷	中枢神経損傷（脳血管障害，脳腫瘍） 脊髄神経の損傷（多発性硬化症，脊髄損傷） 末梢神経の損傷（糖尿病）
	便の異常	極度の便秘 下痢（便中の水分が90％を超えた状態）
	行動障害など	認知症，認知障害，意欲低下など トイレット・トレーニングの失敗（知的障害の場合など） 加齢による肛門括約筋の筋力低下
問診	便失禁状況 自覚症状	・食べ過ぎ，食中毒，薬の副作用，ストレスによる下痢 ・便がたまりすぎて排便できない 　→硬便が直腸下方にたまり肛門は伸展し，便塊の間や直腸壁を下痢状の便が流れ落ちて便失禁となる ・便意を我慢できず便がもれる 　→骨盤底筋群の弛緩 ・排泄動作ができずに便がもれる 　→運動機能，判断力低下，設備の不具合など
分類	腹圧性便失禁	・腹圧がかかったときに便がもれる 　→骨盤底筋群の低下や肛門支配の神経損傷で起こる
	切迫性便失禁	・急激に便意を催して失禁する 　→腸が過敏になっているときや下痢のときに多い
	機能性便失禁	・排便動作の判断や運動の障害で起こる 　→認知症，知的障害，運動障害など
	溢流性便失禁	・たまった便が溢れだす失禁 　→便秘

とめた．正常では肛門と直腸の角度が約90度に保持されているため便が一度とまり，便意を催し排便する．しかし高位脊髄損傷や下部消化管を支配する自律神経の障害により大腸の蠕動運動の低下，肛門括約筋の弛緩があると角度が90度以上になり便が直腸から肛門に下りやすくなり，もれることがある．

(2) イレウスの種類

イレウスは原因別に大きく2つに分けられる（表XIII-7）．腸管内部を閉塞する器質的な原因がある場合を機械的イレウスといい，器質的な原因はなく，腸管を支配する神経の障害により，腸蠕動などに異常をきたし腸内容物が停滞する状態を機能的イレウスという．

表XIII-7　発生原因によるイレウスの分類

	機械的イレウス		機能的イレウス	
分類	閉塞性イレウス（単純性）	絞扼性イレウス（複雑性）	麻痺性イレウス（腸管の運動麻痺）	痙攣性イレウス（腸管の痙攣）
原因	腫瘍や腹部手術後の癒着，腸管内異物による狭窄・閉塞（胆石，異物，寄生虫），腸の炎症疾患，腸管外部からの圧迫など 血行障害なし	腸重積，腸管軸捻転，ヘルニア嵌頓などによる腸管・腸間膜血行障害 血行障害あり	急性腹膜炎，開腹手術後，脊髄損傷，低K血症，軸捻転（卵巣・精巣），膵炎，出血（腹膜炎，腹部打撲，腹腔内出血）など	鉛中毒，ヒステリー，腸管外傷など
全身	晩期：発熱・ショック 悪心・嘔吐・脱水	初期は嘔吐しその後ショック（冷汗，血圧低下，頻脈，顔面蒼白，チアノーゼなど） 白血球増加（敗血症では減少）	発熱・嘔気・嘔吐 腫瘤の触知	
腹痛	間欠〜持続 蠕動亢進時仙痛	発症と同時に激痛（体性痛）Wahl徴候[*1] 腸重積などを触知	激痛（圧痛） ブルンベルグ徴候（反跳痛） 筋性防御	
腸蠕動	亢進（金属音）→減弱・消失 鼓腸・蠕動亢進 排ガス・排便停止	減弱・消失 腹壁緊張	減弱・消失	
X線	拡張腸管ガス像又は無ガス鏡面形成像（立位）	拡張腸管ガス像	小腸・大腸にガスと腸液貯留	

＊1：打診上イレウスのある部位に鼓音が聴かれ，圧痛をともなう腫瘤が触知される．

(3) フィジカルアセスメント

腸蠕動音は腸の内容物がガスと一緒に移動したときに聞こえる音で，消化管運動を反映している．聴診器では膜面の腹壁直下の音しか聴取できないが，心音計などを使用するとさらによく聞こえる．

フィジカルアセスメントの中で，腸蠕動音を聴取する場合は，15分以上安静臥床後，腸蠕動音を聴取する．その理由として便秘とは無関係に臥床直後は一時的に腸音が減少することがあるからである．視診・聴診・触診では，イレウスの場合，腹部膨満，腹壁の緊張，鼓腸，便塊がふれるなどが観察される．

直腸・肛門のアセスメントでは，対象者は通常の診察より強く羞恥心を抱くので，よりプライバシーの保護と保温につとめる．診察体位をとった後は，口から息を吐く腹式呼吸をさせ緊張をほぐす．施行者が右利きの場合は対象者に左側臥位になってもらう．検査はすばやく行い，終了

後は，肛門部を清潔にし指先に便が付着したら，性状を見る．

項目	内容
1）問診	●自覚症状から急性か慢性かを確認し，原因をアセスメントする． ・絞扼性イレウスであるかを鑑別する． ・腹痛：激痛ではイレウスを疑う．便秘や直腸以外の疾患でも腹痛があるので注意する． ・嘔吐：イレウス症状の可能性あり． ・排ガスなし：完全な腸閉塞の疑い ・薬物使用の有無：抗コリン剤，抗潰瘍薬，抗精神病薬，降圧剤などで便秘することがある． ・腹部の手術歴：癒着性イレウスの可能性，痔の手術で肛門括約筋を侵襲した場合，便失禁（少量）をすることがある． ・体重の変化：悪性腫瘍や腹水の増加により腸管が圧迫されイレウスの原因となる． ・腹部不快，腹部膨満感，苦悶の表情，冷汗 ・排便困難で怒責を繰り返す→イレウス ・過度の不安，緊張，恐怖→便失禁（表XIII-6）
2）バイタルサイン	●体温を測定する． ・発熱はイレウスの可能性．脊髄損傷の体温調節不具合もある． ●血圧を測定する． ・血圧上昇，脱水やショック，大量の便失禁では血圧低下も見られる． ●脈拍，呼吸数を測定する． ・イレウスでは頻脈・呼吸数の増加がある．便失禁は排便後に羞恥心から脈拍，呼吸数が増加することがある．
3）意識レベル	・激痛のためショックを起こすと，意識混濁や喪失もあり得る．
4）視診・聴診・触診	●表XIII-2，表XIII-7についてアセスメントする． ●皮膚の性状を観察する． ・腸管内圧の上昇で，腸管壁の血流障害が起き絨毛上皮細胞が障害されると，血管透過性が亢進し，循環不全が悪化する．点状出血，潰瘍，壊死，穿孔から腹膜炎，敗血症を起こすことがある．また嘔吐・大量の便失禁で下痢の場合，脱水の徴候（皮膚の緊張低下）も観察する．

（4）検査

消化管ファイバー：粘膜の性状や出血の有無
消化管透視：消化や蠕動の様子
注腸造影：大腸閉塞の原因探索
腹部超音波・腹部ＣＴスキャン：腫瘍や原因となる疾患の鑑別
超音波検査：絞扼性イレウスの鑑別．拡張腸管，腸内容の移動性および蠕動の消失，大量に混濁

した腹水　→絞扼性イレウスの可能性
CTスキャン：上腹部から直腸末端までの撮影により通過障害の確認．腸管が小腸で最大径2.5〜3cm以上，大腸で最大径5（左側）〜8cm（右側）以上　→異常な拡張
腹部X線検査：通過障害部位の推測．鏡面像（niveau像）や結腸内のガスの貯留　→イレウス，腸管の狭小あるいは拡大　→器質的障害

便失禁では，直腸内圧測定・肛門括約筋筋電図などを行うこともある．

② 心理・社会面のアセスメント

日々避けられない排泄動作に障害があると，心理面では，孤独感やうつ傾向を示すことがある．例えば，失禁の不安から人前にでることや外出を拒み，他者との交流を避けることがある．これは，活動意欲や食欲の低下を引き起こす．また排尿の自立ができないことは，羞恥心や自尊心の低下を招き，さらに活動を減らすという悪循環につながる．

排泄に介助を要する場合は，他者に迷惑をかけることを避けたり，あるいは自分自身が排泄動作を億劫に感じて飲水を控えてしまうこともある．これらは脱水・便秘につながり，膀胱留置カテーテルや自己導尿を行っている場合は尿路感染を誘発することもある．

社会面では，ストーマをもっていたり，自己導尿や透析療法が必要な場合，就労や修学でハンディになることがある．したがって患者の生活状況を把握し問題点を明確にするためには，以下の視点に基づきアセスメントする必要がある．

①**患者の不安**
・不安感，過度の緊張，羞恥心，抑うつの表出とその内容
・表情：伏目，目を合わせない，こわばっている，沈痛，悲嘆などの有無と程度
・行動：落ち着きがない，否定的な発言が多い，失禁など過度の確認行動，食事や水分摂取を控える，活動意欲の低下，介助に対する遠慮，自臭行為などの有無と程度
・身体症状：頻尿，悪心・嘔吐，下腹部痛，脱水，手の震え，発汗，冷汗など

②**疾患・症状の受け入れ**
・排泄の自己管理状況
・ストレス源の認知と対処行動
・抑うつ症状の有無
・排泄援助を受けることへの自己理解

③**生活状況**
・排泄行動へ影響を及ぼす環境要因：表XIII-1
・障害による生活上の規制：職業・仕事内容や時間の変更，トイレ使用の構造的制限（脊髄損傷・脳血管障害による麻痺などでは，長便座，手すりが必要），服装の制限（膀胱留置カテーテルやオムツ使用など），日中と夜間の排泄方法の変更
・社会参加状況，経済的負担
・自己管理状況：疾病・障害の病態や生活調整に関する知識，治療・セルフモニタリングに関する知識，排尿・排便時間の確保，自己管理の継続実施状況
・援助状況：援助者の確保（時間，人員），援助者の排泄障害に関する知識と技術，援助者との関係性，排泄物の処理

③ 家族・文化に関するアセスメント

　排泄障害に対する家族の理解は，患者の心理的安定につながる．人工透析やストーマなど生涯にわたり管理が必要なケースでは，排泄障害にともなう経済的負担や介助にともなう家族の心身の負担が予測される．これらにより家族を含め周囲の状況について以下の点をアセスメントする必要がある．

　また，在宅の場合，夜間の排尿介助では家族あるいは介護者の睡眠時間確保も考慮し，ポータブルトイレや尿器・採尿器などの必要性や使用器具の種類についてもアセスメントすることが必要である．

　性交渉の頻度・テクニック・パートナーなどの変化により排尿障害を起こすこともある．また，排泄障害があることから，性交渉を控えるあるいは方法に戸惑うこともある．文化的背景では，排泄障害の原因を特定するために排泄方法や清潔・食習慣・特別な嗜好品などもアセスメントする必要がある．

①家族の心理状態
・不安の程度（患者の項に準ずる）
・性生活への影響の有無
・失禁への恐怖，いら立ち，抑うつ
・身体症状として疲労，腰痛，睡眠不足

②患者の状態に対する理解・受け入れ・サポート状況
・患者の疾患・障害の病態に関する理解の程度
・患者が実施している排泄方法の理解の程度
・患者が必要とする健康管理上の援助の認識
・役割変更に関する認識
・サポート状況：人的・時間的サポートの有無，家族以外のサポートの有無，経済力

③生育・生活環境
・排泄に対する価値観（羞恥心，補助具の使用に関するものなど）
・トイレの構造上の問題（患者に合わせることによる他の家族員への影響）
・住環境の不具合

④周囲の人々の理解
・職場や学校の理解：仕事内容や時間，通院・治療継続などの配慮，排泄援助への協力の有無，空調の調節など
・外出時の排泄場所の確保（時間的・空間的余裕の確保）

④ 看護問題

　排泄障害のある患者の主な看護問題には，以下のようなものがある．

①尿閉による苦痛・感染の危険性
　膀胱にたまった尿がまったくあるいはごく少量しか排出できない状態である．原因としては排尿反射異常・尿路の通過障害（閉塞）・疼痛などが考えられる．長時間膀胱に尿がたまっていると，

膀胱は過伸展となり，膀胱壁の組織が破壊され膀胱収縮力が低下する．それは，残尿量を増大させることとなり，膀胱緊満や下腹部痛・残尿感といった苦痛を増強させる．また残尿量の増大は，易感染状態を招く．

②排尿・排便コントロールの不良

　疾患由来でなければ，排尿・排便は食事・運動・精神状態・生活リズムといった毎日の積み重ねで確立される．コントロール不良は，便秘・下痢，腹部不快感，頻尿，尿閉・便失禁による感染の危険性といった問題を誘発する．

③日常生活活動の制限

　個人差はあるが，排泄障害が心理・社会的・家族・文化的側面に与える影響は大きい．障害を起こしている原因にもよるが，身体的に活動を制限しなければならないことは，ほとんどない．健康なときより排泄に多少の手間がかかること，尿便意がない場合，オムツや尿取りパッドを使用することによりファッションの制限を感じる．あるいは，コントロール不良の際は，失禁に対する不安や恐怖といった心因反応を示す人がいる．したがってこうした日常生活活動の制限は，健康障害に対処するために必要な制限なのか，あるいは工夫や本人の気持ち・介助者・環境次第では不必要にまたは最小限になる制限なのかなどの要因・原因とともに確定する．

④自己概念の脅威／自尊感情の低下

　毎日，欠かすことができない排泄に障害があることは，日々，その障害と向き合わなくてはならないということである．一過性であっても排泄を気にかけることは，日常生活の妨げになるばかりでなく，介助を受けたり，健康な人に比べて排泄に時間と手間を要することイコール自分は劣っていると考えてしまうことにもつながる．日本人の文化的背景もあると思うが，排泄はとてもプライベートなことであり，自分が病気であることを他者に理解してほしくてもなかなか，話しにくい．それがまた，自己概念を脅かすことになる．厭世感や怒り，抑うつ，自己否認，失禁恐怖，孤独などを生じる．

⑤イレウスによる苦痛・症状の悪化

　基本的には原因となる疾患の治療が最優先となる．しかし，原因が特定できず治療方法が確定しないときは対象者の苦痛が増大する．イレウスは分類にもよるが，表XIII-8にあるように，排便が見られない，腹痛，悪心・嘔吐，食欲不振などに始まり，状態が悪化すると，口から糞臭があがる，循環障害から血圧低下やショックを起こすことなど重篤な状況に陥ることもある．

⑥その他の看護問題

・栄養摂取量：必要量以下，脱水
・自己管理に関連する知識不足／疾患・障害・治療に関する理解不足
・疼痛（慢性・急性）
・感染（カテーテルによる潰瘍，スキントラブル，悪臭など）
・排泄が気になるあるいは不快感からくる不眠
・ボディ・イメージの混乱
・家族の不安・恐怖あるいは介護負担と経済的負担
・人間関係の縮小

参考文献

1. 藤崎　郁（2003）フィジカルアセスメント完全ガイド，学習研究社
2. 奥宮暁子ほか（2003）リハビリテーション看護11，学習研究社
3. 佐伯由香（2001）フィジカルアセスメントのための解剖・生理学事典　臨床看護11
4. 日野原重明ほか（2001）看護のための最新医学講座第22巻　泌尿器・生殖器疾患，中山書店
5. 川原礼子（2000）実践に役立つフィジカルアセスメント，ヌーヴェルヒロカワ
6. 小野田千枝子（1999）実践フィジカル・アセスメント，金原出版
7. 近藤克典ほか（2000）臨床医マニュアル，医歯薬出版
8. 板橋　茂監修（2000）臨床看護5　臨床ナースのための症候別病態生理キーポイント，へるす出版
9. 種池礼子ほか（2000）目で見る看護シリーズ5　腎臓・泌尿器・生殖器系のしくみと看護，へるす出版
10. 西村かおる監修（2002）あなたが始める生活を支える排泄ケア，医学芸術社

学習課題

1. 排尿障害の疑われる患者の問診・フィジカルイグザミネーションの主な内容をあげてみよう．
2. 排便機能障害が疑われる患者の問診・フィジカルイグザミネーションの主な内容をあげてみよう．
3. 排泄機能障害が患者の心理・社会生活に与える影響をアセスメントするための項目をあげてみよう．
4. 排泄機能障害のある患者で生じる主な看護問題をあげてみよう．

XIV

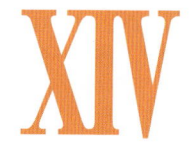

性機能障害（患者）のアセスメント

学習目標

1. 性機能障害に関する問診・フィジカルイグザミネーションの目的と方法を理解する．
2. 性機能障害やそのリスクを示す所見を理解する．
3. 性機能障害についてアセスメントした結果と看護問題の関連を理解する．
4. 発症から在宅までの継続的なヘルスアセスメントの視点を理解する．

性機能障害のフィジカルアセスメント

　性機能には生物学的な機能以外に，他者との交流や心理・文化・社会的要因などが関連・影響している．性に関するニーズ・価値観は国民性や個人差（年齢，性別，婚姻，宗教的背景など）により違いがある．排泄同様あるいはそれ以上にプライベートなことであり，積極的に語ったり表現されることは少ない．そのため対象者は，性機能障害に悩んでいても医療者に相談することをためらう場合が多い．また性機能障害をもつ人は，パートナーを満足させられないのではないかとの不安や自責の念，男性性あるいは女性性といった性的役割までも失ったような感情を抱き，落ち込み悩むこともある．したがって性は当然の欲求として，医療者から対象者に声をかけ，話を聞くことが大切である．

1 性機能障害
［1］性に関する障害

　性に関する障害は，性行為の障害と性機能の障害の大きく2つに分けられる．前者の主な原因は，性行動に影響する運動機能や神経・筋・骨疾患が多い．後者の性機能の障害は，脊髄損傷や脳血管障害，糖尿病といった中枢・末梢神経疾患の既往歴，現病歴の関与などがある．それ以外にも表XIV-1に見るような原因がある．例えば，エストロゲンの分泌低下により頸管粘液分泌が減少し，腟内が乾燥すると，性交時痛・性交時の不快感が見られるなど，健康な人でも老化にともない性機能低下を生じることがある．また，身体のみならず，性的外傷体験や性への恐怖や嫌悪感・パートナーへの不信，性的満足感が得られないなど性交渉に対する価値観や認識あるいは，

表XIV-1　性機能障害の主な原因

	男性生殖器	女性生殖器
障害の原因となる既往歴	泌尿器系疾患の既往 　手術，外傷，前立腺炎，精巣炎，がん 　性器結核，前立腺肥大症など 流行性耳下腺炎（思春期後） 停留睾丸，鼠径ヘルニア	生殖器疾患の既往や婦人科系の手術歴 　がん，子宮内膜症，子宮筋腫など 妊娠・分娩回数・中絶あるいは流産での問題 月経（開始年齢・閉経・周期など）異常
性機能に影響する現病歴	排尿障害　　　：頻度，尿の性状，性交との関連など 泌尿器系疾患：尿路・性感染症，炎症，がん，神経伝達障害 生殖器の疾患：腫瘍，がん，神経・血管損傷 不妊　　　　：診断，治療，妊娠の知識など 更年期症状　：自己概念，治療状況 脊髄損傷　　：性交・体位の困難，感覚障害，性交中の失禁の不安など 心疾患　　　：心負荷への不安とリスク 内分泌障害　：ホルモン異常，糖尿病（男性：勃起障害，女性：オルガスム障害など） その他　　　：性行動に関連した運動機能・感覚障害，関節可動域制限，筋力低下 　　　　　　　職業（放射線や重金属），がん治療，人工肛門造設，PTSD，過去の経験など	
性機能について	性交の問題（頻度，テクニック，パートナーなど） 性機能に影響する薬剤の使用（定量ピルの使用など） 性機能喪失への不安，ボディイメージの変化 性行動に対する意欲，快感，性交に関する知識や価値観・認識など その他：性同一性障害	

過去の経験や主観的満足感といった精神的要因が原因となることもある．

性行為障害では，障害にあわせた体位の工夫や代償的手段による性行為，性機能障害では，障害分類に応じた治療と平行し，再び性行動がとれるよう援助するために，看護師は，こうした対象者の心身の変化を的確にアセスメントすることが必要である．

生殖器のフィジカルアセスメントをする際は，男女ともプライバシーと羞恥心への配慮をしたうえで実施し，問診では対象者の話しやすいところから語ってもらう．性行為や性行動について，誤った方法や価値観を持っている場合は，相手の性に対する価値観を尊重しつつ，修正を行っていく．また，視診・触診では，診察中の刺激で尿意・便意を催すことがあるため，対象者にはあらかじめ排尿・排便をすませてもらう．

❷ 性機能障害とそれを引き起こす要因の評価

〔1〕男性生殖器のフィジカルアセスメント

(1) 問診

表Ⅺ-2について問診する．男性生殖器の問診では，年齢，職業，既往歴や現病歴など一般的な生活背景から聴取し，緊張がとけてきたところで，性機能障害を起こすような既往や現病歴，さらに現在の性欲や性生活について話を聞く．

(2) フィジカルイグザミネーション

表Ⅺ-3について視診・触診する．その際，プライバシー保持，保温に注意する．視診では，外陰部は陰毛の広がり（ダイヤモンド型），皮膚の性状を診る．陰茎・陰囊の皮膚の2面が接触している部分は，感染症を起こしやすいので念入りに観察する．余計な刺激を与え，勃起を起こさせることがないように注意し，手際よく触診する．

精巣・前立腺などにがんがある場合，無痛性の肥大や腹部症状（後腹膜リンパ節転移，腹水貯留など），呼吸苦や咳嗽（がいそう）（肺転移）といった生殖器以外の部位に症状があらわれることもあるので，全身状態や他の検査結果と合わせてアセスメントする．

〔2〕女性生殖器のフィジカルアセスメント

(1) 問診

表Ⅺ-2について問診する．女性生殖器の問診も男性同様，一般的事項に始まり，月経について（初潮・周期・量・月経前症状とその対処方法・閉経の時期・閉経後の変化など）や，妊娠・分娩回数，出産時の状況，現在の性行為，性欲，オルガスムの障害・不快感など性機能の質問をする．

(2) フィジカルイグザミネーション

表Ⅺ-3について視診・触診する．視診・触診では，診察体位を取ることが難しい人（妊婦，高齢・若年者，障害者など）には，内診台へ上がるところから援助し，転落予防と安全・安楽に配慮する．外陰部・腟の変化，分泌物の有無と性状，疼痛などに注意する．内診をする場合は，子宮・卵巣の位置や大きさ，疼痛の有無などを観察する．また腟鏡を用いて，子宮頸部・体部の表面の性状や，子宮口の形，分泌物などを観察する．乳房では変形・しこり・腫瘤の有無を観察する．異常があれば，マンモグラフィーや超音波などによる検査結果を確認する．

男性同様，生殖器以外の症状や，女性特有の生理周期・妊娠・分娩・更年期・閉経やライフサイクル・ライフスタイルと関連させ診ていく必要がある．

表XIV-2 問診

カテゴリー	具体的内容	根拠
1) 性機能障害の有無	(1) 障害の原因となる疾患の既往・現病歴 表XIV-1参照	・機能的、あるいは器質的障害があると性行為または性機能の障害をきたす ・四肢・体幹の運動障害、関節可動域障害があると性行為に支障をきたす
	(2) 生殖器の問題はないか 発赤、腫脹、腫瘤、潰瘍、性器出血、掻痒感、疼痛などの有無 〈男性〉 陰茎の状態：分泌物、病変、腫脹、圧痛 陰嚢・睾丸の状態：腫脹、包皮の反転や包皮の障害の有無 勃起・射精・オルガズムの障害の有無、早漏、精液の性状など （早朝勃起、持続時間）	・生殖器の疾患により、性交渉が不快あるいは困難になることがある ・勃起、射精はホルモンの影響（テストステロン亢進、プロラクチンで抑制）をうける。また生殖器の障害から勃起障害、射精障害、性交不能などが起こる ・精液の濃度の低下 →テストステロンの減少 　硬度の低下 →持続時間が短い →勃起障害（陰部神経・骨盤神経・脊髄勃起中枢の障害） 　勃起しない、 　射精しない、勢いが弱い →射精障害（陰部神経（陰部神経・骨盤神経・下腹神経）)
	〈女性〉 腟の状態：色、性状、臭い、性交時痛など 月経的症状：周期、性状、頻度、生活への影響 月経　　量と性状：出血量と性状、持続期間、出血量と性状、塊の有無、随伴症状など 不正出血 : 色、持続、頻度、随伴症状など 乳房：性状、乳房、色調、疼痛など 生殖：妊娠、出産、流産、遅延法など 下腹部痛：部位、持続時間、時期、疼痛の性状・強さ、随伴症状 その他：帯下、腰痛感触感、視覚、聴覚、嗅覚	・外陰知覚過敏、性交恐怖 　腟上反り萎縮（性交時痛）→エストロゲン産生低下 　過多月経、月経痛、脆弱化（性交時痛）→エストロゲン産生低下 　生理周期の変動、ホルモンバランス異常、ストレスなど 　不正出血→排卵出血、子宮内膜症、子宮筋腫、 　乳房の変化→生理周期の影響あり（生理前は乳腺は触れやすい）、加齢にともなう下垂、がんなど 　妊娠しない、流産が多い→不妊症（男性側の原因を含む） 　腹部中央部の疼痛→子宮内膜炎や月経困難症など 　側腹部の疼痛→卵巣腫瘍茎捻転、破裂、子宮外妊娠破裂、急性付属器炎など ・男女とも快感（オルガズム）は生殖器の感覚的刺激により起こるため、陰部神経や $S_{2～4}$ の障害があると快感は消失する。さまざまな感覚からの刺激は大脳に送られ性的興奮を高めるが、感覚障害があると性欲を減少させたり快感の減退につながる
	(3) 性行動に関する感覚障害の有無 痛覚、温度覚、触覚、視覚、聴覚、嗅覚	・性行動の変化やトラブルの発生は、性欲減退、プロラクチンの影響を受ける 　に性欲はテストステロン、プロラクチンの影響を受ける ・大脳中枢の損傷により性的衝動が減退し、前頭葉の損傷では亢進する ・性行動は、大脳辺縁系と視床下部とさらに新皮質も関与している。そのため不安や自尊感情の低下、不満足感は性行動に影響を及ぼす
	(4) 性行動の不満足の程度 性欲・快感の程度 性行動の心に配る事の有無や性的関係の障害の有無	・抗コリン剤や同神経系の副次用で排尿障害や性欲減退を起こすことがある ・性生活に対する正しい知識をもち、障害があれば、解決策を話し合うことが可能になり、より性生活や性的満足感が変化する。知識不足は、感覚拡大にもつながる
2) 性機能障害の要因の有無	(1) 性機能に影響を与える薬物の内服の有無 ※表XIV-5参照 (2) 性に関する知識	
3) 性機能障害を助長する要因の有無	(1) 性機能障害に対する受け止め (2) パートナーとの人間関係 　性行動に関する態度 　性機能障害に対する理解と新たな性行動獲得への意欲・協力 (3) ストレスの認知と対処法 (4) 地域性　ジェンダー意識	・性欲、性行動への影響。ボディイメージの変化に対する受け入れが不充分な場合、性欲減退や、パートナーへの罪悪感、自尊感情の低下、性行為をあきらめる、否認といった感情・行動に結びつきやすい ・腟の潤滑は交感神経が関与している。ストレスがかかり自律神経が障害を受けると潤滑液の分泌が低下し、性交時痛を起こす ・性や生殖に関する習慣や性行為時の周囲の対応、プレッシャーはストレス要因となる。また経済状態も性欲減退に影響する

表 XIV-3　性機能障害のフィジカルイグザミネーション

	項目	内容	根拠・判断
男性	1）陰茎の視診	(1) 皮膚・包皮の状態	・亀頭を包側皮が覆っている　→包茎，嵌頓(かんとん)包茎
		(2) 亀頭の性状 　色素沈着 (3) 外尿道口からの分泌物	・包茎や水泡，潰瘍などがあると性交時痛，不快感がある ・分泌物，滲出液，亀裂，色調変化→STD（性交為感染症），感染症疑い
	2）陰茎の触診	(1) 結節，圧痛，しこりの有無	・結節，圧痛，しこりなどは性交時痛や排尿障害の原因となる．下記の症状があると性交不能となる ・陰茎背部から側方へ限局した結節　→ペイロニー病（陰茎成形性硬結）勃起時に陰茎が屈曲し疼痛あり
	3）陰囊の視診	(1) 左右対称性 (2) 皮膚の性状（恥毛，皺）	・左右差あり　※正常でも多少の左右差はあり ・恥毛がないのは，ホルモン異常，血管性の異常．皺は精巣の温度低下のために必要（入浴後は陰囊の皮膚が伸展しているため確認しやすい）
	4）陰囊の触診	(1) 腫瘤，腫脹，疼痛の有無 腫瘤があったら，腫瘤の裏からライトをあて透光性を診る．位置，形，硬度，弾力性，可動性，圧痛，境界の明瞭さなどを観察する (2) 睾丸の有無	・精子形成とテストステロン産生をしているため異常があると性機能に影響 ・強い疼痛・圧痛あり→睾丸炎，副睾丸炎 ・無痛性腫大→精巣腫瘍疑い，後腹膜腔リンパ節転移があると腹部症状を呈し，肺転移があれば血痰，呼吸困難が随伴症状として認められる ・腫瘤があり有痛性で徹照法で半透明に見える→陰囊水腫 ・睾丸が触れない　→移動睾丸，停留睾丸疑い
	5）前立腺の触診	(1) 肥大，圧痛の有無	・肥大，圧痛，発熱は前立腺炎の疑い．性欲減退，性交不能の場合もある
	6）鼠径部の触診	(1) 隆起やリンパ節腫大の有無	・鼠径ヘルニアや炎症，免疫疾患などで触知する
女性	7）外陰部の視診	(1) 外陰部の性状 　皮膚や恥毛の異常の有無 　陰唇の異常 　膣粘膜の性状 (2) 分泌物の性状 (3) その他	・外性器で陰核，小陰唇が最も感受性が高いため障害の有無を確認 ・恥毛が男性様，男性化徴候あり　→内分泌異常 ・静脈瘤→骨盤内圧上昇を示す（妊娠時，子宮の腫瘍など） ・蒼白（閉経後は異常ではない）→エストロゲンの欠乏 ・外性器の水泡，びらん　→陰部疱疹（軽度の掻痒，疼痛，発熱あり） ・恥毛に白色の卵付着　→ケジラミ ・膿性緑黄色　→淋病 ・灰白色で多量　→トラコーマ・クラミジア ・チーズ様，外陰部炎症　→カンジダ ・その他の腺性分泌物　→不顕性感染 ・子宮下垂，子宮脱，膀胱瘤など
	8）外陰部の触診	(1) 膣前庭，膣口の性状	・膣口から尿道を押していくとスキーン腺から分泌物あり→感染の疑い ・大陰唇に圧痛，分泌物　→炎症性疾患 ・乾燥し弾力の消失　→エストロゲンの欠乏
	9）子宮頸部の視診	(1) 性状，色の変化	・堅く顆粒状の病変　→子宮頸がん ・チアノーゼ　　　　→腫瘍，妊娠による骨盤内うっ血 ・鮮紅色，紅斑　　　→感染症
	10）子宮頸部の触診	(1) 疼痛の有無	・激痛　→骨盤内の炎症性疾患，がんでは硬く触知 ・子宮触診時の疼痛，放散性の月経痛，便秘など　→子宮内膜症
共通	11）乳房の視診	(1) 乳房のバランス 　乳輪・乳頭 　皮膚の性状	・左右非対称，乳頭亀裂や乳頭分泌物あり　→乳がん疑い ・乳輪不鮮明，陥没乳頭 ・局所色素沈着，静脈怒張
	12）乳房の触診 　※リンパ節含む	(1) 圧痛の有無 (2) 腫瘤の有無	・リンパ節（鎖骨下，腋窩）の腫大　→がんの転移，リンパ腫 ・疼痛　→乳腺症 ・しこり　→がん，慢性乳腺炎，乳腫瘍など
	13）腹部の視診 14）腹部の打診 15）腹部の触診	腹部の形状 腹水貯留 腹痛（部位，随伴症状など）	・下腹部の膨瘤　→尿の貯留，子宮筋腫，卵巣膿腫など ・波動があれば腹水貯留 ・腫瘤の触知

[3] 性機能障害を引き起こす要因
(1) 問診
表XIV-2について問診する．
(2) フィジカルイグザミネーション
表XIV-3についてアセスメントする．

3 機能障害時のアセスメント
[1] 勃起障害のある患者のアセスメント
(1) 勃起障害とは
男性性機能障害とは性欲・勃起・性交・射精・オルガスムのいずれかに障害がある場合をいう．勃起障害（以下，erectile dysfunction；ED）は，性交時に有効な勃起が得られないために，満足な性交ができない状態であり，ＷＨＯによると性交のチャンスの75％以上で性交が行えない，あるいは十分な満足が得られないことである．

勃起には，2つある．1つは感覚器からの刺激や性的興奮や性的な想像により，脳の勃起中枢が刺激されることで起こる心因性勃起と，陰茎や膀胱の刺激が脊髄勃起中枢に入り陰茎海綿体を充血させて勃起する反射性勃起がある．図XIV-1に示した刺激伝達経路のいずれかに障害があると勃起障害を起こす．EDの主な原因は加齢・生活習慣といったものから，慢性疾患・手術まで多岐にわたる．EDの中でも機能性EDは原因となるエピソードを引き出すまでに時間を要するが，比較的特定しやすい．器質性EDでは，健康な男性に起こる早朝勃起がまったく認められないなどの症状がある．性機能評価は表XIV-4のIIEF（international index of erectile function）-5が簡易で使いやすい．合計点数が21点以下でEDを疑う．

表XIV-4　国際勃起機能スコア5（IIEF-5）

項目 \ 点数	0点	1点	2点	3点	4点	5点
勃起を維持する自信の程度はどのくらいありましたか		非常に低い	低い	普通	高い	非常に高い
性的刺激による勃起の場合，何回挿入可能な勃起の硬さになりましたか	性的刺激一度もなし	まったくなしまたはほとんどなし	たまに（半分よりかなり下回る回数）	ときどき（半分くらい）	おおかた毎日（半分よりかなり上回る回数）	毎日またはほぼ毎日
性交中，挿入後何回勃起を維持することができましたか	性交の試み一度もなし	まったくなしまたはほとんどなし	たまに（半分よりかなり下回る回数）	ときどき（半分くらい）	おおかた毎日（半分よりかなり上回る回数）	毎日またはほぼ毎日
性交中に，性交を終了するまで勃起を維持するのはどれくらい困難でしたか	性交の試み一度もなし	ほとんど困難	かなり困難	困難	やや困難	困難でない
性交を試みたときに，何回満足に性交ができましたか	性交の試み一度もなし	まったくなしまたはほとんどなし	たまに（半分よりかなり下回る回数）	ときどき（半分くらい）	おおかた毎日（半分よりかなり上回る回数）	毎日またはほぼ毎日

（高坂　哲（2003）セクシュアリティに問題のある患者の評価，リハビリテーション看護研究8，p.21，医歯薬出版より転載，一部改変）

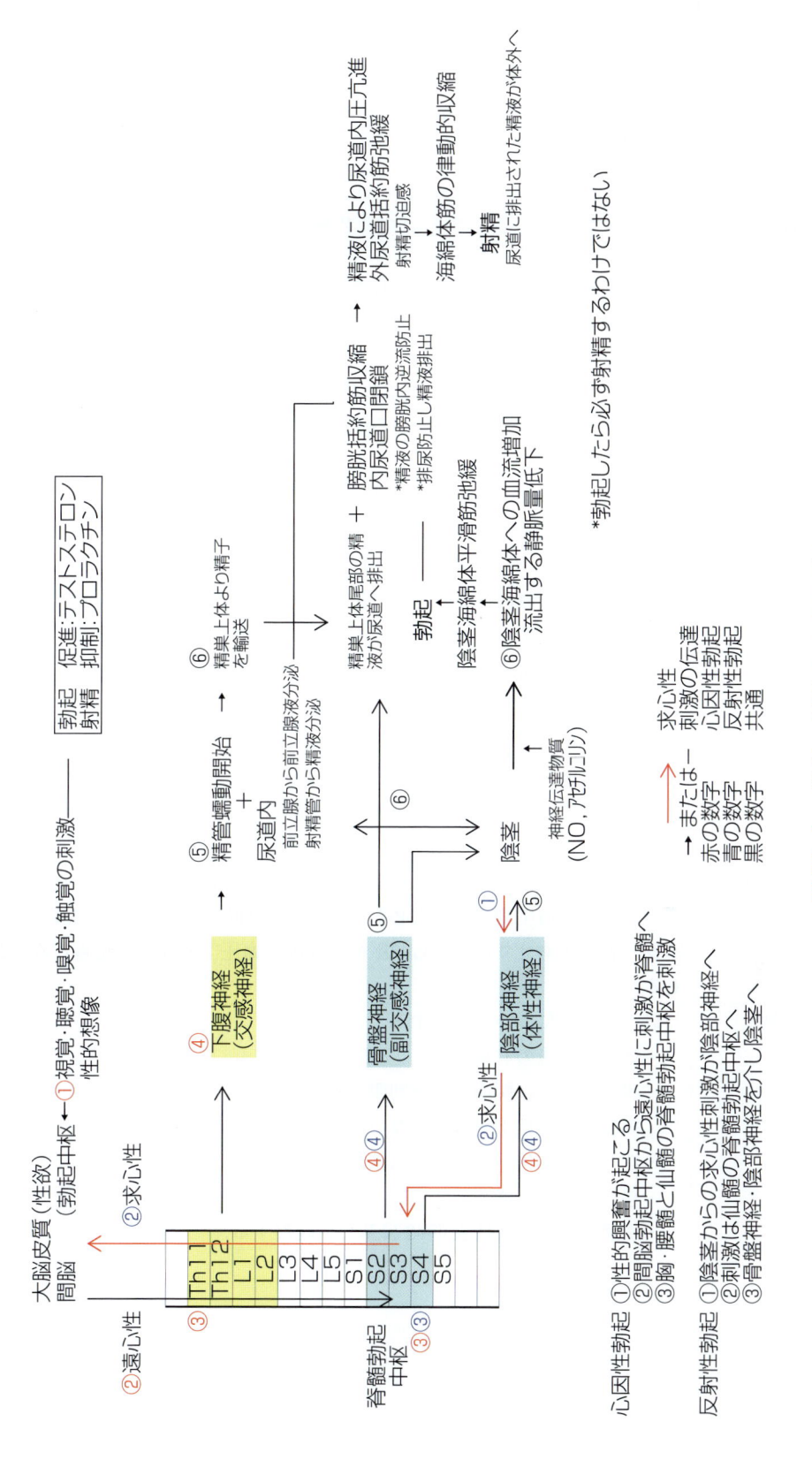

XIV 性機能障害（患者）のアセスメント **271**

図 XIV-1 勃起・射精のメカニズム

(2) フィジカルアセスメント

　診察時の姿勢，歩き方，関節の動き，表情，言動など心身全体を観察する．皮膚知覚や反射などの神経学的所見，四肢の動脈触知により血行障害の有無なども診る．問診の後，陰茎・陰嚢の変形，性状を視診・触診する．また前立腺の大きさ，可動性，左右対称性と脊髄神経の反射などを診る．詳細は表XIV-3，第13章の表XIII-2参照．

項目	内容
1）問診	●勃起障害の自覚症状の有無と程度について問診する． ・いつごろから勃起しなくなったか．器質性EDと機能性（心因性）EDなのか鑑別する． ・性欲，性的快感の有無．性器以外の部位でもそれを感じることが可能か． ・性行為に支障をきたしているか．または解決策を話し合いパートナーと相談できるか． ・射精は見られているか→射精障害との鑑別 ●勃起障害の原因となり得る状態の有無について問診する． ・図XIV-1に示すような刺激伝導系の異常をきたす疾患の有無 ・勃起障害の原因となり得る疾患の有無 ・強いストレスやプレッシャーを受けていないか． ・性的暴力や強姦などの被害でセックスに対して嫌悪感を抱いていないか． ●勃起障害の悪化要因について問診する． ・薬剤の使用状況．特に表XIV-5の薬剤には注意する． ・生殖機能喪失の不安，罪悪感などはないか． ・性に対する知識はあるか→無知や誤解による性機能障害の有無を聞く． ・オルガスムの障害（減退，不快感，腟痙など）→不満，不安，罪悪感など
2）バイタルサイン	原因が脊髄損傷の場合では体温調節がうまくいかないこともある．心疾患がある場合は血圧測定なども必要である．また機能性EDでは性交に際して，不安・恐怖・あせりなどから頻脈や過呼吸，血圧上昇などが見られることもある．
3）視診・触診	●以下の有無について観察する． ・運動器疾患の有無 ・四肢・体幹に関節可動域制限がないか． ・極度の筋力低下や麻痺がないか． ・性行為の体位がとれるか（独自の工夫も含める）． ・感覚障害の有無 ・生殖器については表XIV-3に基づき観察する．

表 XIV-5 性機能障害を起こす可能性のある薬剤

勃起障害を起こす可能性のある薬剤	循環器系薬剤	$α_2$作動薬，$β$遮断薬，降圧剤
	プロラクチンを上昇させる薬剤（テストステロン低下）	フェノチアジン系向精神薬，ブチロフェノン系向精神薬
	抗アルドステロン作用を有する薬剤	H_2受容体拮抗薬，利尿剤
	抗コリン作用により ED をきたす薬剤	フェノチアジン系向精神薬，三環系抗うつ剤，アレルギー治療薬，感冒薬，過敏性大腸炎治療薬，抗パーキンソン薬
女性の場合	無月経誘発の可能性のある薬剤	アンドロゲン，降圧剤，抗精神病薬，エストロゲン，ステロイド剤など
	月経不順の原因になる薬剤	抗うつ剤，甲状腺ホルモン
	性欲に影響する薬剤	抗うつ剤，降圧剤，$β$遮断薬，エストロゲン
	その他	エストロゲン

（川西泰夫（2001）看護のための最新医学講座第22巻，泌尿・生殖器疾患「性機能障害」，p.263，中山書店より転載，一部改変）

(3) 検査

①血液検査

　血中ホルモン値：テストステロン，フリー・テストステロン，プロラクチン，黄体形成ホルモン，卵胞刺激ホルモン

　白血球値，CRP：炎症の有無なども確認する．

②勃起

　スタンプテスト：就寝前に陰茎に切手を巻いて，翌朝，切手がミシン目で切れているかを診る．切れていれば勃起・弛緩が起きたことが確認される．

　睡眠時陰茎膨張検査（nocturnal penile tumescence：NPT）：睡眠中の勃起を記録し，勃起が確認できれば機能性EDである可能性が強い．

　NPTゲージバンド，エレクトメータ：正常は3cm以上，1～2cmは中等，1cm以下が重度障害である．

　視聴覚性的刺激（audiovisual sexual stimulation：AVSS）：性的刺激ビデオや写真を見る前後で，陰茎周径・硬度変化を調べる．刺激後，周径が増大し硬度が増せば機能性EDといえる．それ以外は，さらに検査をする．

③末梢神経と仙髄の反射

　陰茎背神経伝達速度測定，陰茎表面の振動覚検査

④血流障害

　超音波カラードプラ検査：陰茎体動脈の血流速度が正常であれば，静脈性の勃起障害

　動脈造影：閉塞部位の確認

　ICIテスト（intracavenous injection test），陰茎の血管造影検査：血管拡張剤を直接陰茎海綿体に投与し勃起状態を確認

⑤心因性の要因

　心理テスト，性格テスト

　重症度は，表XIV-4の性機能評価や上記の検査結果，仙髄（$S_{2～4}$）領域の深部反射低下または消

失といった勃起に関与する神経伝達経路（図XIV-1）の障害状況から判断する．

(4) 鑑別

勃起障害の分類はあるが，患者本人が症状を語らないことも多いため，パートナーからの情報と検査データを踏まえて判別することが必要である．

② 心理・社会面のアセスメント

性行為は，社会生活をするうえで，あるいは家庭生活の中で，他者との愛情確認，性的快感，子孫繁栄など重要な意味をもつ．性機能障害により性生活が障害されると，性役割に不安を覚える．夫として父として男性として，あるいは妻として母として女性として障害をどのように受け止めるか，性機能障害の治療方法（効果，リスク，費用，期間などを含む），今後の生活への影響などを理解できているかをアセスメントする．また，性に対する知識・価値観・満足度などは性機能に影響するので，それらをアセスメントする．

社会面では，治療にともなう費用や入院の必要性，性機能障害を起こす原因にもよるが，それによる社会的差別や偏見はないか，あるいは性生活以外の生活影響などをアセスメントする．

(1) 患者の不安
- 不安感，悲嘆，喪失感の表出とその内容
- 表情：こわばっている，泣いている，沈痛，時に興奮や動揺などの有無と程度
- 仕草：落ち着かない，活動の低下，ぼんやりしている，無口，子どもや赤ちゃんを見ない，あるいはその話題になるとふさぎ込むなどの有無と程度
- 身体症状：胃痛，筋弛緩または緊張，体の震え，脈拍上昇

(2) 障害の受け入れ
- 危機理論などを用いて，現在どのようなステージにあるか．
- 喪失感，抑うつ症状の有無と程度
- ストレス源の認知・対処の取り方
- 価値観・信念：どのようなことを優先するかまたは，置きかえるか．

(3) 生活状態
- 性機能障害へ影響する要因：表XIV-2参照
- 障害による生活上の規制：性行動の変化（性交渉時の体位の制限，方法の変化，代償器具の活用など）
- 自己管理状況：障害の病態に関する知識，生活調整に関する知識，治療に関する知識，生活調整や治療継続の実施状況
- 放射線や毒性化学物質への曝露はないか（過去，現在）．

③ 家族・文化に関するアセスメント

性機能障害は，本人のみならずパートナーの性生活に与える影響も大きい．体位や器具の使用といった性行動変更を求められることもある．また性的快感ではなく精神的快感または，勃起障害がある場合は，海綿体注射といった薬物療法などを必要とする性生活になることもある．これらの変更を受け入れる心身の準備と同時に，その国・土地の性に対する文化的背景も障害の受け

入れに関与する．例えば，アメリカの学会では，脊髄損傷の患者同士がセックスをする様子をビデオなどで放映し，障害者の性について議論されている．しかし，日本ではまだそこには至らない．また諸外国では挨拶代わりの抱擁も日本の中高年以上の者には抵抗があるなど，同じ行為でもその国・土地の文化が関与するところは大きい．

　パートナー以外にも，子どもにとってもまた親にとっても家族員の性機能障害は，否定・肯定に限らず，対象者のイメージや思いを揺るがすが，家族の理解と協力は，対象者の安心や支えにもつながる．そのため家族員の理解状況も把握しておく．

(1) 家族の心理状態（パートナーも含む）
　・親あるいは夫・妻，または性的役割の喪失感
　・不安の程度（患者の項に準ずる）

(2) 患者の状態に対する理解・受け入れ・サポート
　・疾患や障害の病態に関する理解の程度
　・家族員個々の心理的安定の状態
　・患者が必要とする健康管理や生活上の援助の認識
　・役割変更に関する認識
　・サポート力：経済力（原因による），家族以外のサポートの有無

(3) 生育・生活環境
　・結婚したら子どもを産むことがあたり前という環境ではないか．
　・性の価値観や考え方に影響を及ぼす文化的，宗教的背景はないか．

(4) 周囲の人々の理解
　・子どもができないことへの理解
　・話題の選択（心因性の場合特に重要）
　・治療や通院継続に対する配慮（家族や本人が望む場合，守秘義務徹底など）

④ 看護問題

　性に関する障害をもつ患者では，以下のような看護問題があげられる．

(1) 身体的問題
　・性的機能障害の悪化
　・性交にともなう失禁
　・性行為感染症による症状
　・性交時の疼痛

(2) 精神的・社会的問題
　・性行為感染症による社会的孤立
　・性の問題の長期化，思うような改善が見られないことによるストレス増大
　・治療への誤解や不安，自責，怒り，自殺
　・過剰な思いやりからくる非効果的役割遂行や家族の破綻，など
　・今後の性生活に対する不安
　・自己概念の脅威，セルフ・エスティームの障害（自己尊重の低下）
　・パートナーとの関係悪化

・非効果的セクシュアリティパターン
・本人が理解していてもパートナーがそれを受け入れられない
・パートナーに拒否されたことで男性が，自己否定や性の喪失感が強くなってしまうことがある

参考文献

1．藤崎　郁（2003）フィジカルアセスメント完全ガイド，学習研究社
2．奥宮暁子ほか（2003）リハビリテーション看護11，学習研究社
3．佐伯由香（2001）フィジカルアセスメントのための解剖・生理学事典　臨床看護11
4．日野原重明ほか（2001）看護のための最新医学講座第22巻　泌尿器・生殖器疾患，中山書店
5．川原礼子（2000）実践に役立つフィジカルアセスメント，ヌーヴェルヒロカワ
6．小野田千枝子（1999）実践フィジカル・アセスメント，金原出版
7．近藤克典他（2000）臨床医マニュアル，医歯薬出版
8．板橋茂監修（2000）臨床看護5　臨床ナースのための症候別病態生理キーポイント
9．種池礼子ほか（2000）目で見る看護シリーズ5　腎臓・泌尿器・生殖器系のしくみと看護，へるす出版
10．西村かおる監修（2002）あなたが始める生活を支える排泄ケア，医学芸術社
11．小泉仁子（2001）生殖機能，『フィジカル・アセスメントのための解剖生理学事典』臨床看護11　VOL.27 NO.13，p.2117

学習課題

1．性機能障害をもつ患者をアセスメントする際の，問診・フィジカルイグザミネーションの主な内容をあげてみよう．
2．性機能障害が患者の心理・社会生活に与える影響をアセスメントするための視点をあげてみよう．
3．性に関する倫理的配慮についてのべてみよう．

パートⅢ 事例編

1 入院時のアセスメント

現在では，医療はますます高度化し，さまざまな健康上の問題に対して入院加療が行われるようになってきている．また一方では在院日数を短縮し，医療費の無駄を省いた効率的な質の高い医療・看護を提供することが求められている．そのため入院時は，多様な目的をもって入院してくる対象者の全体像をできるだけ早くとらえ，対象者にあった看護を提供できるようアセスメントする必要がある．ここでは，入院時のアセスメントの特徴と流れについて事例を用いて学習する．

① 入院時のアセスメントの特徴

患者が入院する際には，通常外来の診療において，入院加療が必要か否かという判断が行われる．入院する理由としては，
- 疾患や症状に対して検査や治療を行い，改善を目指すため
- 糖尿病の教育入院のように，病気とともにある生活に必要な知識や技術を習得するため
- 通院や在宅療養では対処不可能な健康上の問題に対処するため

などさまざまである．

入院時のヘルスアセスメントは，入院の理由により異なってくる．例えば，検査や治療目的での入院であれば，病状と悪化や改善にかかわる要因をアセスメントし，さらに治療や検査を実施するうえで必要とされるヘルスアセスメントを行う．また教育入院では，ヘルスアセスメントの中でも，患者の健康問題の受け止め方や対処方法が重要なアセスメント内容になる．しかし，どのような患者にも共通することは，これまで社会において，個人の家庭や集団に属していた患者が，入院により「病院」へと生活の場を移すことで，患者を取り巻く環境が変わることである．今までと異なる「病院」という環境の中で生活することで，疾患を抱えた患者は病気によるストレスだけでなくさまざまな日常生活上の制約を感じることも多い．そのため入院時には，患者の全体像をとらえることができるよう，系統的に情報収集を行い，アセスメントすることが必要とされる．これを果たすために通常入院時には，看護理論家の枠組みや，ゴードン（Gordon）の機能的健康パターンを用いたデータベースや，あるいは病院独自に作成したデータベースが用いられている．

今回は手術を受けるために入院した事例を取り上げる．

② 入院時のアセスメントの流れ

　入院の経緯には，外来受診により入院日を調整して入院してくる場合と，何らかの体調不良を自覚して来院し，救急外来などで急遽入院が決定される場合がある．急遽入院となった患者の場合は，身体的苦痛が強く，緊急性を要している場合が多い．そのため入院時のアセスメントは，救急外来でのアセスメントに準ずる形で行われる．

　一方，予定されている入院の場合には，患者は入院準備をして目的を理解したうえで来院している．看護師も入院の受け入れにあたり，外来での診療記録や検査結果，外来および前回退院時の看護サマリー，他院からの紹介状など事前に入手できる情報からある程度の身体状況，患者像を推察することができる．入院してきた患者のアセスメントは，以下のような流れになる．

（1）外来診療記録や検査結果，紹介状などからあらかじめ患者の経過・病態について把握する．
（2）患者の主訴について問診・フィジカルイグザミネーションを行い，心理状態や病気の受け止め方について聴取する．症状があれば必要に応じて対処を行い，疾患の病態や主訴・症状，今後行われる治療や検査により予測される状態をふまえてのhead-to-toeのアセスメントを行う．
（3）病院での生活を送るうえで配慮が必要な事項やADL（activity of daily living：日常生活活動）を把握し，データベースアセスメントを行い，全体像を把握することになる．

　入院時のアセスメントは，入院中の看護の方向性を検討する手がかりとなる．また入院生活を送るうえでの患者—看護師関係を形成する第一歩にもなる．何らかの疾患により入院治療が必要と判断された患者にとっては，入院初日は不安と緊張が高まっている状況であることも多い．そのため入院時のアセスメントでは，患者の心理的な側面にも配慮し，看護師として知識と思いやりをもった対応が必要とされる．

③ 事例のアセスメント

　胃がんと診断され，手術を目的に入院してきた患者を例に，アセスメントの流れを見てみよう（表1，表2）．

1 事例

　Bさん，48歳，女性．5月ごろから胃がもたれる感じがあり，食欲が低下していた．夏になり体重が減少し，近くのH総合病院を受診．内視鏡検査の結果，胃がんと診断され，手術のため入院となった．

（1）外来診療記録（本人・家族への病状説明）
　早期胃がん　胃体下部Ⅱc，現在のところ他の臓器への転移はない．胃がんの治療方法は，内視鏡を使う方法と手術，化学療法などがある．Bさんの場合手術で取りきれるものと考える．詳しいことは入院して調べる．

（2）検査結果
　胃内視鏡：胃体下部にⅡc様の陥凹型病変あり，周囲に潰瘍形成．粘膜下層に達する（group Ⅴ）

腹部超音波検査：肝臓・膵臓・腎臓に異常所見なし，リンパ節腫大なし
感染症（−）

（3）外来看護サマリー

外来にて「胃がん」であることと手術が必要であることを告げられたときには，待合室でしばらく涙ぐんでいる様子が見られた．看護師が今後の予定等を説明し，Bさんから話を聞くと，必要物品について質問するなど落ち着きを見せた．2年前に実母が胃がんで亡くなっており，長男の大学受験も重なっているため家庭への影響，病気への不安を口にしていた．

（4）入院時の身体所見

身長155cm，体重52kg（最近2ヶ月で5kg減少）
BT：36.2℃，R：15回/分，P：72回/分，BP：112/68mmHg

（5）Bさんからの情報

＊データベース参照（表3参照）

（6）家族からの情報

＊データベース参照（表3参照）

2 アセスメントの流れ

手術などの目的で，予定された治療を受けるために入院してきた患者の入院時のアセスメントは，以下の流れで情報収集・判断・介入を行いながら進めていく．

（1）外来診療記録や検査結果，紹介状などからあらかじめ患者の経過・病態について把握する．
（2）患者の主訴について問診・フィジカルイグザミネーションを行い，心理状態やがんおよび手術の受け止めについて聴取する．また「胃がん」の病態と「全身麻酔下開腹術」を受ける状況を想起し（表1，2），データベースシートのアセスメント項目について問診・フィジカルイグザミネーションを行う．

表1　「全身麻酔下開腹手術」に焦点をあてたアセスメントの視点と必要な情報

アセスメントの視点	必要なデータ
麻酔・手術を行ううえで影響する身体的特徴	【視診】脊柱の湾曲・関節運動障害の有無（手術体位がとれるかどうか） 　　　　開口の状態・歯の状態・頸部の可動性（経口挿管時の障害の有無） 【計測】体格，身長，体重（肥満）
意識・神経系	【問診】意識レベル（JCS，GCS），認知力，理解力 　　　　表在知覚障害の有無 　　　　既往歴（脳梗塞，パーキンソン病） 　　　　内服薬：抗パーキンソン病薬，向精神薬など
心機能	【問診】既往歴（高血圧，狭心症，心筋梗塞など） 　　　　内服薬：降圧剤，冠拡張薬，抗不整脈薬，抗凝固薬など 【バイタルサイン】脈拍：不整脈の有無 　　　　　　　　　血圧：高血圧 【聴診】心音：心雑音の有無 【検査】心電図（不整脈），胸部X線（心拡大・心肥大）
止血機能	【問診】既往歴（血友病，血小板減少症，悪性腫瘍など） 　　　　内服薬：抗凝固薬など，治療歴：化学療法などによる骨髄抑制 【検査】血液検査：血小板，凝固系，出血時間

表1 「全身麻酔下開腹手術」に焦点をあてたアセスメントの視点と必要な情報（つづき）

アセスメントの視点	必要なデータ
呼吸機能	【問診】既往歴（喘息，慢性閉塞性肺疾患など） 【バイタルサイン】呼吸数，呼吸パターン 【視診】胸郭の動き 【聴診】呼吸音：ラ音（喘息，肺炎） 【検査】動脈血液ガス分析，酸素飽和度 　　　　血液検査：一般血液（Hb） 　　　　肺機能検査：一秒率，%肺活量 　　　　胸部X線
肝機能	【問診】既往歴（肝炎，肝硬変） 【視診】皮膚：黄染 【触診】肝腫大の有無 【検査】血液検査：GOT，GPT，プロトロンビン時間，フィブリノーゲン， 　　　　　　　　TP，血清Alb，血清Bil
腎機能	【問診】既往歴（腎不全） 【計測】尿量，尿比重 【検査】尿検査，血液：BUN，Cre，血清K濃度，PSP試験
内分泌・代謝機能	【問診】既往歴（糖尿病など内分泌・代謝系疾患の有無） 【検査】血液：血糖値，尿検査：尿中ケトン体
生活歴	【問診】喫煙歴：本数と期間 　　　　アルコール摂取状況
家族歴	【問診】血縁者の麻酔歴：悪性高体温症の罹患の有無 　　　　　　　　　　　　麻酔・手術時に異常のあった者の有無
心理面	【問診】麻酔・手術に対する不安や疑問はないか 　　　　これまでの手術の経験と経過・対処行動について

表2 胃がんの病態・治療に焦点をあてたアセスメントの視点と必要な情報

アセスメントの視点	必要なデータ
胃がんの進行度	【検査】胃造影 　　　　胃内視鏡 　　　　病理診断 　　　　画像診断：転移の有無（肺転移，肝転移，リンパ節転移など） 【胃がんの分類】肉眼的分類（胃がん取扱い規約による） 【触診】左鎖骨上窩リンパ節転移（ウィルヒョウ転移）の有無 　　　　直腸指診：膀胱直腸窩・ダグラス窩への播種（シュニッツラー転移）
胃がんによる症状	【問診】自覚症状の有無（初期は無症状のことが多い） 　　　　心窩部痛（鈍痛），胃部膨満感，胸やけ，食欲不振，嘔気，嘔吐 　　　　嚥下障害（噴門部付近のがん） 　　　　通過障害による嘔吐（幽門部付近のがん） 　　　　下血　病変部からの出血によるもの（便潜血反応陽性） 【計測】体重減少 【検査】Hb低下（病変部からの出血にともなう貧血） 　　　　TP・Alb低下（病状が進行すれば低栄養）
治療による影響	疾患の理解，手術に対する知識，食習慣・食事のスタイル
入院にともなう社会生活への影響の可能性	【社会面】地域・家族内での役割 【家族・文化面】家族構成，家族機能，家族の疾患に対する認知， 　　　　　　　　家族の心理状態
心理状態	不安，病気の認知，自己概念，ストレス・コーピング

(3) 病院での生活を送るうえで配慮が必要な事項やADLを把握し，データベースアセスメントを行う．

ここでは，データベースとしてゴードンの機能的健康パターンを用いる．

3 アセスメントの実際

この事例では，入院時に夫が付き添っていた．現在，食欲不振はあるものの緊急を要する症状はなかった．一方で，外来でがんを告知された際には涙ぐみ，手術に対する不安などを看護師に話していたという情報を外来サマリーから得た．そのため問診時は，患者の心理状態に配慮し，リラックスできるような雰囲気をつくって，患者や家族からの質問に答えながら，病気や治療に対する受け止め方や身体症状，全体像の把握を進めていった．

入院時のアセスメントの結果は表3のとおりである．

表3 事例のアセスメント

カテゴリー	情報	アセスメント
健康知覚－健康認識	S：H総合病院で先生に胃がんの疑いがあるといわれたときは，まさかと思いました．こちらの病院を紹介されたときも，がんじゃないといってもらえるに違いないと思っていました． S：病名を告げられてからは，母が胃がんで亡くなっているので，そのときのことを思い出したり，本で調べたりはしました． O：胃がん　胃体下部（Ⅱc）Group Ⅴ　潰瘍あり　リンパ節転移なし　他臓器転移なし　喘息の既往あり（発作は年に2，3回）	・胃がんと治療に対する不安はあっても，実母の経験を振り返り，本で調べるなど，今後起こり得ることに対し，自ら情報を得ようとする姿勢が見られる． ・病態としては早期胃がんであり，全身状態改善のために緊急な治療が必要な状況にはない．喘息の既往があるため，全身麻酔・手術によって，発作術後の呼吸器合併症を引き起こすリスクがある．
栄養－代謝	S：5月ごろから胃がむかむかして……． 普段は3食自分で作っています． 夫が高血圧気味なので塩分には気をつけています． O：身長155cm，体重52kg（BMI 21.6） TP 7.0g/dℓ，Alb 3.0g/dℓ，Hb 10.2mg/dℓ 義歯なし，皮膚：異常所見なし 血液検査結果　GOT 15IU/ℓ　GPT 18IU/ℓ 出血時間　2分 FBS 108mg/dℓ	・現在胃がんにより食物を移送する機能に障害があるのか胃のもたれ感や食欲不振が生じている． ・手術に支障をきたす栄養障害は見られない． ・手術後食事を作るのはBさん本人であるため，術後の食事については本人を対象とする． ・手術施行に支障をきたす血液所見は見られない．
排泄	S：排便1回／日，排尿6～7回／日 O：便潜血反応陽性　下血なし BUN 14mg/dℓ　Cre 0.7mg/dℓ 腹部腫瘤　触知なし	・排泄に特に問題なし ・病変部に潰瘍があり，出血している可能性があるが，肉眼的に下血はなく，血液データからも出血の程度は少ないと思われる． ・腎機能は問題なし ・リンパ節転移を疑わせる所見なし
活動－運動	O：独歩にて入院．歩行時ふらつきなし 運動障害なし，関節可動域制限なし 身長155cm，体重52kg（BMI 21.6） PR 72回／分（整）　ECG異常所見なし Bp 112/68mmHg RR 15回／分（規則的） スパイログラム：％VC96.9%，1秒率74.0% 既往歴：気管支喘息（2～3回／年　発作あり）	・日常生活に支障なし ・体重は標準であり，麻酔の実施に支障をきたすような体型，身体可動域の制限はなし ・心機能に異常なし ・気管支喘息の既往があり，スパイログラムでも1秒率が70％代と正常範囲ではあるものの，軽度の閉塞性障害が疑われる．気管支喘息による閉塞性障害は，気道抵抗により術後

表3 事例のアセスメント（つづき）

カテゴリー	情報	アセスメント
	S：夜は娘とウォーキングをしていますが，この夏は暑かったのと疲れがあって休みがちでした．	肺合併症発症のリスクとなる． ・胃がんによる食欲低下，体重減少により体力低下が見られるが，運動を定期的に行っており，年齢相応の体力は備わっている．
睡眠－休息	S：病気のことがわかってからあまりよく眠れませんでした．入院したら家はどうなるかとか心配で……． いつもは6時起床，夜12時半ごろ就寝．	・がんの告知と手術がストレスになり，十分な睡眠が得られていない可能性がある． ・入院という環境の変化によりさらに，不眠傾向が強まる恐れがある．
認知－知覚	O：老眼（眼鏡使用） 聴力・理解力良好	・コミュニケーションに問題なし ・認知の問題なし
自己知覚－自己概念	S：母が胃がんだったから私も同じ病気になったのかしら？ 子どももがんになりやすいのかしら．これまで病気らしい病気もしたことがなかったので……母の付き添いは最期まで続けることができたのも，丈夫な体があってこそと思っていたのに，信じられません． まさか自分が入院する羽目になるなんて，自分もだけど家族も驚いています．まだ48なのに…がんで手術を受けることになるなんて，まだまだ子どもも独立してないし，家族も早く元通りの元気な私にもどってもらいたいと励ましてくれているのですが，母の姿を思うと自信がなくて．	・これまで健康には自信をもっており，実母の看護や母親として家族の期待にもこたえてきたという自負があったが，今回実母と同じがんに罹患したことで，自分を実母のイメージに重ねているところがある．そのため自分の健康のみならず子どもも体質的に同じ病気になるのではないか，家族の期待する元通りの自分にもどることができるのかと不安に思っている． ・今回胃がんで手術を受けることになり，これまで自身が抱いていた「丈夫である」「家族内で重要な役割を果たしている」などの自己像に変化が生じる可能性がある．
役割－関係	O：専業主婦　夫（会社員） 長女（23歳）はアメリカに留学中．長男（18歳大学受験）と夫と3人で暮らしている 夫は入院に付き添い，病状説明時には，質問をして，メモを取りながら聞いている S：入院中は男所帯になるし，長男が受験なので，家族に迷惑にならないように早く退院したい．	・長女は海外に住んでおり，Bさんが入院中は夫と長男で家事を行うこととなる．Bさんも，長男の受験や家族内での役割をとれなくなることに不安を感じているようである．状況が長く続けば，家族機能が変化することも考えられる． ・夫はBさんの病状を冷静に受け止めることができ，支援的にかかわることができている．
性－生殖	S：更年期障害かしら？ ときどき顔がほてることがありますが，すぐに落ち着きます．	・特に問題となる状況はなし
コーピング－ストレス耐性	S：いままで手術はしたことがない　出産だけです．母が手術をしたときに，付き添ったのですが，手術後は痛みが強く辛そうでした．やっぱり手術後は痛いですよね．怖がりだからどうしたらいいか……． 家庭での問題は，夫と相談することが多いです．今回のことも，真っ先に夫に話しました． O：外来看護サマリーより 話を聞く中で，実母の経験や入院にともなう不安を表出した．今後の予定等を説明したときには，必要物品について質問することができた．	・実母・自身のがん罹患により，がんに対する恐怖心が見られ，手術に対する不安が強いようであるが，そのことを看護師に伝えるなど情緒的対処ができている． ・手術経験はないものの，実母の経過から手術に対する知識はあり，術後の状況を具体的にイメージすることはできている．外来看護師にも入院時物品を確認するなど，必要な情報収集，対応をとることができている． ・キーパーソンは夫であり，今回の入院手術に関しても夫と相談することができており，通常のコーピング行動をとることができている．
価値－信念	宗教：仏教（特に宗教的な儀礼の習慣なし）	・入院生活に特別配慮が必要な状況なし

アセスメントの結果として以下のような仮の看護問題が抽出された．これらについて焦点アセスメントを行い，問題を明確にしていった．
- がんと手術療法に関する不十分な知識に関連した不安
- 自己尊重の低下リスク状態
- 家族機能の変調
- 家族の不安

この事例は入院後，術前オリエンテーションを受け，呼吸訓練などを実施し，4日後に幽門側切除術を行った．

参考文献
1．太城力良編（2003）新・麻酔看護マニュアル，メディカ出版
2．竹内登美子編（2000）周手術期看護 外来/病棟における術前看護，医歯薬出版
3．高橋章子ほか編（2000）急性期の患者のフィジカルアセスメント，南江堂

学習課題
1．入院時のアセスメントの主な目的をあげてみよう．
2．入院時のアセスメントの流れを説明してみよう．

2 外来でのアセスメント

① 外来でのアセスメントの特徴

患者は,
- ・自ら体調不良を自覚し, 診断や治療による改善を求めて
- ・周囲の人から健康上の問題を指摘されて
- ・疾患・障害に対する治療の継続
- ・ホームドクター・近医からの紹介により精密検査・高度な治療を受けるため
- ・セカンドオピニオンを求めて
- ・健康診断

などさまざまな理由で外来を受診する.

　外来においても, ヘルスアセスメントの手技や内容は1章・2章で述べてきたことと変わるところはないが, ヘルスアセスメントの目的, つまりアセスメントの結果をどこに結びつけていくかは, 受診の理由により異なってくる. 例えば, 初診であれば苦痛の緩和や治療への参加を促進できるように, 症状の程度・原因・悪化および改善にかかわる要因をアセスメントする. 治療の継続のための再診であれば, 健康問題のコントロール状況をアセスメントする. 健康診断では, 健康状態の確認と健康問題あるいはそのリスク状態を明らかにするためにアセスメントを行う. 外来では, 健康診断を除けば, 来院の目的となっている健康問題に対する焦点アセスメントが主体となる.

　外来患者の中でも救急外来を受診する患者は, 患者本人または周囲の人が「救急患者」であると思うことにより発生するので, 真に緊急の対処が必要な患者であるかどうかは専門職の判断による. トリアージも含めて, 看護師の判断が患者のその後の状態に大きく影響を及ぼすため, 救急外来でのヘルスアセスメントはきわめて重要である. そこで, 本書では外来でのアセスメントを, 救急外来に搬送された患者を例にとって解説する.

② 救急外来でのアセスメントの流れ

救急外来に来院する患者の中には, 症状や苦痛が強いこと, あるいは意識障害によって問診に

十分に答えられない者も多い．家族や知人が付き添っていれば，それらの人から患者の既往歴・治療歴・症状の発生状況・生活状態などを聴取する．家族や知人がいない場合は，救急隊員から現着時以降の経過を聴取し，診察券等を所持している場合は，その施設と連絡をとって既往歴・治療歴に関する情報を得る．直接患者に対しては，さまざまな可能性を考えての視診・触診・打診・聴診を用いたフィジカルアセスメントが重要となる．

　また，家族も患者の状態や予後に対し不安を感じ，健康管理に参加する役割を担うため，家族の心理状態やサポート力に関することを聴取する．

　ヘルスアセスメントの流れは，図1のように，
①主訴やあらわれている症状に焦点を当てて，患者に何が起こっているかをアセスメントする．
②診断がつけば，疾患・外傷の病態に焦点を当てて，現在生じている機能障害・今後予測される

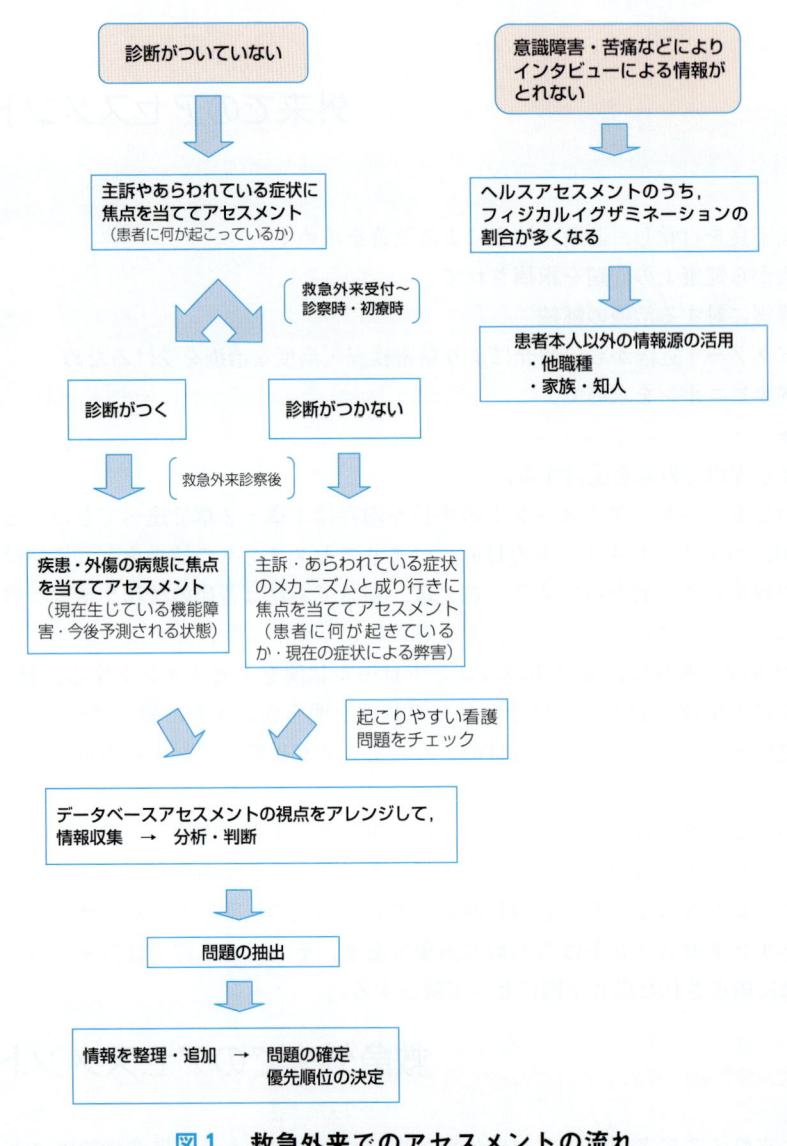

```
            診断がついていない                       意識障害・苦痛などにより
                    ↓                              インタビューによる情報が
                                                   とれない
     主訴やあらわれている症状に                           ↓
     焦点を当ててアセスメント
     （患者に何が起こっているか）              ヘルスアセスメントのうち，
                                            フィジカルイグザミネーションの
                    ↑  救急外来受付～          割合が多くなる
                       診察時・初療時                    ↓
          ↙      ↘                          患者本人以外の情報源の活用
      診断がつく    診断がつかない                ・他職種
          ↓  救急外来診察後 ↓                    ・家族・知人
   疾患・外傷の病態に焦点     主訴・あらわれている症状
   を当ててアセスメント      のメカニズムと成り行きに
   （現在生じている機能障    焦点を当ててアセスメント
   害・今後予測される状態）   （患者に何が起きている
                           か・現在の症状による弊害）
           ↓          ↓       起こりやすい看護
                              問題をチェック

     データベースアセスメントの視点をアレンジして，
     情報収集 → 分析・判断
                    ↓
              問題の抽出
                    ↓
     情報を整理・追加 → 問題の確定
                       優先順位の決定
```

図1　救急外来でのアセスメントの流れ

状態をアセスメントする．
③起こりやすい看護問題に焦点を当て，それが生じていないかをアセスメントする．
④病態をふまえ，データベースアセスメントのアセスメント項目をアレンジして，全体像を把握する，となる．

　現実的には，外来診察時にすべての患者に対してデータベースシートを用いてアセスメントを行うことはないので，上記④の作業は看護師の頭の中で行われることになる．症状からさまざまな可能性を考えること，既存のアセスメント項目をアレンジすること，それらを頭の中で構成すること，苦痛が強いあるいは緊急度の高い患者に対し問診とフィジカルイグザミネーションを行うこと，そのどれをとっても，外来でのアセスメントは，知識と経験に基づいた熟練した技能が要求される．

3 事例のアセスメント

意識障害で搬送された患者を例に，アセスメントの流れを見てみよう．

1 事例

　Aさん，男性．駅のホームで嘔吐し，うずくまっているところを駅員に救護された．問いかけに反応が鈍いため，駅員が救急車を要請し，Aさんは救急外来に搬送された．

（1）現着時の状態
　意識レベル　JCS：Ⅱ-20，Bp＝172／92mmHg，P＝64回／分（整），R＝18（整），SpO_2　96％
目立った外傷なし，頭痛の有無の問いかけにうなずき，握手の指示に従うが右が左より弱い状態であった．

（2）救急外来での状態
　意識レベル　JCS：Ⅱ-30，Bp＝190／102mmHg，P＝60回／分（整），R＝20（整），SpO_2　97％，瞳孔不同（－），対光反射（＋），両眼とも左側への共同偏視（＋），顔面を含む右麻痺（＋），腱反射は右側で全体に亢進，バビンスキー反射（＋）

（3）所持品・関係者からの情報
　年齢47歳．
　会社員で取引先に向かう途中であった．
　高血圧で2年前に他の病院に受診していた．

（4）家族からの情報
　今までにこのようなことはなかった．
　今朝は変わりなく出勤した．
　過去1年ほどはAさんの自己判断で高血圧の治療を放棄していた．
　ここ2～3ヶ月，仕事が大変だともらしていた．

（5）検査結果
　頭部CT：左被殻出血，左側脳室穿破．

② アセスメントの流れ

救急外来では，以下の流れで情報収集・判断・治療を含む介入を同時に行いながらアセスメントしていく．
①生命の危機状態にないか判断する．
②なぜ意識障害が起きているのか想起し，可能性の高い事項について問診とフィジカルイグザミネーションを行う．
③「脳出血」の病態に基づき，重症度や予測される状況を想起し，可能性のある事項について問診とフィジカルイグザミネーションを行う．
④「脳出血」の病態をふまえ，データベースシートの既存のアセスメント項目をアレンジし，可能性のある事項についてインタビュー・問診とフィジカルイグザミネーションを行う．
ここでは，データベースとしてゴードンの機能的健康パターンを用いる．

③ アセスメントの実際

この事例では，受診時，心肺機能は維持されており，直ちに救命処置が必要な状態ではない．目立った外傷がなく，嘔吐・頭痛・血圧の上昇・片麻痺が見られているため，頭蓋内の損傷を考えて情報をとる．頭部CTの結果から脳出血であると診断がなされた後は，家族の話や通院歴などから原因を把握し，現在の状態と頭蓋内圧亢進症状などの成り行きをアセスメントする．救急隊員が現場に到着したときに比べ，受診時は意識レベルの低下，血圧の上昇などが生じており，高血圧性の脳出血であることが考えられるため，今後血圧のコントロールがうまくいかないと出血が増大する可能性がある．脳室穿破を生じており，頭蓋内圧の亢進が予測される．

この事例は入院治療となったため，データベースアセスメントは病棟の看護師が行った．アセスメントの結果は表4の通りである．

アセスメントの結果として以下のような看護問題（データベースとしてゴードンの機能的健康パターンを用いたため，看護診断ラベルを用いて表現する）が抽出された．
・非効果的組織循環（脳）
・身体損傷リスク状態
・不使用性シンドロームリスク状態
・言語的コミュニケーション障害
・皮膚統合性障害リスク状態
・家族の不安

この問題点（仮診断）を確定するためにアセスメントを継続した．
（XI章「認知機能障害・言語障害（患者）のアセスメント」参照）

表4 事例のアセスメント

カテゴリー	情報	アセスメント
健康知覚－健康認識	O：左被殻出血，左側脳室穿破 意識レベル Ⅱ-30（JCS）， Bp=190/102mmHg 瞳孔不同（−），対光反射（＋） 左方共同偏視（＋） 右麻痺（＋），バビンスキー反射（＋） 腱反射　全体的に右側が亢進 2年前に高血圧で治療を受ける ここ1年は自己判断で治療放棄 2〜3ヶ月忙しかった 妻は会社員，子ども2人（高1・中2）	・左被殻出血で脳室穿破しており，意識障害が進行していることから比較的重症な脳出血である ・出血の増大と頭蓋内圧亢進が予測される ・高血圧の治療が適正に行われてこなかったことと，過労・ストレスが悪化・発症要因となっている ・二次的な脳損傷が生じると，種々の機能障害とそれにともなう生活活動の制約が生じることもある ・サポート体制については，患者の今後の状況による
栄養－代謝	O：身長178cm，体重78kg（BMI=24.6） 経口摂取禁止，経鼻胃管挿入 Alb 4.5，Hb 16.3 催吐反射（＋），咳反射（＋）	・肥満傾向にあり，同一部位の圧迫による循環障害の可能性がある ・嚥下障害の可能性もある
排泄	O：膀胱留置カテーテル挿入中 腸蠕動音（＋），ガス貯留（−） 普段便秘で薬剤を用いることはなかった	・活動量の減少により腸蠕動の低下が生じる可能性がある→頭蓋内圧亢進につながる
活動－運動	O：ベッド上安静 異常姿勢（−），右麻痺（＋） 心音異常（−），呼吸音R＝L，副雑音（−）	・右麻痺がある．可動性障害により廃用性障害を生じる可能性がある ・二次的な脳損傷が生じると，運動機能障害によるADLの低下をきたすことも考えられる
睡眠－休息	O：普段の睡眠は0時〜6時の6時間	
認知－知覚		・意識障害があり，認知・感覚機能は不明である ・麻痺があることから，感覚機能障害の可能性はある ・意識障害があるため，危険回避が困難である
自己知覚－自己概念		・意識障害があるため，不明である
役割－関係	O：意識レベル Ⅱ-30（JCS） 会社員 妻は会社員，子ども2人（高1・中2） 妻はボーッとした表情をしている 妻は何度も同じことを聞いてくる	・脳の損傷の程度によっては，職業などの役割遂行への影響がある ・意識障害により意思疎通が図りにくい ・構音障害の可能性がある ・出血の増大によっては失語症の可能性もある ・家族は，突然の発症により動揺している
性－生殖		・脳の損傷の程度によっては，性機能・性生活・性役割への影響がある
コーピング－ストレス耐性	O：休日は寝て過ごす 気に入らないことがあると，怒鳴る	・意識障害があるため，不明である
価値－信念	O：特に宗教的な儀礼の習慣はない	・意識障害があるため，不明である

参考文献

1. 瀧　健治ほか編（2003）症候からの鑑別診断の進めかた，羊土社
2. 寺師　榮ほか監修（2001）救急看護アセスメントマップ，日総研
3. Marjory Gordon著，松木光子ほか訳（1998）看護診断／その過程と実践への応用，医歯薬出版

学習課題

1. 外来でのアセスメントの主な目的をあげてみよう．
2. 救急外来でのアセスメントの流れを説明してみよう．

3 在宅でのアセスメント

① 継続看護を中心としたアセスメントの特徴

　健康障害を抱えた療養者は，疾病や障害に起因した症状の変化によって，医療機関への通院・入院や在宅での療養を行っている．このように医療の場と生活の場を移動しながら療養している対象者を支援する際には，治療や療養する場所が変わっても，一貫した看護を提供する必要がある．この継続看護について，杉本，眞舩は「病院や診療所等の医療機関で提供された看護が，在宅および施設等での療養にも継続されることを意図した看護の取り組みを意味する」と定義しており[1]，療養場所の移動という空間的な看護の継続性を述べている．病院では医療を提供する場として看護体制を整えているが，居宅等の在宅療養の場は本来生活をするところであって，医療を受ける場ではない．そのため，一貫した看護を提供するためには，在宅療養生活を希望して退院する患者に対して，必要な看護が提供できるように準備を整える必要がある．この準備は，病院でその患者の看護に当たっている看護師と，退院後在宅での療養生活を支える看護師の双方で行われ，それぞれの場で必要な看護ケアを提供できるように，情報交換とアセスメントがなされる．

　さらに，継続看護には，時間的な継続性も存在する．それは，24時間看護が提供されるという考えである．医療機関に入院している場合はつねに医療職がそばにおり，呼べばいつでも対応できるシステムになっている．しかし，居宅等の生活の場では療養者と看護提供者のいる場所が離れており，看護職がつねにそばにいるわけではない．訪問看護ステーションでは，緊急時など携帯電話を使って訪問看護師へ24時間連絡できるシステムを取っているところも多い．しかし，通常の訪問時間は日中であることが多く，早朝・夕方・深夜帯を含めた24時間体制での訪問看護サービスを提供できる施設は少ないのが現状である．そこで，次の訪問までの時間を含めて療養者や家族の状態をアセスメントできることが重要となる．

　このように空間的，時間的に看護を継続する環境を整えるためには，入院中から退院時の状況を想定した看護を行う必要がある．そのため，アセスメントの視点も，入院当初は現在問題となっていることが中心となるが，徐々に退院に向けた視点も増やしていき，退院後のニードと問題を十分に検討することが重要となる．そこで，今回は病院から在宅療養へ移行期の患者を例に解説する．

② 事例のアセスメント

発熱と呼吸困難で入院し，退院後，在宅酸素療養を行う患者を例にアセスメントの視点を見てみよう．

1 事例

患者：Eさん，62歳，女性
病名：慢性気管支炎，肺炎
家族の状況（図2）：夫67歳と2人暮らし．長女40歳は，隣市に夫，子どもと住んでおり，週末やEさんが体調不良時は家事を手伝いに来ている．
治療：月1回の外来通院，薬物療法（内服薬，吸入薬）
現病歴：8年前より，軽い咳と痰が続き，慢性気管支炎と診断される．徐々に息苦しさが増しており，最近は室内歩行でも息苦しさを感じるようになっていた．喫煙歴がある．
入院経過および状況：数日前から発熱と呼吸困難があり，近医を受診したところ，肺炎と診断され入院となった．抗生剤の投与により排痰量は減少したが，息苦しさは改善せず，慢性呼吸不全に対し酸素療法（0.5ℓ／分）が開始された．
現在の状況：主治医から近々退院できることを知らされている．在宅酸素療法に必要な機器の取り扱いは，本人と夫に説明され，自己管理できている．退院後も医療機器や服薬の管理は本人が行う予定である．

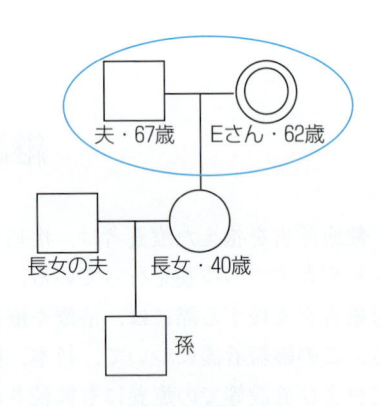

図2 事例の家族構成

2 アセスメントの視点と実際

表5にアセスメントのカテゴリーと項目をあげた．身体面では，「疾病・健康状態」のアセスメントを行うとともに，医療施設と居宅等では生活環境が異なるため，「健康障害による生活の支障とケア」を考慮する必要がある．心理・社会面では，退院後在宅で医療処置の管理が行えるかどうか判断するための「医療管理状況」，急変時の連絡体制などが整っているか知るための「急変時の対応」，必要なケアや医療が提供されるように「社会資源利用の意向」「社会資源の導入と在宅療養体制」，また社会資源が利用できるかどうか判断するための「経済状況」について情報を得る必要がある．家族・文化面では，療養者の在宅療養を支える「家族状況」，「家族の健康状態」，「介護状況」をアセスメントする．この事例では，在宅療養に向けて以下の問題点および，不明な点が抽出された．

《問題点》
・在宅療養に対する不安

表5 Eさんの在宅療養に向けたアセスメント

	カテゴリー	項目	情報	アセスメント
フィジカルアセスメント	疾病・健康状態	疾病の状況,呼吸状態	体温36.5℃,呼吸23回／分,血圧126／78mm Hg.抗生剤を投与し,排痰量は減少している.吸入およびスクイージングにより,痰を喀出できている.酸素療法を開始してから,呼吸困難の訴えはない.内服,酸素投与は確実に行える.呼吸訓練も指導され,実施できている.	肺炎症状は,軽快している.現在,内服,酸素吸入は確実に行えており,呼吸不全の症状もなく,状態は安定している.呼吸不全の急性増悪を防止するための知識と技術については情報がなく,確認が必要である.
フィジカルアセスメント	健康障害による生活の支障とケア	入院中の生活上の支障・ケア 退院後継続する生活上の支障・ケア	配膳,清拭の部分介助を受けている.歩行はトイレ歩行のみ.シャワー浴は不安が強いため,行えていない.今まで家事は本人が行っていた.退院後の清潔ケアの方法は検討中で,しばらくは清拭を希望している.	院内ではトイレ歩行しかしていないため,退院後自宅でどの程度生活範囲を拡大するか不明である.退院後シャワー浴や入浴を開始する場合は,酸素量の調節が必要である.退院後居室内での家事,外出(買い物,通院など)は,援助が必要である.
心理・社会面	医療管理状況	在宅酸素療法管理 セルフケア 心理状態	慢性閉塞性肺疾患による呼吸不全により酸素療法を開始した.酸素投与量は,安静時0.5ℓ／分.酸素投与中のSpO₂94％,動脈血ガス分析はPO₂97.5Torr,PCO₂61Torr,PH7.4.酸素量の調整は,安静時0.5ℓ／分,歩行時1.5ℓ／分,食事時1ℓ／分であり,各々SpO₂は94％以上である.吸入器,酸素濃縮器の取り扱いについては,本人と夫に説明されている.入院中の現在も,酸素濃縮器の自己管理が行えている.呼吸訓練も実施している.しかし,「退院した後,大丈夫でしょうか」と担当看護師にもらしている.	酸素療法を開始し,目標であるSpO₂94％以上を維持できている.酸素濃縮器や吸入器等の取り扱いの説明を受けており,自己管理可能である.生活範囲の拡大にともなう酸素吸入量の調節を行い,SpO₂も目標値を維持しているが,院内の移動はトイレ歩行のみであり,自宅で生活した際のSpO₂を確認し,酸素吸入量を調整する必要がある.在宅療養に対する不安の発言もあることから,どの点に不安を持っているのか把握したうえで,退院後専門職からの助言や支援の必要がある.
心理・社会面	急変時の対応	予測される急変 応急時の準備	今回,肺炎で入院 近医に月1回受診している.呼吸状態悪化時は,いつも相談しているとのこと.	退院後も,感冒,慢性気管支炎の悪化の可能性がある.呼吸状態悪化時には,近医,および訪問看護にて対応する予定.電話にて連絡対応可能である.
心理・社会面	社会資源利用の意向	在宅療養サービス導入の意識・希望 地域の社会資源	特に希望はない.主治医の勧めで,退院後しばらくは訪問看護を利用することを予定している.自宅近くに利用可能な訪問看護ステーションがある.その他,訪問介護,訪問入浴などの事業所も利用可能である.	在宅酸素機器の管理については,訪問看護を導入する.退院後Eさんに必要な介護,家事の状態により,訪問介護などの導入も検討する必要がある.
心理・社会面	社会資源の導入 在宅療養体制	在宅療養サービス導入状況(主治医,訪問看護,訪問介護など) 医療機器,衛生材料の供給	退院後の主治医は継続通院している近医(I医院のI医師).訪問看護は,B訪問看護ステーションに依頼する予定.自宅で使用する酸素濃縮器,酸素ボンベ,酸素カヌラはT社から導入予定である.	退院後の主治医および,医療機器管理会社は決定済みであるが,主治医の訪問診療の頻度は不明である.訪問看護事業所は依頼先が決定しているが,サービス状況はケアマネージャーとの相談により決める必要がある.

表5　Eさんの在宅療養に向けたアセスメント（つづき）

	カテゴリー	項目	情報	アセスメント
心理・社会面	経済状況	収入，保険 公費制度の利用 療養・介護での支出	収入源は年金である．身体障害者手帳（呼吸器）3級を取得．現在，介護保険の要介護認定を申請中．	在宅療養中のサービスは，介護保険で利用することになる．要介護度が決まり次第，どの程度のサービスを利用するか，ケアマネージャーと相談してもらう必要がある．
家族・文化面	家族状況	同居，別居 キーパーソン 介護者	夫と2人暮らし．長女は，隣市に在住．面会には，ほとんど夫が訪れている． 今まで週末や体調不良時には長女が訪れている．	夫と2人暮らしであるため，主介護者は夫である． 夫のみで介護ができない場合は，長女が介護することは可能だが，今まで週末や体調不良時など一時的な支援であるため，どの程度介護に参加できるのか，把握する必要がある．
	家族の健康・心理状態	既往歴 療養中の疾病など 心身の健康状態	夫は今のところ，療養中の疾病などない．	現在のところ，夫に健康上の問題はない．しかし，今後退院の準備が始まった際に，心身の負担がかかる可能性があるため，状態は確認していく必要がある．
	介護状況	介護者 介護の知識 介護意識，参加度	介護者は夫の予定．医師，看護師からの情報提供も本人と夫に対して行っている．「（妻が）できないことは，自分でやっていくしかない」といっている．面会時，配膳や清拭介助は看護師に任せている．歩行時には妻に付き添う姿が見られている．大変なときには長女に依頼する予定とのこと．	介護は夫が行う予定である．歩行時の介助，清潔ケアの介助は可能であると思われるが，家事はどこまでできるか不明である． 退院後しばらくは長女による援助が必要であるかもしれない．しかし，やる気はあり，今後に介護のどの部分を担うのか決定していく必要がある．

- 酸素投与量が明らかになっていない
- 介護力と家族の役割

《不明な点》
- 在宅療養に対する不安の内容
- 生活範囲の拡大の程度
- 家族の介護内容と役割
- 関係機関との連絡体制
- 介護保険の要介護度とケアマネージャーとの連絡状況
- 社会資源導入の希望

3 アセスメントの要点
[1] 在宅療養生活の場でのニーズと問題
(1) 医療を継続しながら生活を重視したかかわり

　病院に入院している人も積極的な治療が終了すれば，生活の場を居宅などに移して療養生活を送ることとなる．在宅療養者は，退院後の生活においても継続的に医療とかかわることになるが，医療機関にいるときと大きく異なることは，居宅等が本人と家族を含めた「生活の場」であるということである．「生活の場」では，1日のスケジュールや役割，生活範囲などは決められておら

ず，個人や家族によってさまざまである．そこで，退院後の生活を考えたアセスメントが重要となる．この事例では，どのような生活を送るのかによって労作負荷が異なるため，生活範囲を具体的に想定しなければ看護計画が立てられない．しかし，生活範囲の情報は不十分であるため，今後より具体的な情報を収集する必要がある．また，療養生活に関連した生活習慣や価値観を知っておき，療養生活が安全に安心して送れるような環境を整備する必要もある．

(2) 主体は本人と家族

療養者本人とその生活を支える家族が，安全で安心できる在宅療養生活を継続していくためには，その状況を理解し，納得して療養生活を開始する必要がある．医療職がよかれと思ったプランでも，それを受ける者が無理をしていれば長くは続かない．在宅療養の場では，看護職が必要なケアをすべて行えるわけではないので，在宅で実践する医療処置や活用する在宅療養支援サービスなどを，療養者本人と家族が選択し，決定できるように，ニードや問題点を明確にすることが重要である．事例でも，アセスメントにおいて，「在宅療養に関する不安」「家族の介護内容や役割」「社会資源導入の希望」など，療養者や家族に意向の確認を要する点が抽出されている．

(3) セルフケア能力の把握

慢性疾患を抱える療養者の中には，自宅で医療処置を行いながらの生活を余儀なくされる者がいる．そのような場合，療養者本人が行えるのかどうか，セルフケア能力をアセスメントする必要がある．もし，セルフケアが行えない場合，家族が行うのか，それとも訪問看護師が訪問して行うのかなど，誰がどのような形で必要な医療処置を行うのかを考えるために，家族や在宅療養支援システムについてもアセスメントしていくことが重要となる．ここで，本当に本人または家族で在宅療養生活を維持していけるのかを判断しなければならない．もし，必要な処置を提供できる環境が整わない場合は，在宅での療養を断念し，施設での療養生活を選択することもあり得る．これは，介護についても同様である．事例では，医療機器の管理について，本人と夫に対して酸素濃縮器や吸入器の取り扱いを説明し，自己管理ができることを確認している．

また，看護・介護を家族が行っている場合，「家族がどのように1日を過ごすのか」「どのように介護しているのか」「健康状態はどうか」，また，「療養者の状態に変化があるときに家族はどのように対応しているか」など，アセスメントの対象者として家族が大きくクローズアップされることになる．

〔2〕 在宅でのアセスメントツール

介護保険制度では，要介護者に対して，ケアマネジメントの手法を取り入れ，必要な医療・福祉などの社会資源をいつ，どの程度活用するのかといった計画を作成している．これは，ケアプランと呼ばれるもので，アセスメントに基づいて，必要なケアを抽出していくものである．この在宅でのケアプランを作成するためのアセスメントツールとしては，現在日本訪問看護振興財団方式がよく知られている（表6）．このアセスメント票は，成人・高齢者用に開発されたもので，多様な在宅ケア事例のケアプランの作成のために用いられている．

ほかにもいくつかのアセスメントツールがあるが，これらのツールは，アセスメントの質を標準化し，ケアプランの内容やケアの質を保障することを目的としている．そのため，アセスメントの際に，このようなツールを活用することも一つの方法である．しかし，各種ツールの特徴や使用法を把握しないまま行うと，正確かつ迅速にアセスメントが行えないこともある．アセスメントの際には，その内容や手順を十分に把握して行う必要がある．

表6　財団方式アセスメント票の枠組み（14票：5大項目，38中項目，325小項目（施設用281項目））

票	項目	アセスメント項目数
票1（No.1）	Ⅰ．基本情報　本人の状況，介護保険・医療保険・公費制度，ケアプラン立案の理由，家族構成，健康状態等	36
票2（No.2）	1．現在利用しているサービスの提供機関 2．利用者の生活歴・生活情報・訴え 3．公害制度利用・経済	12
票3（No.3）	Ⅱ．生活・療養情報　A．コミュニケーション・視聴覚・認知の状態 　　1．コミュニケーション能力・聴力 　　2．視覚・視野 　　3．認知	26
票4（No.4）	B．身体機能・リハビリテーション 　　1．日常生活動作の状態 　　2．社会生活動作の状態・精神的意欲	41
票5（No.5）	C．身体のコントロール 　　1．身体のコントロール D．皮膚の状態と清潔 　　1．皮膚・清潔　2．褥瘡	30
票6（No.6）	E．排泄のコントロール 　　1．身体のコントロール F．痛みの状態 　　1．痛みの状態	14
票7（No.7）	G．栄養状態と食べ方の状況 　　1．食事 　　2．栄養状態・食べ方 　　3．飲水 H．歯と口腔の状況 　　1．歯・口腔	19
票8（No.8）	Ⅰ．社会生活への参加意欲 　　1．対人関係 　　2．ケア上の問題 J．気分と行動・特異行動 　　1．気分と行動 　　2．特異行動	28
票9（No.9）	K．対人関係・ケア上の問題 　　1．対人関係 　　2．ケア上の問題 L．認知症の状態 　　1．認知症の状態	13
票10（No.10）	M．生活習慣・問題の兆候 　　1．生活習慣 　　2．問題の兆候や症状 　　3．状態の安定性	17
票11（No.11）	N．治療の状態 　　1．既往歴・主副傷病名 　　2．特別な治療・ケア O．薬・使用薬の状況 　　1．使用薬の状況	39
票12（No.12）	Ⅲ．ターミナルケア情報　1．ターミナル期	6
票13（No.13）	Ⅳ．家族介護・家事の情報　1．家族介護の状況 　　　　　　　　　　　　2．家事負担の状況	19
票14（No.14）在宅	Ⅴ．社会資源導入情報　1．住宅の改修 　　　　　　　　　　2．生活用具の導入 　　　　　　　　　　3．社会サービスの導入	25
合計	在宅用325項目・施設用281項目	

※票13・14は施設内不要、退所時使用

（内田恵美子，島内　節ほか編著（1998）日本版成人・高齢者用アセスメントとケアプラン第4版，p.39，日本訪問看護振興財団より転載，一部改変）

③ 在宅でのアセスメントの特徴

継続看護を中心とするアセスメントのところでも述べたが，訪問看護を開始する前には，必要なケア計画を作成するために，療養者あるいは家族の身体的状態を一通りアセスメントする必要がある．在宅療養者への特別なアセスメント技術というものはなく，基本的なフィジカルアセスメント技術を活用する．その際，今まで学習した疾病や成長発達段階にあったアセスメントを十分に活用してほしい．ただし，在宅療養者の生活を支えるという視点も持ちながら，アセスメントしていくことが重要となる．ここでは初回訪問時のアセスメントについて事例で解説する．

④ 事例のアセスメント

転倒の既往があり，胃瘻の管理が必要な療養者へ初回訪問する例で，基本的な情報と生活との関係性に注目したアセスメントを見てみよう．

① 事例

患者：Sさん，75歳，男性
病名：脳梗塞，左不全麻痺
家族の状況（図3）：妻70歳，長男家族と同居．他県に次男家族が暮らしている．長男51歳（会社員），長男の妻49歳（パート勤務），孫女24歳．次男48歳，次男の妻47歳，孫男21歳，孫女18歳．
現病歴：67歳，右脳梗塞．2年前から徐々にADLの低下が認められた．これまで，誤嚥性肺炎と転倒による骨折で3回入院している．嚥下困難により，現在は胃瘻からの経管栄養法を行っている．
在宅療養状況：長男家族と同居しており，介護は妻と長男の嫁で行っている．昼間嫁がパートにでるため，日中は本人と妻の2人となる．ときどき週末に孫も介護を手伝っている様子である．
サービス利用状況：要介護度4．週1回の訪問看護，週2回の訪問介護，月1回の訪問入浴を利用している．

初回訪問で得られた情報によるアセスメントより（表7），以下の療養生活に関する問題点が抽出された．

《問題点》
・玄関の環境（段差，障害物）による転倒のリスク状態
・左不全麻痺によるセルフケアの不足
・日中の介護者減少による妻の介護負担

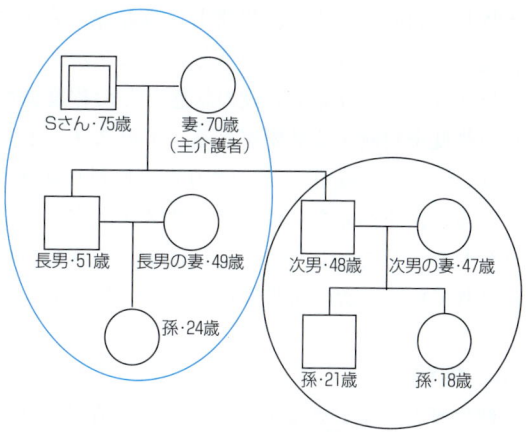

図3　事例の家族構成

❷ アセスメントの要点

［1］生活についてのアセスメント

　訪問看護では居宅等に入れてもらうことにより，対象者の生活に関するさまざまな情報を得ることができる．事前に得られた生活に関する情報を自分の目で確認できることも大きな利点である．アセスメントでは生活状況の情報と療養者の健康上の問題点との関係性を見出してほしい．そのことで，療養者とその家族が，安全に安心して療養生活をおくれるような支援を計画することができるからである．

［2］系統的レビュー

　在宅でアセスメントを行う場合にも，療養者の健康歴（第3章「問診・インタビュー，ヘルスヒストリー（健康歴）」参照）を知っておくことが必要である．健康歴を知ることで，療養者の状態を大まかにイメージでき，療養者に必要な情報収集とアセスメントを計画することができる．特に，継続的に訪問看護が行われている場合は，このような情報の焦点化は重要となる．詳しいフィジカルアセスメントを毎回行うことはないが，継続的に状態を観察する必要があるものを中心に，何か変化があるときにはその部分を重点的に調べるということである．訪問看護では，限られた時間の中でアセスメントとケアを行う必要があるため，必要なアセスメント項目に優先順位をつけ，優先度が高いものからアセスメントできるように訪問計画を組んでいく．そのため，基本的なアセスメント技術を用いて，正常かどうかを判断できる能力を身につけていることが必要である．

　また，Sさんの事例でのアセスメントでもわかるように，一度で得られる情報には限度がある．そこでアセスメントに必要と思われる情報の中で，今回の「訪問で得られた（すでにわかった）情報」と「訪問で得られなかった（次回以降の訪問などで得る）情報」を整理しておくことが大切である（表7参照）．特に，問題にもあがっている転倒リスク，介護状況，胃瘻管理に関することは，次回訪問時に，より詳しくアセスメントする必要がある．

［3］情報の解釈・判断

　在宅療養者は何らかの疾患や障害を持ちながら生活しているため，アセスメントの際正常値と比較して判断を行うと，異常という結果となることが多い．数値の上では異常を示していても，療養者にとっては，通常の値ということがある．まず，療養者の通常がどのような状態であるのかを知り，そのうえで普段の状態とどの程度異なるのか，医師に連絡すべき状態なのかなど，異常の程度を判断する必要がある．アセスメント時には通常の状態からどの程度逸脱したのか，またはいつから（時期），どのような（性質）変化があるのかを評価することが重要である．

　さらに，述べるならば，アセスメント内容に「予測」という視点が必要である．訪問看護が毎日行われていたとしても，それは1日のうちの数時間でしかない．残りの時間は，本人や家族に任されている．次の訪問時間までに，療養者の状態がどのように変化するのかを予測する．

［4］情報源

　健康歴とフィジカルアセスメントの情報には，主観的な情報や客観的情報があるが，それらの情報は通常，療養者本人から直接得る．しかし，コミュニケーションに問題がある場合や訪問時

表7　Sさんの初回訪問でのアセスメント

カテゴリー		情報	アセスメント
フィジカルアセスメント			
生活上の問題点・支障	バイタルサイン	体温36.5℃，脈拍70回／分，呼吸20回／分，血圧136/78mm Hg	異常は認められない．
	皮膚・爪	見えている範囲で皮膚と爪の色，つやに異常はない．	洋服上から見る範囲では，問題がない．
	頭頸部	外観上の異常はない．	外観上の問題はない．
	眼	眼鏡は老眼鏡を使用している．	視力，視野は判断できない．
	耳	話しかけに対して，答えられている．	聴力には異常なし．
	呼吸器	情報なし	詳しい情報がないため，判断できない．
	心臓・血管系	情報なし	
	乳房・腋窩	情報なし	
	腹部・鼠径部	嚥下障害あり，胃瘻による経管栄養を行っている（管理は妻が行っている）．	
	筋・骨格系	左不全麻痺により，更衣，整容は介助が必要．室内は手すり，杖を使って自力歩行しており，食堂，トイレへの移動をしている．以前に転倒しており，夜間のトイレ歩行をしないように，ポータブルトイレを室内に設置している．	左不全麻痺で，更衣，整容などに介助が必要である．歩行は自力歩行であり，食堂，トイレには移動できている．転倒の既往があるため，夜間はトイレ歩行をしないようにし，転倒予防をしている．1日のうち，どの程度活動するかは不明． 2年前より徐々にADL低下しているということであるが，関節可動域，筋力，四肢の形態の情報がないため原因は明らかにできない．
	神経系	右脳梗塞	詳しい情報がないため，判断できない．
心理・社会面			
生活習慣・価値観		ADLが低下したため，ベッドでの生活が中心であり，寝巻きでいることが多い．保清・整容は，妻が行い，毎日清拭をしている．	通院時以外は，寝巻きでいることが多いが，本人の希望は不明である．清潔・健康に関する考え方などは不明である．
社会的役割		会社員をしていたが，15年前に退職した．	現在は，特に社会的な役割を負っていない．
経済的状況		収入は年金．長男家族と同居のため，長男からの援助もある．現在，介護保険によるサービスを導入している．	介護保険による訪問看護，訪問介護，訪問入浴を利用している．本人による負担か，長男の援助であるのかは不明．
居住地域		情報なし	詳しい情報がないため，判断できない．
親族・近隣との関係		他県に居住している次男家族は，介護へ参加していない．	次男家族の関与度は不明．また，近所付き合いも不明．
社会資源	医療器具・介護用品	経管栄養は胃瘻による，ボタン式を使用しており，バッグを購入している．栄養はエンシュアリキッドを処方され，購入．ベッドは介護保険のレンタル．その他，ポータブルトイレ，杖，車椅子を使用している．車椅子は廊下の物置に普段入れてあるが，それ以外は居室に保管．	現在，療養生活に必要な物品は購入，またはレンタル済みである． 経管栄養の管理が必要であり，物品の管理は妻がしている．具体的介護情報は今後も情報収集が必要である．
	サービス機関へのアクセス	情報なし．療養者のみでの移動は不可能．訪問看護ステーションには，電話連絡が最も多く使われている．	移動の手段・時間などの情報も場合によっては必要である．

表7　Sさんの初回訪問でのアセスメント（つづき）

カテゴリー		情報	アセスメント
	在宅サービスの内容	主治医（I医院O医師，月1回の往診），訪問看護（F訪問看護ステーション，週1回，観察，医療処置管理，リハビリ），訪問介護（週2回，G訪問介護センター，家事・介護複合型），訪問入浴（月1回，H在宅入浴サービス），ケアマネージャー：F訪問看護ステーション担当J	介護保険で，必要なサービス機関を導入している．
家族・文化面			
家族の状況		妻と長男家族（長男，嫁，孫）との4人暮らし．日中は，嫁がパートにでているため，妻との2人暮らしとなる．主たる介護者は妻であるが，嫁も孫も介護をサポートしている．	2世帯で同居しているが，日中は本人と妻だけの高齢者世帯となる．介護者も妻だけとなるので，介護状況を確認する必要がある．
家屋環境	住居形態	一戸建て（2階建て）．Sさんと妻は，1階に居住している．	1階部分に居住しているとのことだが，生活域については確認が必要である．
	玄関	1人であれば余裕を持って動ける広さである．廊下との間に段差がある．靴箱と靴がでている．	移動する広さには問題がない．しかし，ADLに問題があるSさんが，玄関の段差をどのような手段で移動するのか，確認が必要である．また，移動の障害となるような物品が置かれることで転倒のリスクがあるため，確認が必要である．
	廊下	移動するのには，十分な広さである．ADLが低下し始めた2年前に手すりを設置した．廊下と部屋にも段差があったが，三角スロープを設置し，解消している．	移動する広さには問題がない．手すりの設置，段差の解消も行えており，転倒に対する対策はとられている．ADLが低下しているため，当初つけた手すりの高さや位置が適切かどうかは確認が必要である．
	居室	ベッドが置いてある部屋は，6畳の和室である．Sさん夫婦の寝室兼居間である．ベッドと家具（衣装タンス）が置かれており，妻と共有できる場所は2畳ほどである．廊下との間に段差はない．	1階の独立した居室で生活している．療養用にベッドを設置したため，妻との共有スペースは2畳ほどであるが，その広さで夫婦の生活に支障があるかどうかは不明である．廊下との間に段差はなく，居室に関して住宅改造の必要はない．
	生活範囲	食堂，トイレ，風呂は1階部分にある．夕食時は食堂に行くが，朝食，昼食は居室で取っている．日中はトイレを使用している．風呂は家族のみ使用．	移動が不自由なSさんのため，移動しやすい1階が生活範囲となっている．
	部屋の間取り・動線	間取りや家族による部屋の使用は不明．	各部屋の間取りが不明のため，食堂やトイレへの移動などの動線は不明である．
療養環境	療養場所	療養場所は，妻と共有．妻はベッドの横に布団を敷いて寝ている．	妻とは共有であるが，独立した療養場所が確保されている．妻がそばにいるので介護しやすいが，夜間の介護負担などを確認しておく必要がある．
	機器の設置・住居改造	玄関と廊下との間に段差がある．ADLが低下し始めた2年前に手すりを設置した．廊下と部屋にも段差があったが，三角スロープを設置し，解消している．	玄関の段差をどのような手段で移動するのか不明．確認した後，住宅改造が必要かどうか判断する．

以外の情報等，直接情報を得られない項目については，介護者や支援チームメンバーまたは，関連施設の記録など2次的情報源から補足する必要がある．

〔5〕アセスメントの手段

　在宅に限らないが，看護職はさまざまな手段を用いてアセスメントしている．

　フィジカルアセスメントでは，身体面の情報を得ることができる．また，コミュニケーションの中からは話の内容だけでなく，そのときの口調や言葉遣い，表情にいたるまで，さまざまなものが情報として得られる．話をしないということも，何らかの意味があると思われる．ただし，コミュニケーションで得られる情報は，看護職と療養者・家族との関係性によって，多くもなれば少なくもなるので，信頼関係を築く必要がある．家の中のようす，生活習慣の変化や療養者と家族との会話など療養者の生活の場にいて，観察できることすべてが情報である．それらのちょっとした変化から，問題を発見できることもある．

〔6〕情報収集（アセスメント）を行う場面

　在宅療養生活の場でアセスメントを行う場合，その場所の特徴も考える必要がある．医療機関では，患者自身が自分の体を診てもらうこと（アセスメント）を目的にしており，患者のフィジカルアセスメントをするのに適した環境となるように，設備や人員を配置している．一方，在宅療養の場は，先にも述べたように「生活の場」であるため，アセスメントに適した環境にあるのかどうかを判断してから開始する必要がある．家の中といっても，カーテンを引いて，外から見えないような配慮が必要であったり，アセスメント用に別の部屋に移動した方がよいか，部屋にいる人がアセスメントの場に同席してよいか，アセスメントに必要な場所を空けるために物品などを動かしていいかなど確認が必要な場合もある．

　また，居宅等を訪問した際だけでなく，本人や家族が訪問看護ステーションなどを訪れた場合もアセスメントのよい機会となる．アセスメント内容によっては，本人と家族に別の場所で情報を収集した方がよいこともある．そのようなときは，家族が来所したときをアセスメントの機会とする．

引用文献

1 ）杉本正子，眞舩拓子編（2008）在宅看護論―実践をことばに―第5版，ヌーヴェルヒロカワ

参考文献

1 ．日本訪問看護振興財団編（2002）継続看護実践ガイド　医療機関と訪問看護をつなぐ看看連携，中央法規出版
2 ．内田恵美子，島内節ほか編著（1998）日本版在宅ケアにおけるアセスメントとケアプラン―成人・高齢者用―，日本看護協会出版会

―― 学習課題 ――
1. 在宅療養の場におけるヘルスアセスメントの目的をあげてみよう．
2. 在宅療養の場でアセスメントする際に，準備することをあげてみよう．
3. これまで学んだヘルスアセスメント技術と本章での視点を用いて，自分自身の生活をアセスメントしよう．その中で，自分の体調が悪いときのことを念頭に置いて，日常の生活場面と健康問題との関連を考えてみよう．また，自分の家族や友人のヘルスアセスメントを行おう．

付　　録

用語の解説

開放型質問 （open-ended question）	対象の答え方を規定せず，相手が自由に答えられる質問．例えば，「今日はどうされたのですか」，「～についてお話しください」など，広く投げかけるような質問．
家族歴	対象の家族構成とその年齢，病気の有無，主な死因など健康状態に関する情報．家族という背景から本人を理解するための情報．
既往歴	過去に罹患した疾患・病気・主なけがの有無．年齢順にまとめていく．
クリティカルシンキング	看護師の「意図的，目標指向型の思考」．アセスメントプロセスにおいて，対象の看護に関する問題を見極めるための，看護師の専門的な思考過程をさす．
クリニカルシンキング	看護師の臨床的思考．看護過程における看護師の思考過程すべてをさし，アセスメントで対象のニーズを判別，計画することである．これには，看護師の専門的知識，臨床経験等が大きく影響する．
現病歴	現在の疾患・病気（問題）に関する経過．主な症状，治療の経過．
視診（inspection）	目で見るだけでなく，嗅覚，聴覚も用いて，対象の身体部分をよく観察すること．フィジカルイグザミネーションでは，つねに視診を最初に行うことが原則である．
システムレビュー （系統的レビュー）	頭から足まで全身の部分について，主な臓器や器官系統別にまとめて，何か異常がないかどうか確認する方法．これにより，本人が主訴と関係がないと思って話さなかった情報が得られることがあるため，問診・インタビューの最後に確認の意味で用いられることが多い．

主訴	対象である患者・クライエントがいま最も困っている点，問題としている点．主な訴え．問診・インタビューのときもまずこのことから聞くとよい．
焦点を絞った質問 （focused question）	以前に得た情報を確かめたり，特定のテーマに限った内容について聞く質問．例えば，「腹痛」が問題であることがわかれば，その腹痛の症状の開始，症状，経過，治療等について詳しく確認していく．
触診 （palpation）	直接手で触れることにより，皮膚の性状，組織の性質，温度，湿度，振動の有無等の情報を得ること．手は部位によって感受性が違うので，何を診るかによって，手の最も敏感な部位を用いる．
打診 （percussion）	身体の表面を軽く叩き，その打診音によって身体内部の状態を判断する方法．直接指で身体を叩く「直接打診法」と，自分の指を置き，その上を叩く「間接打診法」があるが，多く用いられるのは「間接打診法」である．
中立型質問 （neutral question）	名前，性別，年齢，職業，住所など核心に触れない質問．
聴診 （auscultation）	聴診器を用いて，身体内部の音を聴取する技術．聴診器には膜式とベル式の2つがある場合が多いが，膜式は高調な音（呼吸音，腸の蠕動音，正常心音）を聴くのに適し，ベル式は，低調な音（異常心音，血管性雑音）を聴くのに適しているので使い分ける必要がある．
フィジカルアセスメント （physical assessment）	対象の「身体に関するアセスメント」．ヘルスアセスメントの一部である．フィジカルアセスメントの実際は，問診・インタビューやフィジカルイグザミネーションによって身体に関する情報を収集し，その情報を看護師の専門的知識，クリニカルシンキング，クリティカルシンキングを用いて身体に関するニードを判別する．
フィジカルイグザミネーション	身体審査．看護師が患者・クライエントの身体を五感を用いて観察する技術．具体的には，視診，触診，打診，聴診の4つの技術を含む．
閉鎖型質問 （closed-ended question）	「はい」，「いいえ」，または「○○です」で答えられる質問．例えば「痛みはいつ起こったのですか？」，や「それは○○ですか」などの質問．
ヘルスアセスメント （health assessment）	健康状態のアセスメント．対象である人の身体面，心理面，社会面を含んだ情報を収集し，専門的知識をもとに解釈・分析し，対象の健康

	状態に関するニードを判別すること．看護の基本である．
ヘルスヒストリー （健康歴）	対象となる人の健康にかかわる歴史，つまりその人がこれまでの生活をどのような健康状態で過ごしてきたのかに関する情報．その構成要素として，性別，年齢，職業等の一般的情報，主訴，病歴（現病歴，既往歴），家族歴，心理社会歴，システムレビューがある．
問診・インタビュー	ヘルスアセスメントに必要な情報の中で，対象となる患者・クライエントあるいは家族の思い，考えなど「主観的な情報」や，対象のヘルスヒストリー（健康歴）を，看護師が主にコミュニケーションによって得る方法．ヘルスアセスメントにおいては，最初の段階でもある．有効な問診・インタビューを行うためには，コミュニケーション能力が要求される．コミュニケーション能力の中には，言語的コミュニケーションだけでなく非言語的コミュニケーションも含まれる．

日本語索引

ア

アキレス腱反射　120
アセスメントプロセス　14
圧痛　67
アトピー　203
アナフィラキシーショック
　　138, 152
アメンチア　223
アレルギー　196
アレルギー分類　197
IADL 尺度　242
ICN 看護師の倫理綱領　10

イ

胃がん　279
息切れ　64
意識障害　115, 209, 223
異常心音　82
イレウス　258
陰唇の視診　129
インタビュー　15, 29
咽頭　54, 59
陰嚢・精巣の触診　128
陰嚢の視診　128
インフォームドコンセント　11

ウ

ウェーバーテスト　52
ウェルニッケ失語　226
ウォルシュ　14
運動機能障害　234
運動失調　235
運動麻痺　236

エ

栄養・代謝機能障害　164
腋窩の触診　89
腋窩部　85
エストロゲン　266
エリクソン　7
嚥下困難　165, 170

嚥下障害　165
NYHA 機能分類　153

オ

横隔膜　68
嘔気　166
嘔吐　166
オレム　19
音叉　50
音声伝導　66

カ

外陰部の触診　129
下位運動ニューロン障害　240
外眼筋運動　117
外眼部の視診, 触診　48
外耳　50
外耳道　50
咳嗽　64, 141
咳嗽, 喀痰の検査　141
外鼻の視診　56
外鼻の触診　56
開放型質問　29, 303
外来　307
拡散　61
拡張期雑音　83
角膜反射　118
下向性伝導路　113
過呼吸　65
下肢　77
下肢の動脈　77
ガス交換　61
家族　8
家族歴　27, 303
肩　109
滑液嚢炎　103
喀血　144
感覚機能障害　208
換気　61
肝機能障害　167
眼球結膜, 角膜, 強膜の視診
　　48
眼瞼結膜の視診　48
看護介入分類　21

看護過程　14
看護過程のサイクル　14
看護基準　21
看護者の倫理綱領　10
看護成果分類　21
関節　100
関節炎　103
関節滑膜炎　103
関節可動域　101, 104
肝臓の触診　98
眼底鏡　48
眼底の検査　48
肝辺縁の触診　97
顔面　38
顔面神経　118
顔面の筋肉　39
顔面の視診　42
関連刺激　16

キ

キーゼルバッハ部位　54
既往歴　303
記憶障害　218
気管分岐部　64
気胸　66
機能的健康パターン　19
客観的情報　14
嗅覚障害　210
救急外来　285
嗅神経　116
急性腹症　173
9 分割　90
胸郭　62
胸郭拡張　66
胸骨角　63
胸痛　64, 74, 155
胸部　60
胸膜炎　66
筋　99
筋性防御　176
筋肉　100
Killip 分類　157

ク

口　54
屈曲反射　114
グラスゴーコーマスケール　115
クリティカルシンキング　23, 303
クリニカルシンキング　15, 23, 303

ケ

頸静脈　73
頸静脈圧測定　79
継続看護　291
系統的レビュー　303
頸動脈　73
頸動脈洞　73
頸動脈の触診　79
頸部　38
頸部の筋　40
頸部の視診・触診　42
頸部リンパ節の触診　42
傾眠　223
血圧　73
血圧測定　75
血液検査　202
血管音　94
結節腫　103
血痰・喀血の検査　143
血流音聴取部位　94
下痢　166
限局性圧痛　97
肩甲骨　63
健康歴　305
言語障害　218, 226
倦怠感　74
腱反射　209
現病歴　303
健忘失語　226

コ

構音障害　227
口蓋垂　55
口蓋扁桃　55
口腔粘膜　56, 57
高血糖症状　167
硬口蓋　54, 59

虹彩と瞳孔の視診　48
高次脳機能障害　218
甲状腺　40
甲状腺機能亢進症　189
甲状腺クリーゼ　191
甲状腺の視診・触診　43
口唇の視診　57
構成要素　26
肛門　125
肛門周囲の視診　127
肛門周囲の触診　127
ゴードン　19
ゴードン反射　120
呼吸　60
呼吸音の異常　70
呼吸機能障害　134
呼吸困難　64, 74, 138
呼吸困難の検査　140
呼吸不全　134
呼吸不全の診断基準　141
国際勃起機能スコア5　270
骨格　99
骨格系　99
鼓膜　51
コミュニケーション　29
昏睡　223
昏蒙　223

サ

在宅　291
在宅療養　293
三叉神経　117
残存刺激　16

シ

シェーグレン症候群　201
耳介　50
視覚　45
視覚障害　208, 210
耳鏡　51
視空間認知障害　219
自己概念　6
自己免疫異常　196
四肢の疼痛　244
視診　34, 303
視神経　116
視神経伝導路　117
視神経乳頭　50
システムレビュー　27, 303

姿勢　101
自尊心　6
舌　56, 59
視聴覚系　45
膝蓋腱反射　114, 120
失語　226
失行　218
失読失書　227
失認　219
シナプス　114
歯肉　57
嗜眠　223
視野検査　116
射精　271
ジャパンコーマスケール　114, 154
収縮期雑音　83
14の基本的ニーズ　16
主観的情報　14
主訴　26, 304
守秘義務　11
腫瘤　85
循環機能障害　148
循環系　71
上位運動ニューロン障害　240
消化管　90
消化器系　90
消化吸収機能障害　166
上肢　77
上肢の動脈　77
焦点刺激　16
焦点を絞った質問　304
情報収集　14
情報の解釈　15
静脈系　73
上腕三頭筋反射　120
上腕二頭筋反射　120
触診　34, 304
食欲不振　166
女性生殖器　126, 267
触覚異常　210
ショック　149
ショック・スコア　152
ショック指数　152
ショック徴候の5Ps　152
徐脈　75
視力検査　48
心音聴取部位　81
心音の聴診　81
心機能障害　148
神経系　111

心雑音　83
心周期　72
心尖拍動　80
心臓　70, 71
心臓の視診　80
心臓の触診　80
伸張反射　112
心拍出量　72
心不全　79
心理社会歴　27

ス

遂行機能障害　219
睡眠時陰茎膨張検査　273
頭蓋の骨　38
ステンセン管　55
ストレスコーピング　7
スピリチュアル　4
スリル　78
Stanford A 型　156

セ

性機能障害　266
正常呼吸　69
生殖器系　125
生体防御機能障害　196
脊髄　111
脊髄反射　114
脊柱　103
脊椎　103
脊椎後湾症　65
脊椎側湾症　65
咳の原因　141
舌下神経　119
セットポイント　182
セルフケア理論　19
全身性エリテマトーデス　201
全身麻酔下開腹手術　280
せん妄　223

ソ

咀嚼筋　39
咀嚼困難　165

タ

体液調節機能　186
体液調節機能障害　184

体温調節機能障害　182
体温調節中枢　182
体温の異常　183
対光反射　47, 116
対象のニード　4
唾液腺　55
打診　35, 95, 304
痰　64, 141
男性生殖器　125, 267

チ

チアノーゼ　139
腟口の視診　129
知的能力の低下　209
注意障害　218
虫垂炎　97
中枢神経系　111
中立型質問　29, 304
聴覚　46
聴覚検査　52
聴覚障害　217
聴診　36, 304
聴診器　69
聴神経　118
腸蠕動音　94
腸腰筋徴候　181
聴力検査　118
直腸　125
直腸診　127

ツ

爪の形状　77

テ

低血糖症状　167
手がかり　15

ト

糖・脂質代謝障害　167
動眼神経　117
瞳孔反射　47
逃避反射　114
頭部　38
頭部・頸部リンパ節　40
動脈系　73
動脈硬化　148
吐血　144

徒手筋力テスト　109
努力呼吸　65

ナ

内耳神経　118
内部環境調節機能障害　182
内分泌機能のアセスメント　187
内閉鎖筋徴候　176
軟口蓋　54, 59

ニ

ニードの階層説　6
日常生活援助　5
日常生活活動　99
入院時　278
乳がん　85
乳腺葉　84
乳頭　84
乳房　84
乳房の視診　86
乳房の触診　86
乳輪線　84
尿失禁　251
尿道口の視診　129
尿閉　251
人間の9つの反応パターン　21
認知機能障害　218
認知障害　209

ネ

熱中症　188
粘膜の視診　201

ノ

脳　111
脳梗塞　297
脳神経　112

ハ

バージニア・ヘンダーソン　4
バーセル・インデックス　241
肺　60
肺炎　292
肺気腫　66

肺循環　61
排泄　248
排泄機能障害　248
排尿　249
排尿障害　251
排便　250
肺胞換気量　61
肺葉　63
バセドウ病　189
発達モデル　7
発熱　200，202
波動テスト　96
鳩胸　65
鼻　54
歯の視診　57
バビンスキー反射　120
反射　114
反跳痛　97
反復唾液嚥下テスト　171
Bulgeテスト　103

ヒ

鼻鏡　56
鼻腔　54，56
鼻腔粘膜　56
鼻甲介　56
ひざすね試験　122
左不全麻痺　297
鼻中隔　56
批判的思考　15
皮膚温　77
皮膚テスト　202
皮膚の色調変化　75
皮膚の視診　201
ビヤ樽状胸　65
ヒュー・ジョーンズの分類　138
表在反射　209
病的反射　209
病歴　25
頻呼吸　65
頻脈　75
PQRSTアセスメント　155

フ

不安　31
フィジカルアセスメント　5，304
フィジカルイグザミネーション　15，34，304
副雑音　70
副神経　119
腹水貯留　96
腹痛　166，172
副鼻腔　39
副鼻腔触診・打診　42
腹部　90
腹部聴診部位　94
腹部の観察　93
ふくらはぎ　77
浮腫　74，77
ブルンストローム・ステージ分類　240
ブルンベルグ徴候　97，176
ブローカ失語　226
文化　8
分析と統合　15

ヘ

平衡感覚障害　210
閉鎖型質問　29，304
臍の観察　93
ペニス（陰茎）の視診　128
ペニス（陰茎）の触診　128
ヘルスアセスメント　4，304
ヘルスヒストリー　26，305
ヘルソン　16
ベルタランフィ　16
便失禁　258
ヘンダーソン　16
ヘンダーソンのアセスメントガイド　17
便秘　166

ホ

北米看護診断協会　20
保健師助産師看護師法　10
勃起障害　270
ボディイメージ　6
骨・関節の視診　201
ホフマン反射　120
頬粘膜　57
ホルモンの分泌部位　185

マ

マズロー　6
末梢血管抵抗　73
末梢神経系　112
慢性気管支炎　292
慢性閉塞性肺疾患　138

ミ

味覚障害　210
水飲みテスト　172
耳　46
脈拍測定　75

ム

むくみ　74

メ

眼　45
迷走神経　119
めまい　213
免疫機能障害　196
免疫不全　196

モ

網膜　49
朦朧　223
問診　15，29
問診・インタビュー　305
モントゴメリー線　84

ユ

ユニタリーマン　21
指鼻指試験　124
ユラ　14

ヨ

4つの適応用式　16
4分割　90

ラ

ラザルス　7
ラポール　30

リ

リウマチ性関節炎　103
リンネテスト　52

リンパ節　84
リンパ節の触診　201
倫理的配慮　9

レ

レイノー現象　201

ロ

ロイ　6, 16
漏斗胸　65
ロンベルグ試験　124

ワ

ワルトン管　55
腕橈骨筋反射　120

外国語索引

A

ADL　99, 184
Attentional Rating Scale　223
auscultation　304

B

Bertalanffy, L.　16

C

clinical thinking　23
closed-ended question　29, 304
CO　71
COPD　138
critical thinking　15, 23
cue　15

E

ED　270
Erikson, Erik　7

F

focused question　304
functional health pattern　19

G

GCS　115
Glasgow Coma Scale　115
Gordon, Marjory　19

H

head to toe　5

health assessment　4, 304
heel dropping test　176
Helson, H.　16
Henderson, Virginia　4, 16

I

IADL　237
IIEF-5　270
inspection　303

J

Japan Coma Scale　114, 154
JCS　114, 154

L

Lazarus, R. S.　7

M

Maslow, Abraham　6
MMT　109

N

NANDA　20
neutral question　29, 304
NIC　21
NOC　21
nursing intervention classification　21
nursing outcome classification　21
nursing process　14

O

objective data　14
open-ended question　29, 303
Orem, Dorothea　19

P

palpation　304
percussion　304
physical assessment　5, 304
physical examination　15, 34, 304
PMI　80

R

ROM　102
Roy, Sister Callista　6, 16
RSST　171

S

self-concept　6
self-esteem　6
stress coping　7
subjective data　14

U

unitary man　21

W

WHO　4

＜編者略歴＞

横山　美樹　Miki Yokoyama

聖路加看護大学卒業，千葉大学大学院修士課程修了（看護学）．
虎の門病院，聖路加看護大学講師（基礎看護学），国際医療福祉大学小田原保健医療学部看護学科准教授を経て，
現在，東京医療保健大学医療保健学部看護学科教授．
著書：「実践基礎看護学」（共著，1999）
訳書：「フォーカスチャーティング」（1997），「糖尿病患者のQOLと看護」（共著，2001），「成人看護技術Ⅰ　フィジカルアセスメント」（共著，2003）

石川ふみよ　Fumiyo Ishikawa

弘前大学教育学部卒業，筑波大学大学院修士課程修了（カウンセリング専攻），大阪大学大学院医学系研究科博士後期課程単位取得退学．
国立病院医療センター（現：国立国際医療センター），埼玉県立衛生短期大学，都立医療技術短期大学，都立保健科学大学，茨城キリスト教大学看護学部准教授，東京工科大学医療保健学部看護学科教授を経て，
現在，上智大学総合人間科学部看護学科教授．
著書：「臨床に活かす看護診断」（共著，1998），「リハビリテーション患者の看護」（共著，1999），「基礎看護学　ヘルスアセスメント」（共著，2003），「リハビリテーション看護論第3版」（編著，2018）

◆成人看護学◆
ヘルスアセスメント

定価2,625（本体2,500円＋税）

編集	横山　美樹 石川　ふみよ	平成17年4月20日　初版発行© 令和3年3月30日　11刷発行
発行者	廣川　恒男	
組版 印刷 製本	株式会社広英社 図書印刷株式会社	

発行所　ヌーヴェル ヒロカワ

〒102-0083　東京都千代田区麹町3-6-5
電話　03（3237）0221　FAX 03（3237）0223
ホームページ　http://www.nouvelle-h.co.jp

NOUVELLE HIROKAWA
3-6-5, Kojimachi, Chiyoda-ku, Tokyo
ISBN978-4-902085-17-4

成人看護学シリーズ

総編集：大西 和子

看護師国家試験の出題基準に健康レベルでの看護が明確に示され，それに合わせた教育カリキュラムの変更が行われつつあります．本シリーズはこのようなニーズに応えて，理論的基盤に立った判断力と看護実践能力を活かし，成人を対象とした看護が実践できるように，企画・構成されています．

成人看護学概論　第2版　フルカラー
大西和子／岡部聡子　編集
定価（本体2,200円＋税）
ISBN 978-4-86174-021-3

急性期看護論
池松裕子／山勢善江　編集
定価（本体2,400円＋税）
ISBN 978-4-902085-12-9

周手術期看護論　第3版　フルカラー
雄西智恵美／秋元典子　編集
定価（本体2,400円＋税）
ISBN 978-4-86174-060-2

慢性期看護論　第3版　フルカラー
鈴木志津枝／藤田佐和　編集
定価（本体2,600円＋税）
ISBN 978-4-86174-061-9

リハビリテーション看護論　第3版　フルカラー
中西純子／石川ふみよ　編集
定価（本体2,500円＋税）
ISBN 978-4-86174-072-5

緩和・ターミナルケア看護論　第2版　フルカラー
鈴木志津枝／内布敦子　編集
定価（本体2,200円＋税）
ISBN 978-4-86174-044-2

ヘルスアセスメント　フルカラー
横山美樹／石川ふみよ　編集
定価（本体2,500円＋税）
ISBN 978-4-902085-17-4

NOUVELLE HIROKAWA　ヌーヴェルヒロカワ

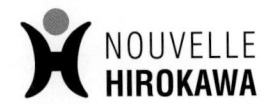

ホームページ　http://www.nouvelle-h.co.jp
東京都千代田区麹町3-6-5　〒102-0083
TEL 03-3237-0221（代）　FAX 03-3237-0223

ゴードンの機能的健康パターンに基づく
看護過程と看護診断

第6版

江川 隆子 編集

「看護診断過程とは何か」「看護診断とは何か」を理解するための書.

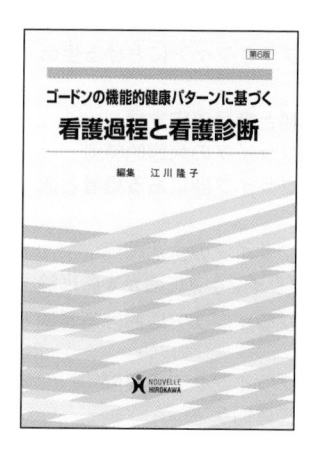

● 2色刷り
● B5判，170頁
● 定価（本体2,300円＋税）
ISBN 978-4-86174-073-2

★第6版では「第1章 看護職の法的根拠」を加え，全体の構成を大きく変更しました．

● 「パート1．看護過程の基礎」では，看護過程と看護診断過程の構成要素について図表を多用し，具体的に詳しく解説しています．「パート2．事例展開にみる看護診断プロセスの実際」では，脳梗塞患者の事例を用いて，看護過程の展開を実際に応用できるように示しています．

● アセスメントの視点に，ゴードン博士の推薦する「機能的健康パターン」を使用しています．

● NANDA-I 看護診断（2018-2020）に対応．

主要目次

パート1　看護過程の基礎
1. 看護職の法的根拠
2. 看護理論と看護診断過程
   看護過程の看護への功績／看護過程と看護診断過程の構成要素／クリティカルシンキング
3. 看護診断過程における観察
4. アセスメントの枠組み
5. 情報の整理・解釈・総合
6. 情報の分析
7. 問題の統合
8. 最終的な問題の照合
9. 看護診断
   看護診断の開発／看護診断分類の変遷／看護診断の種類／臨床で使えない看護診断とは／看護診断の記述法／看護診断の優先順位のつけ方
10. 目標
    目標の概念／看護診断に対する成果
11. 計画の立案
    看護援助範囲の示すもの／看護計画の書き方
12. 看護計画の実施
    看護ケア実施の準儀／看護記録の書き方／看護診断に対する経過記録の書き方
13. 評価
    成果の判定の基準／成果の達成度とその後の対処／看護過程の終了と開始

パート2．事例展開にみる看護診断プロセスの実際
1. 看護診断過程演習
2. 看護診断と期待される成果，看護計画との関係

付録：用語解説

NOUVELLE HIROKAWA
ヌーヴェル ヒロカワ

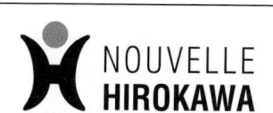

ホームページ　http://www.nouvelle-h.co.jp
東京都千代田区麹町 3-6-5　〒102-0083
TEL 03-3237-0221（代）FAX 03-3237-0223

エンドオブライフケア看護学
― 基礎と実践 ―

小笠原 知枝 編著

多死社会を迎え重要となるエンドオブライフケアの基礎と実践，その根拠となる理論などを解説．

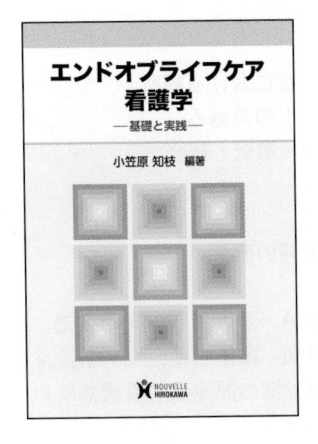

- 2018年12月出版
- B5判，400頁
- 定価（本体3,600円＋税）
- ISBN 978-4-86174-074-9

★エンドオブライフケアの現状と課題をあげ，必要な基礎知識，実践の根拠となる理論や尺度，さまざまな事例を掲載しています．

● 「エンドオブライフケア看護学」を構築する必要性を提言し，エンドオブライフケアを多面的に捉え，総合的に学べるように構成しています．

● 第3部では，患者・家族，一般市民，看護職者への教育について述べ，看護基礎教育，大学院教育については具体的な教育内容をあげています．さらにエンドオブライフケア看護学研究のためのシステマティックレビュー，エビデンスの紹介をしています．

主要目次

第1部	エンドオブライフケア看護学の基礎知識
第1章	終末期医療およびケアの現状と課題
第2章	エンドオブライフとエンドオブライフケアの意味
第3章	エンドオブライフケアにおける生命倫理
第4章	患者の権利と意思決定支援
第5章	エンドオブライフの病態的特徴
第6章	エンドオブライフ期にある患者と家族の心理
第7章	エンドオブライフの生活環境
第8章	エンドオブライフケアに活かす諸理論
第2部	エンドオブライフケアにおける看護の実践
第9章	エンドオブライフケアの実際
第10章	臨死期の身体的ケア
第11章	エンドオブライフケアと看護過程
第12章	エンドオブライフケアの事例
第13章	エンドオブライフケアのアウトカム評価
第14章	エンドオブライフケアのアセスメントと評価に使う測定尺度
第3部	エンドオブライフケア看護学の教育と研究
第15章	エンドオブライフケア看護学の教育
第16章	エンドオブライフケアにかかわる看護専門職者の教育カリキュラム
第17章	看護基礎教育と大学院教育におけるエンドオブライフケア看護学の教育カリキュラム
第18章	エンドオブライフケアのシステマティックレビューと概念分析
第19章	エンドオブライフケアのエビデンスの紹介
付録：予後を予測する尺度／用語解説	

NOUVELLE HIROKAWA
ヌーヴェルヒロカワ

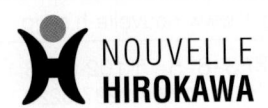

ホームページ http://www.nouvelle-h.co.jp
東京都千代田区麹町3-6-5　〒102-0083
TEL 03-3237-0221（代）　FAX 03-3237-0223